四味中药奇效方

刘有缘 编著

刘晓倩 整理

山西出版传媒集团

山西科学技术出版社

U0233278

图书在版编目（CIP）数据

四味中药奇效方/刘有缘编著. —太原:山西科学技术出版社,2018.7
（2021.6重印）

ISBN 978 - 7 - 5377 - 5767 - 6

Ⅰ. ①四… Ⅱ. ①刘… Ⅲ. ①验方—汇编 Ⅳ. ①R289.5

中国版本图书馆 CIP 数据核字（2018）第 109457 号

四味中药奇效方

出　版　人：	阎文凯
编　著　者：	刘有缘
责 任 编 辑：	王　璇
封 面 设 计：	杨宇光

出 版 发 行：山西出版传媒集团·山西科学技术出版社
　　　　　　　地址：太原市建设南路 21 号　邮编：030012
编辑部电话：0351 - 4922135
发 行 电 话：0351 - 4922121
经　　　销：各地新华书店
印　　　刷：山西基因包装印刷科技股份有限公司
网　　　址：www. sxkxjscbs. com
微　　　信：sxkjcbs

开　　　本：890mm×1240mm　　1/32　　印张：16.25
字　　　数：433 千字
版　　　次：2018 年 7 月第 1 版　　2021 年 6 月第 5 次印刷

书　　　号：ISBN 978 - 7 - 5377 - 5767 - 6
定　　　价：49.00 元

本社常年法律顾问：王葆柯
如发现印、装质量问题，影响阅读，请与印刷厂联系调换。
电话：13803401341　联系人：许银湘

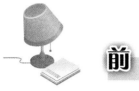

前　言

　　四味中药，又有方药之称，是中医方剂学中的基础组成部分，君、臣、佐、使，配合严谨，功专效宏。由于药味少，疗效显著，配制简便，价格低廉，历来受到中医师的临床喜用和推广。

　　本书所录的四味中药组成的奇效方，均以当代中医的经验为主。这里既有国医大师、全国著名老中医的临床发明和独家临床体会，也有诸多杰出青年中医师的临床经验；这里既有家传、祖传的秘方，也有师传的验方、民间流行的偏方，还有一些鲜为人知的奇效良方。这些由四味中药组成的奇效方，每一方、每一法，都经过千锤百炼，都有满意的临床效果佐证。

　　"一叶一菩提，一花一世界。"笔者希望读者能将《一两味中药祛顽疾》《三味中药治大病》与本书配合起来阅读，这三本书是系列丛书，既是独立的，又有所呼应，合起来阅读，将会得到更多简、便、验、廉的效方供临床应用，对解决当前看病难、看病贵的问题，肯定会有帮助。

刘有缘

目 录

第一章　内科

第二章　外科

第四章 妇 科

第五章 儿科

第六章 五官科

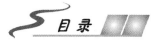

第八章 男科

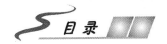

第九章　肛肠科

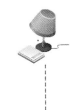

第一章 内科

一 感冒发热

1. 姜葱橘糖方

【组成】生姜 10g　葱白 10g　橘皮 10g　红糖 10g

【主治】风寒感冒初起或淋雨受寒后。

【用法】水煎服。以上四味煎汤趁热服之，或饮热稀粥以助药力，然后覆被而取微汗。

【疗效】治风寒感冒初起，效果颇佳。

2. 葱白姜盐酒方

【组成】葱白头　生姜各 30g　食盐 6g　白酒一盅

【主治】感冒发热。

【用法】先将前三味药共捣如糊状，再把酒加入调匀，然后用纱布包之，涂搽前胸、后背、手心、脚心及腘窝。涂搽一遍后，嘱患者安卧。涂搽后半小时即有汗出，热渐退，全身自觉症状也随之减轻。

【疗效】治疗 32 例，均在 1~2 日内痊愈。

3. 风寒感冒熏蒸方

【组成】荆芥 10g　防风 10g　苏叶 10g　葱白 5 个　生姜 5 片

【主治】风寒感冒。

【用法】上药水煎，将两次药汁混合，装入广口热水瓶中，用鼻吸其蒸气，冷则倒出加温。直蒸至全身发热，头额出汗为

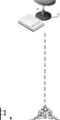

度，然后覆被安卧 1～2 小时。

【疗效】治疗风寒感冒，疗效显著。

【验案】陈×，女，36 岁。两天前不慎受寒，致头痛，鼻塞，流涕，恶寒，身疼无汗，脉浮，苔薄白。拟用上方治疗，上午熏蒸 20 分钟得微汗，诸症减轻。晚间再熏蒸一次，覆被而卧，翌晨即告痊愈。

4. 覆脐方

【组成】葱白 30g　生姜 30g　食盐 6g　白酒适量

【主治】风寒感冒。

【用法】上药共捣如泥状，再加适量白酒调匀，以两层纱布包好，覆肚脐上，用热水袋加温，至全身出汗为度。

【疗效】本方用葱白、生姜覆脐治疗风寒感冒，其疗效与口服药无异。

【验案】周×，女，34 岁。在下田耕作时不慎淋雨受凉后，寒热头痛、鼻塞、身痛无汗，曾服中成药未效，畏服煎剂。嘱用覆脐法治之，用后半小时即觉全身发热，继而出汗，诸症随之缓解。

【按语】据研究，葱白中含有一种植物杀菌素，有较强的杀菌作用，对防治呼吸道感染有良好的功效。

5. 羌蒡蒲薄汤

【组成】羌活 9g　牛蒡子 9g　蒲公英 30g　薄荷 6g

【主治】风热感冒发热。适用于流行性感冒、上呼吸道感染、急性扁桃体炎、腮腺炎等。

【用法】每日 1 剂，水煎服，早晚服 2 次。

【加减】咳嗽加杏仁、桔梗、前胡各 9g；咽痛加板蓝根 30g，玄参 9g，马勃 6g；胸闷纳呆，舌苔腻加厚朴、半夏、枳壳各 9g。

【疗效】治验甚多，疗效显著。

【按语】本方为上海曙光医院经验方，药仅四味，其效不凡，用治外感发热、风热感冒最为合适。凡上感热毒偏重所引起的上述病证，用之皆验。

6. 石知柴葛汤

【组成】生石膏100g　知母25g　葛根15g　柴胡15g

【主治】风热感冒引起的上呼吸道感染、腮腺炎和传染性单核细胞增多症等病毒感染性发热。

【用法】每日2剂，每剂煎2次，每次煎取200ml，混合溶液，每6小时服80～100ml，儿童酌减药量。

【疗效】治疗病毒感染性发热69例，其中上呼吸道感染66例、腮腺炎2例、传染性单核细胞增多症1例。经用药1～2天，结果治愈52例，显效8例，无效9例。总有效率为87%，痊愈率为75.4%。

【按语】本方表里双解，解表退热。药虽四味，但退热之功效显著。

7. 风热感冒熏蒸方

【组成】冬桑叶10g　白菊花10g　薄荷叶6g　板蓝根10g

【主治】风热感冒。

【用法】上药剉细，装入小热水瓶内，盖上瓶塞半小时，然后打开瓶塞，用鼻吸其蒸气，持续20～30分钟，每日2～3次。再次使用前，将药汁加热至沸。

【疗效】治风热感冒，疗效显著。

【验案】俞×，男，26岁。发热2天，恶风、头疼、咽干、微汗，脉浮数，苔薄黄。嘱用上方熏蒸，连用2剂，热退身凉。

8. 核桃银花方

【组成】核桃10个　金银花10g　生姜20g　冰糖30g

【主治】感冒咳嗽。

【用法】将核桃去壳取仁，与金银花、生姜、冰糖一起加水煎熬，熬至糖化完为止。取药汁服用。一日一剂，分 2 次服，连服 1 ~ 2 剂。

【疗效】此方曾治 6 名感冒咳嗽的患者，皆取得良好效果。

【验案】某患者感冒、咳嗽半月余，就医吃药花钱不少，病情未减，遂用上方治疗，服药两剂而病愈。

9. 清瘟汤

【组成】冬桑叶 15g　生石膏 9 ~ 15g　生芦根 15g　生甘草 3g

【主治】四时感冒，症见发热恶寒、身困乏力、头痛鼻塞，或流清涕、咳嗽、打喷嚏、口苦咽干，舌红苔白，脉数。

【用法】水煎服，一日 2 次服。

【加减】如寒热头痛者，加荆芥穗、苏叶；身痛、骨节痛甚者，加紫苏、葛根；咽干鼻涕带血者，加生地、黄芩；咳嗽有痰者，加陈皮、竹茹；咽痛者，加桔梗、牛蒡子、板蓝根等。

【疗效】1961 年春，用本方治疗流行性感冒 119 例，服 2 剂痊愈者 89 例，服 4 剂痊愈者 28 例，服 5 剂痊愈者 2 例。

【按语】感冒为一切外感病的总称，乃六淫中之风寒为患，四时皆可发生，尤以冬春常见，多以内蕴微热、复感风寒所致。方中桑叶清轻发散，能退风热之邪，其性甘寒，可清肝明目，其味辛苦，能解上焦脉络之邪；石膏辛甘而寒，辛能走外，寒能清热；芦根甘寒，清泄脾胃之热，用于热病口渴；甘草生用，能补脾胃之不足而泻心火，且能调和诸药。药虽四味，且无禁忌，随症加减化裁，用之临床立效，真乃奇效良方。

10. 豆石公英胆汁膏

【组成】生石膏 30g　鲜绿豆 50g　蒲公英 50g　猪胆汁 40ml

【主治】外感高热。

【用法】先将前 3 味药共研细末，用猪胆汁调成糊状，分摊于布块上，外敷大椎、曲池、合谷 3 处穴位。一日 2 次，每次 8 小时，二日为度。

【疗效】共治疗 45 例病人，年龄最大 42 岁，最小 1.5 岁，其中流感高热 29 例，腮腺炎高热 9 例，夏季热 7 例。发热均在 39℃以上。结果治愈（体温 2 日内恢复正常，并不复升）38 例，占 84.4%，无效（体温下降，但在短时间内又回升者）7 例，占 15.6%。

【验案】刘×，男，9 岁。1990 年 7 月 22 日因高热急诊入院。患者发热 3 天，体温波动在 38~40℃，经在乡卫生院治疗 2 天无效，转入我院。查体温 39.5℃，化验白细胞总数为 11×10^9/L，诊断为流感高热。症见头痛发热、咳嗽胸闷、口渴喜饮、咽喉疼痛、不思饮食，苔薄黄，脉浮数。证属风热壅盛，治宜清解风热。

方用豆石公英胆汁膏外敷大椎、曲池、合谷、太阳 4 穴。治疗一天，体温下降 1.5℃，诸症减轻。继用一天，临床症状消失，体温、血象恢复正常。观察 3 天，体温保持正常。

【按语】外感高热属急证范畴，虽然临床多见，但因其来势凶猛，变化快，常常有危及生命之虞。本方将中药和针灸相结合，内症外治，有一定特色。所用药物具有清热解毒作用，用于本病，恰中病机，药虽四味，但取效较好。

11. 青板草翘散

【组成】大青叶 7.5g　板蓝根 7.5g　草河车 4.5g　连翘 4.5g

【主治】流感初起，高热、头痛、怕冷或伴有口干咽痛，全身无汗者。

【用法】按以上比例配药，研成极细末，每包装药 12g，用开水冲服，每 4~8 小时服 1 次，每次 1~2 包。每天服 2 次。

【疗效】本方四味药均有较好的清热解毒作用。现代医学研究证明上药均有较好抗病毒、杀菌消炎的作用，故对流感初起有较好的疗效。此方亦可治急性扁桃体炎及急性咽喉炎。

【验案】王××，男，16 岁。于 1982 年 3 月 17 日就诊。患者在校上学，正值感冒流行而患病。身热头痛、怕冷、口干咽痛、不能吞咽已 5 天。查：舌苔薄白，舌质红，脉数。经用本方 2 天，热退身爽，咽痛消失而痊愈。

12. 萝葱姜荷汤

【组成】生白萝卜 1 个　葱白连须 3 根　鲜生姜 9g　薄荷 6g

【主治】预防流感。

【用法】把白萝卜、生姜切成薄片，再加入葱白和薄荷，水煎服。

【疗效】每逢流感高发时节，男女老幼皆可服用。在学校、厂矿、机关常采用。按该单位人数多少，将本方用药按比例增加后集体服用，具有较好的预防流感的作用，每日服 1 次，连服 7 天。

13. 健身固表散

【组成】黄芪 40g　白术 20g　防风 20g　百合 40g　桔梗 30g

【主治】气虚自汗、体弱感冒，或慢性鼻炎、气管炎以及因表虚卫阳不固而常常感冒或感冒缠绵不愈者。

【用法】以上诸药共为细末，每次服 9g，每日 2~3 次，开水冲服，7 天为 1 个疗程。或改为汤剂（照上方诸药量均减半），水煎服，每日 1 剂，分 2 次服用，一般服 3~5 剂即可。

【疗效】体虚易患感冒者，服用本散剂 1~2 个疗程即愈。

【验案】刘×，男，28 岁，1990 年 4 月 27 日就诊。

患者于去年 3 月患感冒，曾服用解热止痛药，始小效，但汗出不彻，仍头痛、身痛，继而加大剂量，并饮姜汤一大碗，覆被取汗，少顷周身渗渗汗出，又饮红糖水一大碗，须臾，全身汗出如水洗，湿衣蘸被。第二天，头痛、身痛已减，自觉病愈。以后，稍有劳作，即见汗出，因无不适，未予理会。一日下地回家，自觉劳累，卧床休息，不意入睡，一觉醒来，即觉头痛不舒、周身酸懒，服安乃近等药，如此反复发作，缠绵至今。诊其脉缓而无力，右脉尤弱，舌质淡，苔薄白，此乃气虚自汗、体弱感冒也。处以本方，研为细末，每次 9g，开水冲服，每日 3 次。服药后第 6 天，患者欣然来告：自汗已止，感冒已愈。为巩固疗效，又嘱其按照原剂量，每日服 2 次，继服 7 天，迁延年余之痼疾遂获痊愈。

【按语】健身固表散是赵清理教授运用补益脾肺之法治疗体虚感冒之经验方。凡属习惯性感冒，或感冒多次发汗，汗出过多，损伤卫阳，致表虚不固，常自汗出，感冒时作，数月不愈者，皆可以本方治之。因现今患有体虚感冒患者甚多，皆不知如何防治，本方虽有 5 味中药，因其疗效甚佳，故录之，以供患者参考应用。

二 咳 喘

1. 止咳汤

【组成】前胡 6g　杏仁 6g　桔梗 6g　甘草 6g

【主治】咳嗽、喉痒、经久不愈、痰少或无痰等。

【用法】将上药加水浸泡 30 分钟，再煎煮 30 分钟，每剂煎 2 次。将 2 次煎出液混合，每日 1 剂，分 2 次温服。

【加减】风热加桑叶；风寒加苏叶、荆芥；咳而呕吐加枇杷叶；痰多加浙贝母；胸闷痛加全瓜蒌；咽干加芦根；痰不易咳出加远志。

【验案】虞××，女，26 岁。1983 年 3 月 15 日初诊。妊娠53 天，1981 年患慢性咳嗽，怀孕后，咳嗽加重，少痰或无痰，胸闷，昨起阴道出血，时有呛咳，甚者数分钟不止，入夜尤甚。伴有腰痛、头痛、畏寒、咽痒、小便黄、大便少，舌淡红，苔薄白，脉细滑。证属阴虚肺燥兼有外邪。治宜养阴润燥，宣肺止咳。予止咳汤加苏叶 4.5g，白前 6g，沙参 15g，桑叶 9g。服药 8剂，咳嗽已愈，阴道未再出血。

【按语】本方为全国著名老中医黄绳武主任医师自拟验方。

临床应用，随症加减，疗效颇佳。

2. 麻杏地鱼汤

【组成】麻黄 3～10g　北杏仁 6～12g　地龙 6～12g　鱼腥草 12～50g

【主治】急慢性支气管炎，即中医外感咳嗽（风寒、风热咳嗽）和内伤咳嗽（痰湿、肺肾两虚型咳嗽）。

【用法】水煎，每日一剂，分 3 次服。

【加减】如证属风寒者，加款冬花、紫菀、白前、射干等；风热加连翘、桑叶、枇杷叶、前胡等；痰热加黄芩、瓜蒌皮、桑白皮、芦根等；痰湿加清半夏、陈皮、白芥子、细辛等；肺阴虚加沙参、麦冬、芦根、百合等；肺气虚加党参、白术、款冬花、百部等；肾虚加苏子、党参、陈皮、巴戟天等。

【疗效】治疗 100 例（其中外感咳嗽 77 例），服药一周后，总有效率为 92%，治愈率 68%。治疗风热咳嗽疗效最佳。

3. 久咳丸

【组成】五味子 50g　罂粟壳 500g　枯矾 30g　杏仁 72g

【主治】慢性支气管鼻窦炎，久咳不已者。

【用法】上药共研细末，炼蜜为丸如绿豆大，贮瓶备用。每次服 10～15g，日服 2 次，白糖开水送服。如有外感发热者勿用之。

【疗效】临床屡用，其效如神。

【按语】本方为国医大师朱良春经验秘方，验之临床，确有良效。但有外邪者不宜用之。

4. 散寒消炎汤

【组成】鹅不食草 6g　紫苏叶 9g　胡颓子叶 9g　生姜 3 片

【主治】风寒性急性气管、支气管炎。

【用法】水煎服，1 日 2 次。

【疗效】治疗 30 余例，全部治愈，一般 2 剂即愈。

【按语】本方药性均较温，适宜于治疗寒性疾病。方中胡颓子叶是胡颓子树的叶、根、果实的总称。本方服药后若有胸、胃或咽喉部烧灼感，稍待片刻，即会自行消失。

5. 麻矾朱冰方

【组成】麻黄　白矾　朱砂　冰片（原方未注明药量）

【主治】由风、寒、痰、热而致的久病咳喘。

【用法】先将麻黄制成浸膏，白矾、朱砂、冰片各为细末。先将白矾末与麻黄浸膏和匀，冷却，再加入朱砂、冰片泛丸（每丸约重 12g）。每丸分 5 次吞服，每日 2～3 次，饮后即服。一个月为 1 个疗程。

【禁忌】感冒咳嗽（体温升高者），小儿咳喘（小儿肺炎），喘息（过敏性支气管喘息、心脏性喘息）忌用。

【疗效】治疗 106 例，年龄 20～40 岁，病程 2～4 年，多可治愈。合并心力衰竭肺结核、支气管扩张者症状可好转，但多难治愈。

6. 穴位敷贴方

【组成】附片　肉桂　干姜各 20g　山柰 10g

【主治】急慢性咳嗽。

【用法】上药共研细末，装瓶备用。选肺俞穴（背部第 3 胸椎棘突下旁开 1.5 寸），先用拇指在双侧肺俞穴用力按摩半分钟左右，使之局部潮红。再将药粉一小撮放在穴位上，用医用胶布 3cm×3cm 贴牢即可。隔日换药 1 次，若属久咳者，先用生姜及葱白捣汁擦拭肺俞及脊椎两侧，效果更好。贴后局部发热、发痒或起红色小疹，不需另做处理。

【疗效】本药临床治疗 10 例，均能奏效，且未发现不良反应。对治疗小儿外感风寒咳嗽，方法简单，效果可靠。

【验案】刘××，女，26 岁，受凉引起咳嗽、痰少，尤以夜间为剧，服西药止咳药无效，不能眠已 2 夜。使用此法，先以葱、姜捣汁擦脊柱两侧，后将药粉敷贴肺俞两侧。当晚即能安然入睡，一夜未咳。隔日再贴 1 次，未服其他药物，咳嗽治愈。

7. 涌泉穴敷贴

【组成】黄连　百部　半夏各等量　生姜 3g

【主治】支气管炎及肺气肿所致咳喘。

【用法】将黄连、百部、半夏研成细末，以生姜 3g 捣烂，和 2g 药末，再加蛋清或蜂蜜调成糊状，分成 2 份。每晚睡前贴双侧涌泉穴 8 ~ 10 小时，5 天为 1 个疗程。

【疗效】治疗 60 岁以上患气管炎及肺气肿老人 96 例。结果：治愈 58 例，显效 22 例，好转 10 例，无效 6 例。总有效率为 93.75%，其中仅 13 例结合其他方法治疗。

8. 木桃胡粉方

【组成】木鳖子 3g　炒桃仁 7 粒　白胡椒 7 粒　白皮鸡蛋清适量

【主治】慢性气管炎。

【用法】先将木鳖子、炒桃仁、白胡椒研成细末，用白皮鸡蛋清调匀，外敷双脚涌泉穴。此间需静卧床休息 15 小时，两脚放平。

【疗效】治疗多例患者，疗效显著。

【验案 1】余××，患慢性支气管炎近 10 年，用多种方法治疗未治愈。后用此方，很快治愈。

【验案 2】李××，男，62 岁。患慢性气管炎 12 年，不能闻烟味、油漆味，不能平睡，几年来到处求医，治疗效果不显。后用本方治愈，一切正常，油烟不怕了，再也不用坐着睡觉了。

9. 杏栀桃胡粉方

【组成】杏仁 7 枚　栀子 9g　桃仁 6g　胡椒和大米各 7 粒

【主治】慢性气管炎。

【用法】将上药共研细末，取适量鸡蛋清调之，以布敷贴涌泉穴（男左女右）。

【疗效】治疗患者 17 例，痊愈率为 80%，一般 6～7 次即可见效。

【验案】陈××，男。患支气管炎病十余年，曾到数家医院治疗，效果不佳。后用本方治愈。

10. 瓜枇杏蜜方

【组成】瓜蒌仁 20g　枇杷叶去毛，20g　杏仁 15g　蜂蜜 120g

【主治】老年人咳喘，气喘胸满。

【用法】先将前 3 味药共炒，与蜂蜜拌匀后水煎服。

【疗效】全方以润肺化痰为主，对于老年体弱，久咳不愈，痰多不利，大便不畅者，疗效颇佳。

【验案】李××，男，60 岁，农民。1982 年来我院就诊。咳嗽气喘 8 个多月，咳嗽痰多，痰白黏稠，胸脘满闷。查见：舌苔白腻，脉象濡滑。经服上药后，咳嗽气喘消失，余症痊愈。

三　支气管哮喘

1. 复方麻黄膏

【组成】麻黄 33g　紫菀 33g　杏仁 33g　川贝母 15g

【主治】支气管哮喘。

【制法】先将上四味药共研细末备用，取鲜姜汁 30g，蜂蜜 30g，香油 30g。先将香油煮沸 1～2 次，加蜂蜜煮沸后，再加姜汁煮沸，最后将诸药末置于其内，煮 5～6 分钟即可成膏。贮瓶内密封备用。

【用法】本方剂量为一个疗程量，分 14 天服完。服用时应在饭后半小时用温开水送服。一般每次一茶匙，1 日 2 次。共用 2 个疗程，疗程间隔 7 天。

【疗效】治疗病案 78 例，其中 54 例治疗 2 个疗程后哮喘再未复发；20 例服完 2 个疗程后即痊愈，但 2 个月之后有较轻的哮喘复发，发作时间较用药前大为缩短，再服用本方则可停止发作；其余 4 例一般情况及自觉症状有所好转。

【按语】本方在哮喘发作期和间歇期都可服用。哮喘甚者可配合西药平喘。如在间歇期本方可每次半茶匙，每日 2 次。

2. 消喘膏

【组成】白芥子 21g　元胡 21g　细辛 12g　甘遂 12g

【主治】支气管哮喘、慢性支气管炎。

【用法】上药共研细末。使用时用鲜姜汁调成糊膏状，制成 5 分钱硬币大小的 6g 饼状，分别贴于患者背部肺俞（双侧）、心俞（双侧）、膈俞（双侧）穴位上，然后用方块胶布固定即可。每年夏季入伏开始，每 10 天贴一次，每次 4～8 小时（根据个人体质，皮肤适应情况而定）。连贴 3 次为一个疗程。

【疗效】经治疗观察多例，疗效较好。

3. 木鳖桃仁方

【组成】木鳖子　桃仁炒　杏仁各 10g　白胡椒 7 粒

【主治】支气管哮喘、支气管炎。

【用法】上药研成粉末，用鸡蛋清调匀，敷在双涌泉穴 15 小时。人静卧，将两脚放平。

【疗效】此方治愈很多人，一般用药 1 剂即愈。

4. 穴位敷药哮喘方

【组成】麻绒　细辛　五味子　桂枝各 3g

【主治】支气管哮喘、喘息性急性支气管炎。

【用法】上药为细粉，以姜汁调膏备用。在夏季三伏天，选取定喘、肺俞、膈俞、肾俞，双侧穴位（定喘为单）同时用药，每伏 1 次。用时将药膏涂于适当大小的薄膜纸巾于各穴位，然后用胶布固定。贴药时间以病人自觉局部灼热疼痛为宜，否则局部会起泡而影响下次治疗。如本次（每年三伏天 3 贴为 1 次）疗效不显著者，次年可继续治疗。

【疗效】本组 20 例，病程 20～30 年，治疗结果：痊愈（咳嗽症状完全消失，或短暂偶发，症状较轻，完全恢复正常学习工作）5 例；显效（咳嗽症状基本消失，能坚持正常学习工作）10 例；好转（咳嗽减轻，时有发作，尚需一般治疗）5 例。

5. 中药外敷哮喘方

【组成】生山栀 7 枚　生杏仁 7 枚　白胡椒 7 粒　细辛 1.5g

【主治】支气管哮喘、百日咳等。

【用法】取新鲜糯米粉适量，上药研成细末，用蛋清调匀，做成鸽蛋大小药丸，外敷在涌泉穴上，左右脚轮换敷药，1 日 1 换。

【疗效】本方对哮喘发作期能起到立竿见影的效果。尤其是 2 岁以内的小儿，治愈率达 90% 以上，3 日见效。

【按语】外敷时，用一块纱布敷好，用绷带或胶布固定，如发现水泡，应停敷。

6. 参蛤双将散

【组成】生晒参 10g　蛤蚧 1 对　制硫黄 100g　制大黄 20g

【主治】老人虚喘，触邪即发。素体阳虚，食少便行，儿童秉薄，受冷作喘。

【制法】先将硫黄入倍量豆腐中同煮 3 小时，取出硫黄，干燥备用；蛤蚧去头、足及鳞，以黄酒 50g 浸透，微火焙干切碎，大黄以白酒浸透蒸熟，蒸 3 次，晒 3 次。四味药共研极细末，贮瓶备用，或装入胶囊，每粒 0.5g 重。

【用法】成人每次服 2～2.5g（或 4 粒），每日服 2 次。服药 5 天可停 2 日。儿童酌减。

【疗效】屡用特效。

7. 平喘饼

【组成】细辛 21g　甘遂 12g　白芥子 10g　元胡 12g（1 次敷贴量）

【主治】支气管哮喘。

【制法】上药共研细末，用生姜汁 120ml，调如糊状，制成药饼 6g。再用麝香 5mg，研细后分成 6 份，放在药饼中央。

【用法】将药饼放在大小直径约 3.3cm 的圆形布上，贴在百劳、肺俞、膏肓三穴，两边对称，共 6 个穴位上。在三伏天敷贴，初伏贴 1 次，中伏贴 1 次，末伏贴 1 次，每次敷贴 2 小时。

【疗效】本方对于支气管哮喘属于蕴热、风寒、阳虚、阴虚 4 个类型。运用本方施治后，在降低发作的频度和发作的严重程度方面，均有一定的效果，总有效率为 80%。

8. 消咳止喘膏

【组成】白芥子　轻粉　白芷各 90g　蜂蜜适量

【主治】支气管哮喘。

【用法】前三味药共研细末，用蜂蜜调匀，做饼如指头备用。每年三伏天，从第一天开始，用鲜姜擦背至热以后，将做好的药饼烘热，贴于定喘、肺俞、风门穴上。痰多者加贴天突，用纱布包扎固定，1 饼可贴 2~3 天，冷后烘热可再贴，每次贴 0.5~1 小时。若出现热痛难受，有时出现水泡，瘙痒者为正常，外涂龙胆紫即可。3~4 天为 1 次，每年 3 次为 1 个疗程。

【疗效】经治疗观察数例，有较好的疗效。

9. 甘遂姜汁膏

【组成】白芷　白芥子　甘遂　半夏各 15g

【主治】预防哮喘。

【用法】上药共为细末，等分 3 包。每次用 1 包，以鲜姜汁调成厚糊状，敷于双侧心俞、肺俞、膈俞上。每次敷 1~2 小时，微感疼痛即可取下。每隔 10 天敷 1 次，3 次为 1 个疗程。

【疗效】本方对预防哮喘有一定疗效。

10. 防喘汤

【组成】冬虫夏草 10g　黄芪 12g　大枣 10 枚　猪肺 1 具

【主治】预防哮喘发作。

【用法】取猪肺（不落水）与诸药清水炖烂，饮其汤食其肺，每于哮喘有发作先兆时服用。

【疗效】本方治疗多例，确有预防哮喘发作的效果。

【验案】王××，女，45 岁，干部。患支气管哮喘已十多年，每因气候骤变或感冒均发作，经多方治疗，未见效果。曾注射人血丙种球蛋白 6 次，预防感冒及哮喘发作，均未奏效。查见：患者语言声低，疲乏无力，平时汗多，纳食、二便尚可，脉细弱，舌淡，苔薄。证系肺气虚弱，卫外不固。嘱用防喘汤以保肺气，在气候变化、有感冒或哮喘发作先兆时用之。平时可常服六君子丸（汤）之类药物。如此半年即未见哮喘发作。

四　肺结核

1. 双百膏

【组成】百部 90g　百合 60g　夏枯草 90g　牡蛎 60g

【主治】浸润型肺结核。

【用法】将上药加水适量，小火煎熬 1 小时，滤出药液，再加水适量煎熬 1 小时，滤出，将 2 次所得药液混合备用。再将蜂蜜 500g 倒入铁锅煮沸，兑入所得药液，边搅边煎，以沸为度，收膏贮瓶内，放阴凉处。每次服 30ml，唯需常服。

【疗效】本方治疗浸润型肺结核确有良效。

【验案】近邻李某之妻求治，余诊断为"肺痨"。患者出示某医院证明为"浸润型肺结核"。嘱其购得百部 90g，夏枯草 90g，百合60g，牡蛎60g，蜂蜜500g，并以上法制膏。余告其曰："此即双百膏，对尔之肺痨颇效，每次30ml，唯需长服，此料服完再自制，不可间断。"该妇共服药半年，经X线胸部透视复查，证实部分病灶吸收，部分病灶已钙化。

【按语】双百膏是著名老中医秦增寿自拟验方，用于治疗西医诊断为"浸润型肺结核"，确有良效。不敢自秘，献出愿为更多的患者造福。

2. 白黄四味散

【组成】白及4份　生大黄3份　儿茶2份　白矾1份

【主治】肺结核咯血、支气管扩张咯血。

【用法】共研细末，每服1g，每日4次，白开水送服。

【疗效】临床屡用，治疗肺结核咯血，支气管扩张咯血，皆能收到良好效果。

【验案】王××，女，48岁。因患肺结核，于一个月前开始痰中带有鲜血，曾用中药汤剂及西药针剂等止血药，均不见效。余诊后，投以白黄四味散服用，5日后咯血即止。

3. 蛤连百及丸

【组成】蛤蚧3对　黄连500g　百部1000g　白及1000g

【主治】空洞型肺结核。

【制法】先将蛤蚧去头，切成长条，用黄酒浸后，焙干研粉。再将另3味以水洗净，晒干，粉碎，过100～120目筛，与蛤蚧粉混合均匀，用开水泛为水丸，干燥后即得。分装成300袋，每袋约重9g。

【用法】每次1袋，每日3次，饭后温开水送服。

【疗效】经多年使用，本方对肺结核、慢性纤维空洞型肺结核，疗效显著。治疗5例空洞型肺结核，均获显著效果。

4. 蒜泥敷贴方

【组成】硫黄末 6g　肉桂末 3g　冰片 3g　大蒜泥 10g

【主治】肺结核、支气管扩张咯血。

【用法】上药分别研成细末，与蒜泥和匀，分涂于两块纱布上，敷贴双侧涌泉穴，隔日换药 1 次。敷药前足底皮肤涂少许油类润滑剂，以防皮肤发泡。

【疗效】此方乃上海瑞金医院肺科治疗咯血的效方。该院曾观察 35 例，结果显效 18 例，有效 11 例，有效率达 82.2%。多数患者用药后咯血迅速停止。其中 5 例大咯血经垂体后叶素治疗无效，而用本方止血的。

【验案】顾×，女性。1984 年下半年患支气管扩张咯血，经常发作，一夜数次，全家人着急。从 1999 年 1 月起，用上方敷涌泉穴，1 日 1 换，或数日 1 贴，坚持至今。患者彻底告别了咯血之苦，体重从咯血最甚时的 44kg，增至 2004 年 8 月的 50.5kg，来信告知，表示感谢。

【按语】据分析，以中医辨证属肺阴虚的患者疗效显著，对持续少量咯血及痰血疗效不显。据观察，病人敷药后自觉下肢温热，而胸部闷胀及血上冲感消失。这提示可能与下肢温热充血后胸部充血减少、肺循环压力降低而奏止血之功有关。这与中医的"引火归原""引火下行"的原理一致。

五　渗出性胸膜炎

1. 加味十枣汤

【组成】大戟 10g　芫花 10g　商陆 10g　甘遂 10g

【主治】渗出性胸膜炎。

【制法】将上药各捣筛后研细末备用，如装胶囊吞服更佳。

【用法】用大枣 10 枚，以水 300ml，煮取 150ml，去枣，纳药末冲服，或装入胶囊吞服。

（1）本药具有耐受性，故服用时宜逐渐递加剂量。第1天1.2g，1日1次。第2天1.5g，1日1次。第3天1.8g，1日1次。连服3天后休息2天，再连服3天为1个疗程。胸水不消者，可再服1个疗程。

（2）本药作用常因人而殊，年轻体强者以1.2g为基数，以0.3g增减为佳；老人、小儿、体弱者，应酌减用量。

（3）药效以轻泻2～3次为适度，过多者可饮米汤，并减少用量。

【疗效】治渗出性胸膜炎，疗效颇佳。

【验案】李×，男，25岁。患渗出性胸膜炎两周，经某医院抽胸水4次，每次300ml左右，并注入青霉素、链霉素，但胸水随抽随长。经用加味十枣汤晨起空腹服，第1天1.5g，第2天1.8g，第3天2.1g。休息2天，继服3天。经X线胸透显示：胸水全消，一周后再查，显示正常。

【按语】本方乃仲景"十枣汤"加逐水消肿药商陆而成，是传统的攻下逐水方。凡胸腹诸水、体壮证实者，皆可用之。应严格掌握用量，切不可自行加大剂量，导致伤脾败胃，毒损肝肾。因枣汤纳药末冲服，病人多有呕吐之弊，故不如枣汤冲服，装药入胶囊，可避免胃受刺激。

本方毒性较强，只宜暂用，中病即止，不可久服。逐水之后，尚须调养脾胃，以杜饮邪再起。若服用2～3个疗程，效果仍不佳者，即当停用，以免攻伐太过。

2. 十枣汤

【组成】芫花　甘遂　大戟各等量　大枣10枚

【主治】渗出性胸膜炎。

【用法】前三味生用，研细末装入胶囊内，每粒重0.5g，剂量为1～3g，日服1次。晨起空腹用大枣10枚煎汤送服。每日量和间隔时间根据患者体质和胸腔积液多少而定，一般服4～8次。

【疗效】收治 14 例患者，胸腔积液均消失。最短 10 天，最长 20 天。无一例用胸腔穿刺抽液，经复查仅有 1 例胸膜轻度粘连。

【按语】临床运用本方时，一定要守仲景"表解者，乃可攻之"的治疗原则，以免攻多水邪而伤正气，招致表邪内陷之患。故具体适用时，要视体质和胸腔积液多少而定。体壮水多者宜用量大，体弱水少者宜量小。通过泻下，胸腔积液减少后，可减量服，直至积液完全消除为止。

六　冠心病

1. 参芪丹芍汤

【组成】党参 15g　黄芪 12g　丹参 15g　赤芍 12g

【主治】冠心病、心绞痛。

【用法】水煎服，每日 1 剂，文火水煎 2 次，每次 30 分钟，共取汁 400ml，分早晚 2 次温服。

【加减】若气虚甚者易党参为人参，加太子参；血瘀甚者加郁金、红花、五灵脂；痰湿壅盛者加瓜蒌、半夏、薤白；阴寒闭阻者加桂枝、炙附片、檀香；阴血不足者加黄精、五味子、当归；肾气亏损者加山萸肉、仙茅。

【疗效】共治疗 100 例，从心绞痛发作症状判断显效 60 例，有效 34 例，无效 6 例，总有效率 94%。从心电图诊断书判断显效 28 例，有效 36 例，无效 36 例，总有效率 64%。

2. 三七生脉饮

【组成】参三七 3～6g　人参 10～15g　麦冬 15g　五味子 6g（或用成药生脉饮口服液 20ml）

【主治】冠心病、急性心肌梗死早期、病毒性心肌炎。

指征：典型心绞痛发作，心电图有缺血性改变者；病毒性心肌炎、心悸、气短、胸闷、乏力，脉细数或结代，心电图显示心律失常及 ST 段改变者。

【禁忌】胸痛、胸闷，心电图无异常改变，咯痰浓稠，舌苔腻厚者，不宜使用。

【疗效】本方在门诊及病房观察治疗冠心病 40 例，病毒性心肌炎 25 例，用药 5～10 天，胸痛、胸闷、心悸症状和心电图报告均见明显改善。

3. 三参菊花饮

【组成】丹参　党参　参三七　白菊花

【主治】冠心病、风心病、病毒性心肌炎、肺心病。

【用法】各药用量按心悸、心闷、心痛三证轻重，并结合舌脉及血压分别侧重。

以心悸、心闷为主，重用党参、白菊花；以痛为主，重用丹参、参三七；血压偏高者，重菊花，轻党参；痛证不显者可去参三七。本饮以沸水泡服，取效不亚于煎剂。

【疗效】本方治疗 89 例胸痹证（包括冠心病、风心病、病毒性心肌炎、肺心病），治愈 12 例（症状消失，心电图复查正常，病情稳定 2 年以上未复发），有效 69 例（症状基本控制，情绪波动或过劳后偶有症状出现），无效 8 例（服药后仍反复发作）。

【病例】刘××，男，65 岁。患冠心病 15 年，有高血压病史 10 年。经常心悸、胸闷、活动劳累后，心前区可出现隐痛及针刺感。曾长期服用西药，症状未见明显改善，遂请吾诊治。用中药三参菊花饮〈丹参 30g，白菊花 15g，党参 10g，三七粉（冲服），2g〉，每天 1 剂，以新开水沏泡 10 分钟后代茶饮，服至质淡。服药 5 天后，症状明显改善。10 天后悸闷消失，续服一个月，心电图提示：正常心电图。现已 2 年多，病情一直稳定。

4. 加味四妙勇安汤

【组成】当归 30g　玄参 30g　银花 30g　丹参 30g　甘草 30g

【主治】冠心病，胸痹气短，心痛，脉结代；能治疗肝区刺痛及肾绞痛。

【用法】水煎服，1日1剂。

【疗效】20余年来郑氏应用本方治疗冠心病心痛，以及肝肾绞痛，疗效满意。从临床实践中体会到，该方具有活血化瘀、缓痉止痛之功效，可以扩张血管，缓解血管痉挛。

【验案】李×，女，65岁。患冠心病十余年，近年又患高血压、糖尿病、肺结核。近日猝感胸闷、气短、心悸、脉结代、口腔溃疡，舌质有光泽无苔。方用当归、玄参、金银花、太子参、玉竹、太阳草各20g，麦冬、五味子各15g，甘草10g，水煎服。

服上方6剂，脉结代好转，由三至一止，变为二十四至五止，继用上方。三诊时脉已不结代，但口渴眩晕，上方加花粉、石斛、天冬。经过三诊，心律基本正常，观察一年半，病情未反复。

【按语】本方系《验方新编》"四妙勇安汤"加丹参而成。四妙勇安汤为治脱疽验方。郑惠伯老中医亲身尝试该方加丹参，对治疗冠心病有显著疗效。

1965年，郑氏到高山区万县白土区巡回医疗，正值风雪交加的严冬，途中突然冠心病旧疾复发，心绞痛，冷汗淋沥，将要虚脱，急用硝酸甘油片含化，半小时后逐渐好转。但到白土区后，胸闷、气短、心前区时而绞痛，终日惶惶然，不知所措。经用西药硝酸甘油片、潘生丁等及中药瓜蒌薤白枳实汤加活血化瘀药久服仍无起色，时将一月，心情更加紧张。

冠心病因寒冷诱发，使血管痉挛，致供血不足，发生疼痛，其病理亦属痛则不通。既然四妙勇安汤用于脱疽有效，若用于冠心病亦应有效。由于有这种思路，当即大胆试用四妙勇安汤，药用当归、银花、玄参、甘草各30g。服后半小时，顿觉胸中豁然开朗，胸闷、气短、疼痛消失。高兴之余，立即背上出诊箱，缓行5公里不觉疲倦，从此症状缓解。每日服四妙勇安汤，在高山区工作约4个月，每日行程约10公里，再未复发。

笔者学习郑老经验，用四妙勇安汤加味治疗冠心病数例，皆取得显著疗效。此方药虽5味，因疗效显著，又是异病同治，录此以供读者参考使用。

在使用该方时应注意加减：

冠心病：上方加毛冬青、太阳草以扩张血管；若兼气虚者，加黄芪、生脉散以补益心气；若心血瘀阻甚者，加冠心汤二号，以活血化瘀。

病毒性心肌炎：上方加郁金、板蓝根、草河车，以清热解毒活血。

植物神经功能紊乱，心律失常：上方配合甘麦大枣汤或百合知母汤，以养心安神，和中缓急。

5. 黄参芎蒌散

【组成】生大黄2份　丹参　川芎　瓜蒌各1份

【主治】冠心病。

【用法】将上药共碾极细末，密闭保存。每次9g，每日服3次。半个月为1个疗程，一般服2～3个疗程。

【加减】火热闭结者，加枳实1份，凉开水送服；气滞血瘀者，加五灵脂1份，温开水送服；痰浊闭阻型者，加薤白1份，温酒送服；气阴两虚型者，加人参、麦冬各1份，温开水送服；寒凝阳虚型者，加制乌头半份，干姜1份，温开水送服。

【疗效】用本方治疗冠心病心绞痛者32例，其中显效者14例，有效者13例，无效者6例，总有效率为84.73%。其中服药1个疗程者5例，2个疗程者17例，3个疗程者10例。

七　心动过缓

参芪桂草汤

【组成】人参10g　黄芪10g　肉桂1.5g　甘草3g

【用法】水煎服，每次煎药加生姜1片。

【疗效】本方补气温阳，用于治疗窦性心动过缓，临床疗效满意，视为治心动过缓之主方。

八 高血压

1. 杏栀膏

【组成】桃仁12g 杏仁12g 栀子3g 胡椒7粒 糯米14粒

【主治】高血压。

【用法】共捣烂，加一个鸡蛋清调成糊状，分3次用。于每晚临睡前敷贴于足心涌泉穴，晨起除去不用。每夜1次，每次敷1足，两足交替敷贴。6次为1个疗程。3天测量1次血压，敷药处皮肤出现青紫色无妨。

【疗效】一般用药3天后血压开始下降。头痛头昏诸症减轻。在门诊观察10例患者中，3例患者贴敷药物后血压下降，停止则回升。7例敷贴两个疗程后血压降至正常，头痛头晕明显改善；耳鸣、失眠、肢体麻木的症状消失，记忆力增强。此7例中有4例于停药后20天内2次测量血压，均在正常范围。有3例于停药后4～12个月多次测量血压皆正常。

【验案】刘××，女，47岁。患高血压8年，长期服降压药而收效不佳。常感头部胀痛，头晕，头重脚轻，头面烘热，下午为甚，耳鸣如蝉，心悸乏力，睡眠多梦易醒，颜面及下肢轻度浮肿，手足心热，舌质红，苔薄白，脉弦细。血压22.66/13.3kPa（170/100mmHg），小便化验未见异常。停用中、西降压药，采用本法治疗，复诊时患者自觉症状减轻，血压22.66/9.3kPa（170/70mmHg）。5月29日再诊，患者除有轻微头痛外，其他症状消失，血压18.66/10.67kPa（140/80mmHg）。停用贴敷药物，也曾多次复查血压均在18～18.66/11.7～12kPa（135～140/88～90mmHg），一般情况尚好。

【按语】本方药物简单，容易买到，价廉，操作简便，使用方便，对单纯性高血压确有疗效，值得推广应用。

2. 降压外敷膏

【组成】蓖麻仁 50g　吴茱萸 20g　附子 20g　冰片 10g

【主治】高血压。

【用法】前三味药共研细末，加入生姜 150g，共捣如泥，再加冰片和匀，调成膏状。每晚贴两足心涌泉穴，7 日 1 个疗程，连用 3～4 个疗程。敷药期间停用一切降压药。

【疗效】治疗 60 例，显效 32 例（2～4 日见效），余 28 例在 5～7 日见效。本文具有引火归原之功效，能开通诸窍经络，通过多年临床观察，疗效可靠，降压作用稳定，无毒副作用。

3. 复方夏枯草汤

【组成】夏枯草 10g　菊花 10g　决明子 15g　钩藤 15g

【主治】高血压。

【用法】水煎服。服药一周后，再每日用决明子 30g 水煎，分 2 次服。

【疗效】治疗 66 例，痊愈 18 例，显效 17 例，有效 19 例，无效 12 例，有效率 81.82%。

4. 泡茶方（一）

【组成】决明子 15g　菊花 4g　山楂 6g　枸杞子 10g

【主治】高血压、高脂血症。

【用法】每日 1 剂，用沸水浸泡饮，可常年服用。

【疗效】上方以药代茶，服用方便，且价格低廉，患者易于接受。长期服用，不仅能降血压、降血脂，还可延年益寿，值得推广。

【验案】吴×，男，68 岁，退休干部，1994 年 5 月 16 日初诊。患者于一个月前体检时发现高血压、高脂血症，遂前来就诊。自诉除偶有头昏之外，无特殊不适。察其形体偏胖，面色潮红，大便日行，质偏干，舌偏红，苔薄，脉弦。测血压 21.3/12kPa（160/90mmHg），总胆固醇偏高。根据病史及体检所得，处方如下：

决明子 15g　菊花 4g　山楂 6g　枸杞子 10g

以沸水浸泡饮，1 日 1 剂，可常年服用，并注意保持心情愉快，饮食清淡，适当运动。

3 个月后，诉病情稳定，近半年来坚持每日服用，复查血脂恢复正常，测血压 21.3/12kPa（160/90mmHg）。续用原方，以药代茶，随访 4 年，病人病情稳定。面色红润，耳聪目明，多次复查血压、血脂均在正常范围。

5. 泡茶方（二）

【组成】草决明 10g，微炒　菊花 10g　生山楂 15g　柿叶 10g

【主治】高血压。

【用法】开水浸泡，当茶饮，每日 1 剂。

【疗效】此方经临床验证治疗高血压确实有效。凡坚持饮用 3～6个月者，血压均能降至正常，保持稳定，无任何毒副作用。

6. 药枕

【组成】菊花 100g　丹皮 250g　白芷 250g　川芎 250g

【主治】高血压。

【加减】头痛较剧者加细辛 250g（另用小袋装，放入药枕里，痛止时，可拿去）。体胖，下午面部有潮红者，丹皮、川芎用量可增至 375g。胃气虚弱者，如感白芷气味不适，可减去一半。

【用法】将上药共装入洁净的布袋中，睡时当枕头用。

【疗效】用上方治疗高血压患者 14 例，除 1 例无变化，1 例较治前略有升高处，其余分别下降 1.3～8.27kPa（10～62mmHg）。治疗眩晕患者 5 例，其中 4 例随访半年，效果良好。

治疗偏头痛、头昏伴失眠患者 8 例，均有好转。

九　高脂血症

1. 降脂汤

【组成】山楂 20g　决明子 20g　泽泻 30g　虎杖 30g

【主治】高脂血症。

【用法】每日 1 剂，上下午各煎 1 次，2 周为 1 个疗程。服药期间停服其他药物，饮食照常，治疗前后分别测定血胆固醇及甘油三酯，观察其降脂效果及副作用。

【疗效】治疗 12 例，5 例有效（胆固醇及甘油三酯下降 8% ~ 20%），6 例显效（胆固醇与甘油三酯下降 21% 以上），无效 1 例。治疗期间有 3 例大便次数略增，每日 2 ~ 3 次，无其他不适反应，不影响服药，停药后即恢复正常。

2. 降脂丸

【组成】何首乌 300g　山楂 500g　决明子 200g　泽泻 200g

【主治】高脂血症。

【用法】干燥药物后，粉碎过 100 目筛，炼蜜为丸，每丸重 10g，一日 2 次，每次 1 丸，温开水送服。

【疗效】笔者用本方治疗高脂血症患者数例，无一不效者，但要服药 30 ~ 90 天为宜。

十　高胆固醇血症

花生壳合剂

【组成】花生壳 100g　大枣 5 枚　何首乌 15g　黄精 15g

【主治】高胆固醇血症。

【用法】将上药水煎 2 次后合并药液，分早晚 2 次服，每日 1 剂。治疗期间及治愈后，病人应进低胆固醇饮食。

【疗效】用上药治疗胆固醇增多症 40 例，男 15 例，女 25 例；年龄最小 9 岁，最大 72 岁。血清胆固醇最低 32.36mmol/L，最高为 83.72mmol/L。治疗后，临床症状及体征完全消失，血胆固醇下降近于正常者 15 例，临床症状及体征无明显变化，血胆固醇无改变 4 例。总有效率为 90%（血清胆固醇正常值为 18.89mmol/L～31.48mmol/L）。

【按语】方中花生壳活血化瘀，善降血脂；大枣补脾健胃，养营安神；黄精甘平，补脾润肺；何首乌补肝肾，益精血。四药配合，共奏滋养肝肾，有生精下降之功，故治胆固醇增多症有效。

十一 低血压

1. 升压汤

【组成】党参 15g　黄精 12g　肉桂 10g　甘草 6g

【主治】低血压。

【用法】将上药水煎时加入大枣 10 枚，每日 1 剂，分早晚 2 次口服，连服 15 天为 1 个疗程。

【疗效】用升压汤治疗低血压患者 30 例。连服 1 个疗程后，血压升至正常范围者 15 例；服 2 个疗程后，症状基本消失，血压升至正常范围者 13 例；因未坚持用药，疗效不明者 2 例。

2. 二黄参草汤

【组成】黄芪 30g　黄精 30g　党参 30g　甘草 10g

【主治】直立或原因不明的低血压。

【用法】水煎顿服，1 日 1 剂。

【疗效】用此方观察数例患者，一般服 2～3 剂后，收缩压上升1.33～4kPa，舒张压上升1.33～2.66kPa。

【按语】不明原因的低血压，临床并非罕见，而以消瘦的年轻女性多见。本方治疗以头晕目眩，起立时头眩眼前发黑者效果佳。亲属某，常感头晕目眩，尤以夏季蹲下突然起立时严重。用此方2剂后，症状消失。

3. 二桂甘五味汤

【组成】桂枝15g　肉桂15g　甘草15g　五味子25g

【主治】低血压。

【用法】水煎服，每日1剂。

【疗效】几年来，使用本方治疗数例低血压患者，都收到良好效果。

附方　二桂甘草汤

【组成】桂枝10g　肉桂10g　生甘草10g

【主治】低血压所致头昏、眼花、心慌，甚则晕倒等。

【用法】水煎服，每日1剂。

【加减】若睡眠差加夜交藤30g；津亏咽干加麦冬15g，五味子9g；血压低至休克时，加红参6～9g，制附子9g。

【疗效】观察29例门诊患者，男16例，女13例，血压在12～11/9～7kPa之间，均有临床症状。一般服药3～9剂，最多12剂后，血压即有不同程度上升，最高上升5/3kPa。自觉症状，特别是头晕等症消失。再继服十余剂，以巩固疗效。

4. 二桂附草汤

【组成】桂枝10g　肉桂10g　制附片6g　甘草10g

【主治】原发性低血压，症见头晕目眩、神疲乏力。

【用法】开水泡，频频代茶饮，1日1剂。

【疗效】本方是山西已故老中医安植基经验方。余用本方治疗40例原发性低血压，32例症状消失，8例症状减轻。频频代茶饮，既方便又无任何副作用。

5. 祖传七代秘方

【组成】当归25g 五味子25g 甘草25g 茯苓50g

【主治】低血压。

【用法】水煎服。每剂药连煎2次，将第1次煎出的药液滤出后，再加水煎第2次，把2次药液混合后，每天早晨空腹先服混合液的一半，剩下的另一半药液于晚睡前温热服下。每天1剂，连服5日，服药前，先测量1次准确的血压数，如服药后血压升得特别快，可隔日再服；若稳定上升，可连续服用，直至恢复正常，停止服药。

【疗效】此方治愈了低血压患者近百例，无一人复发。

【验案】王××，患低血压多年，到处治疗无效，后来从一位近百岁老人那里得到一张祖传七代治低血压秘方，每天1剂，服用4剂痊愈。

十二 动脉硬化

四仁膏

【组成】柏子仁300g 核桃仁1000g 桃仁500g 松子仁300g

【主治】动脉硬化症，包括脑动脉、冠状动脉和肾动脉硬化。

【用法】四味药各捣如泥，混合在一起，用红糖（或用蜂蜜）1500g调匀即成。每服10g，日服2~3次，开水送下。

【疗效】本方可称为老年人良方，长期服用不仅可治动脉硬化，而且具有延年益寿的作用。能益智安神，聪耳明目，养血止汗，润泽皮肤。

【验案】赵××，男，62岁。头晕，偶发心绞痛，周身不适已数年。舌红、苔少，脉弦细。经省××医院及北京、上海有名医院检查，均确诊为"脑动脉硬化、冠状动脉硬化、肾动脉硬化"。即予服四仁膏，连服 3 年后，诸症消失。

【按语】动脉硬化多见于老年人，为动脉血管壁增厚、变硬、失去弹性与血管狭窄的表现。临床症状一般为记忆力下降与体力衰退，心绞痛、眩晕、头痛、瘫痪、顽固性高血压、四肢麻木等。

四仁膏的组方指导思想是根据老年人命门火衰、肝肾不足、血行瘀滞、大肠虚秘的表现，选用多油脂而滑润的药物，味甘性平，气香宜人。除具有润燥通肠、逐瘀生新的共同作用外，每药各有侧重：核桃仁温补命门，桃仁破血疏滞，柏子仁滋肝肾，松子仁润肺开胃，再加蜂蜜调营卫，通三焦，安五脏，和百药。故治动脉硬化症疗效颇佳。

十三　肺心病

肺心病偏方

【组成】白胡椒 20 粒　　木鳖子去皮，100g　　黑丑 50g　　白丑 50g

【主治】肺心病。

【用法】将上述四味药烘干，研成末，再用白皮鸡蛋清 4 个拌和均匀后，外敷在脚踝骨上部（男左女右）。

【禁忌】一个月不准吃梨。一副药外敷 15 个小时，与第二副药间隔最好半个月以上。

【验案】崔××，66 岁。染上肺心病已有 13 年，近几年病情加重，每年都要住两次院。犯病时喘不上气，吃不下饭，浑身无力，步履艰难。平时怕感冒，一感冒就发烧，用了先锋一号，注射 40 多天也不见效。患者被病折磨得骨瘦如柴，体重只有 40kg。每顿饭也吃不了几口，呼吸困难，经常是一口一口"倒气"。生命垂危，家人背后落泪。邻居传来一偏方，即上方药，没想到，崔氏只用了一副药，发烧逐渐减退，能吃饭了，喘气顺，身体有劲。

现在患者每天能步行2.5公里，一顿能吃150g饭，每天和老伙伴们一起下棋、打麻将，还帮助老伴洗碗、做饭、拾掇菜园子。

【按语】老年人患肺心病很痛苦，很难治愈。有时偏方能治大病，本方药物无副作用，配制方法简单，用于外敷，老年人中患肺心病的患者，不妨一试。

十四　反流性食管炎

治噎丸

【组成】清半夏75g　桃仁30g　栀子30g　黄连10g

【主治】各种食道炎。

【用法】四味药共为细末，加蜂蜜150g，和药为丸，每丸6g，每日4次，每次1丸含化。

【疗效】治疗30例，痊愈者24例，好转者6例，总有效率96.8%。

【按语】笔者认为本病多由于饮食不节，食物粗糙或饮食过热过硬，损伤食道而致。此外，思虑过度、情志不畅、肝气郁结也可导致脾失健运、痰湿积聚而阻塞食道。初起多以痰浊为主，舌苔白厚腻，脉滑，久病则见舌质暗红，中心黄腻苔，脉弦滑或弦涩等痰结血瘀火郁之象。方中重用半夏散结化痰，配以桃仁活血化瘀，佐以栀子、黄连泻火解郁，蜂蜜为丸，甘缓润燥，含化能使药物缓慢通过病所，效果更佳。

附方　白藕粉

【组成】云南白药1g　纯藕粉10g

【主治】食道炎。

【用法】取纯藕粉加温水少许，和匀后再加冷水，充分调匀，用小火加热，边热边搅，待呈糊状后加入云南白药1g。患者呈仰卧位、左侧卧位、右侧卧位、俯卧位等不同体位来吞服药物，使药物充分作用于患处。

【疗效】本方具有消炎止痛、止血消肿的作用。应用于临床，治疗此类病 20 余例，屡用屡效。

十五　胃脘痛

1. 手拈散

【组成】延胡索 15g　五灵脂 15g　草果 10g　没药 10g

【主治】胃脘痛。

【加减】虚寒者加干姜、吴茱萸；阴虚者加沙参、麦冬；气滞者加郁金、香附；瘀滞明显者加蒲黄、丹参或加大上方的用药剂量；出血者加三七、白及。

【用法】水煎服，每日 1 剂，分 2 次服。

【疗效】治疗 60 例，痊愈 37 例。显效 12 例，好转 7 例，无效 4 例。本方对神经官能症、胃炎治疗效果好，治愈率达 100%；十二指肠溃疡、复合溃疡效果略差，好转率为 85%。

2. 百合荔楝乌药汤

【组成】生百合 40g　川楝子 20g　荔枝核 15g　乌药 15g

【主治】胃脘痛、腹胀、恶心、吞酸、食少纳呆等。

【用法】先将上药用适量清水浸泡 30 分钟，再放火上煎煮 30 分钟，每剂煎 3 次，将 3 次所煎药液混合。每日 1 剂，每日早饭前半小时和晚睡前各服 1 次。

【验案】李××，男，45 岁。胃部隐痛，时轻时重已 4 年余，近 1 月加重。诊见胃脘隐痛，口燥咽干，渴不欲饮，两目干涩，视物昏花，五心烦热，面色萎黄，舌红苔，脉细数。证属胃病日久，胃阴被伤，失于濡养，气滞作痛。

方用百合荔楝乌药汤加减：生百合 40g，川楝子、乌药、白芍、甘草、麦冬、玉竹、生地各 15g，沙参 20g，生麦芽 30g，胃痛已止，诸症患减，唯便干，手足心热。予上方加胡黄连、银柴胡、地骨皮各 15g，继服 3 剂而愈。

【按语】胃病疼痛病因很多，此方适用于阴虚气滞者。方用百合润肺养阴，取其肺气降则诸气皆降；川楝子疏肝行气；乌药理气止痛；荔枝核擅治疝气、睾丸肿痛及胃寒气滞之疼痛。

临床加减：腹胀加枳实、麦芽、香橼皮；胁胀加郁金、木香、青皮；嗳气加木香、莱菔子；痛甚加白芍、甘草；刺痛加蒲黄、五灵脂；吐酸加川黄连、吴茱萸；恶心加藿香、生地、玉竹、元参；食少加山楂、神曲、麦芽；气短乏力加党参、桂枝；腹泻加白术、茯苓；便秘加火麻仁。

宜忌腥冷、辛辣及油腻食物，避免过劳及情志所伤。

3. 胃炎宁胶囊

【组成】水飞滑石　醋制延胡索　白芍　甘草各等量

【主治】慢性浅表性胃炎。

【用法】以上四味药研细末，过细筛混匀，装入药用空心胶囊（每粒 0.5g）备用。成人每次 3～4g（小儿减量），每日 3 次，40 天为 1 个疗程。一般服药 1 个疗程后，根据临床症状改善情况行胃镜复查（症状消失慢可延长服药）。

【疗效】用胃炎宁胶囊治疗慢性浅表性胃炎 122 例，其中显效 80 例（胃镜检查胃黏膜病变恢复正常，临床症状消失），好转 31 例（胃黏膜恢复正常或好转，病变减轻或范围缩小，临床症状基本消失），无效 11 例（胃黏膜病变和临床症状无改变）。一般服药 1～2 个疗程后，大部分患者治愈。服药期间禁服其他与胃病有关的药物。

4. 胃脘痛基本方

【组成】白芍 15～30g　炙甘草 6～10g　川楝子 10g　延胡索 10g

【主治】胃脘痛。

【加减】（1）气虚，胃脘隐痛，喜按，少量进食则痛缓，倦怠乏力，舌质淡苔白，脉弱。加太子参、党参、炒白术、茯苓、山药、砂仁、陈皮、黄芪等。

（2）阳虚，胃痛喜暖喜按，得食则缓，泛逆清水，舌质淡苔白，脉细弱，加黄芪建中汤；痛甚者，可加良附丸以增强散寒止痛之力，若伴腹痛泄泻加理中汤；若阴寒内盛，脘腹痛剧，呕不能食，痛不可近，手足逆冷，脉象沉伏，加大建中汤，寒甚者加制附子、肉桂。

（3）阴虚，胃痛如灼，嘈杂似饥，形瘦食少，口燥便干，舌红少津或有裂纹，加生地、玉竹、太子参、山药、佛手、玫瑰花等。

（4）气滞，凡痛发于情志不畅，忧郁烦恼之后，症见胃脘胀闷，攻撑作痛，牵及两胁，嗳气，脉弦者。宜选加郁金、香附、青皮、佛手、木香、陈皮、柴胡等。

（5）食滞，痞胀而痛，拒按，嗳腐吞酸，舌苔厚腻，脉滑者，加槟榔、炒三仙、莱菔子、枳实、鸡内金；如素体脾胃虚弱，复加食滞者，当消补兼施，选加香砂养胃丸。

（6）湿滞，脘痛痞闷，恶心泛逆，呕吐涎沫，身重倦怠，舌苔白滑，脉濡者，宜加半夏、陈皮、茯苓、白蔻仁、藿香、苍术、砂仁等。

（7）血瘀，多为素有胃痛宿疾，症见胃痛如刀割或如针刺，部位固定，夜间痛甚，舌质紫暗或有瘀斑，脉弦涩。合入丹参饮，或失笑散，或加血竭。如兼有出血者，可加三七、白及、茜草、云南白药等活血止血之品。

另外，如兼有外感表证，症见恶寒，身热，头身疼痛者，合香苏饮并加生姜以疏表；吐酸者加煅瓦楞子、乌贼骨；胃虚有热，呃逆呕吐，舌苔薄黄，脉虚数者加橘皮竹茹汤，并酌加枇杷叶、生姜、清半夏等。

【用法】水煎服，1日1剂。

【验案】王×，女，70岁，1982年5月18日初诊。胃脘痛间断发作 10 年，经多方治疗，仍有反复。近一个月来，胃脘隐隐作痛，食后为著，纳差，口舌干燥，欲冷饮，大便干燥，手足心热，舌质红少苔，舌边有瘀斑，脉细数。西医诊断为慢性浅表性胃炎。余师辨证为胃阴不足兼夹瘀血，治宜滋阴养胃、活血止痛。

处方：基本方加生地黄、麦冬、石斛、沙参、丹参、丹皮、五灵脂。服 3 剂后疼痛减轻，6 剂痛止，胃纳转佳。嘱其逐渐增加每餐饮食，以充养胃气，避免食用辛辣、煎炸食物。上方加减调理月余而愈，随访 6 年未复发。

5. 黑胡桃散方

【组成】 胡桃皮 1 个　胡椒 5~7 粒　干姜 2g　小茴香 2g

【主治】 胃气虚寒作痛，或饮食寒凉之品，引起胃脘疼痛等证。

【制法】 将胡椒、干姜、小茴香装入胡桃皮内，外用泥土封固，放入灶内煨之，以封泥焦黑为度，去泥土，刷净。胡桃皮呈黑色为度，轧为细末，备用。

【用法】 每服 4g，日 2~3 次。白开水或米汤送下。

【疗效】 本方是全国名老中医孙朝宗主任医师治胃寒疼痛经验方，临床试之，每获良效。

【验案 1】 吕×，男，50 岁，1966 年 10 月 6 日来诊。1966 年患胃脘作痛，久治不愈。其痛隐约，绵绵不已，饮食稍有不慎或感凉气，则拘急剧痛，手足逆冷，呕吐涎沫或大便溏薄。身体逐渐消瘦，倦怠乏力。余授此方，连续应用 1 月余，胃痛消除，饮食倍增。

【验案 2】 高×，16 岁，经常胃脘作痛，有时呕吐酸水、苦水、蛔虫，形体瘦小，面色苍白。余授此方，3 月后其母来诊头痛，述其子应用此方，效果良好。

【验案 3】 患者男，43 岁。患左少腹作痛，数月不已，余诊断为寒滞肝脉证，因其恶服中药，余授此方。患者依法服药 7

日，病竟除。

6. 胃酸方

【组成】川楝子 30g　牡蛎 30g　乌贼骨 30g　甘草 15g

【主治】胃酸，甚者胃部刺痛者。

【用法】共碾为细末，每服 3g。

【疗效】本方简便易行，治疗胃酸每每见效。

【验案】本乡李×，患胃酸多年，多治无效，每一发作即服苏打面一撮才能减轻。我以本方两剂，让其坚持服用，逐渐痊愈，很少发作。

若因凉引起加干姜 15g。

7. 芍甘香枣汤

【组成】白芍 20g　甘草 12g　香附 12g　红枣 20 枚

【主治】慢性胃炎引起的胃痛，胃及十二指肠溃疡引起的胃痛。

【用法】水煎每日晚温服，连服 20 天。

【疗效】此方缓急、和中、止痛，理气健胃。对胃炎、溃疡病引起的胃脘部疼痛，疗效确切。

8. 和胃散

【组成】乌贼骨 85g　浙贝母粉 15g　甘草 50g　曼陀罗花 1.5g

【主治】胃酸过多，胃脘疼痛，可用于消化道溃疡。

【用法】上药共研极细末，每次服 3～6g，一日 3 次，饭前服用。

【疗效】屡用效著。

【按语】本方是陈树森教授之经验方。方中乌贼骨与浙贝母同用，名曰乌贝散。实践证明，有明显吸附胃蛋白酶和中胃酸的作用，因而能保护溃疡面；甘草和中缓急止痛，补脾益气；曼陀罗花有较强的止痛作用。甘草能降曼陀罗花之毒，宜长期空腹服

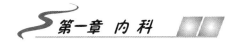

用，有利于发挥药力作用，用之临床，每每收到药到痛止之效。

9. 胃痛散（一）

【组成】炒二丑取头末，各10g　紫菀　砂仁各10g　大黄炭5g（如腹泻，不用）

【主治】胃脘痛。

【用法】上药共研极细末，每次服1.5g，饭后以白开水送服，如痛时，可随时服之。

【疗效】本方为全国著名老中医王李儒主任医师经验秘方，屡用均有立刻止痛之功效。

10. 胃痛散（二）

【组成】煅牡蛎60g　制香附30g　炒元胡　炒九香虫各15g

【主治】胃脘痛。症见胃脘痛，时痛时止，嗳气吞酸，或胸腹胀满等。

【用法】上药共研为极细末，贮瓶备用，勿泄气。每日服3次，每次服1.5～3g，温开水送服。

【加减】食滞加神曲、鸡内金各15g；寒凝加高良姜30g；胃酸过多加乌贼骨、瓦楞子各9g。

【疗效】用本方治疗胃脘痛450例资料。其中：用药1～3次后均痛止，长年未复发者261例，1年内复发者189例，总有效率100%。

【按语】据临床观察，本方用于治疗胃脘痛，尤其是肝气犯胃痛（俗名胃气痛），疗效满意。35年来，程氏治验颇多。对于肝胃犯胃所致之胃脘痛，若痛时服之，每有"立刻止痛"之效。药后痛止，至少有3个月的近期疗效。若复发，用本方治之，同样取效。而且复发3次，3次痛止者，多获痊愈或延长复发时间。用于其他类型胃脘痛，亦有较好的止痛效果。

服药期间，忌食生冷及辛辣之物，应保持心情愉快舒畅。

附方 加味良附散

【组成】制香附30g 高良姜30g 乌贼骨30g 姜半夏9g 元胡15g

【主治】胃脘痛（胃及十二指肠溃疡）。症见胃脘疼痛或隐痛、胀痛、嗳气吞酸，喜按，喜温，或遇饥饿，情绪变化，或寒冷，或食生冷之物则痛加剧，舌苔薄白，脉沉迟或弦迟。

【用法】上药共研极细末，贮瓶备用，勿泄气。每日服3次，每次空腹服3~5g，用温开水送服。

【疗效】总结用本方治疗胃脘痛患者175例资料，其中：胃脘痛（慢性胃炎）78例中，痊愈65例，显效13例；胃及十二指肠溃疡97例中，痊愈70例，显效14例，有效13例。总有效率达100%。

【按语】据临床观察，本方用于治疗虚寒性或肝气犯胃性之慢性胃炎、胃及十二指肠溃疡，有较好的止痛、制酸效果，而且反跳现象少。通过临床反复实践比较，本方疗效较原方为优。

本方系根据民间治胃痛秘方——良附散加元胡、乌贼骨、姜半夏而成。方中是以制香附疏肝解郁，理气止痛；臣以高良姜温中散寒止痛；佐以元胡助君药增强理气止痛之效。姜半夏化痰降逆，合良姜之温中止痛之功尤著，使以乌贼骨制酸止痛。诸药配伍为用，共奏疏肝解郁、温中散寒、制酸止痛之功。

11. 仿遇仙丹方

【组成】牵牛子6g 槟榔 莪术 大黄各9g

【主治】寒瘀湿积之胃脘痛。

【用法】水煎服，日1剂。

【疗效】对于寒温瘀滞之胃脘痛者，疗效颇佳。

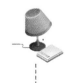

【验案】李×，胃痛多年，经检查为十二指肠球部溃疡，服中西药数年无效。据述从前有手足多汗症，自患胃痛后，手足不再出汗而发干，大便经常干涩不爽快，据此推想，此乃素有里

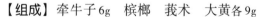

湿，湿结成瘀。故仿遇仙丹方去皂角，用以上四味。连服 2 剂后，大便泻下白冻一大堆，腹中顿觉轻松，后酌加薏米、苍术等祛湿药调理，终至饮食正常，症状消失。

【按语】瘀是胃肠道的瘀滞。据临床经验，凡中医诊断为胃肠道有瘀滞的病人，通过现代医学检查，大都有十二指肠球部溃疡存在。在对症用药之后，有的泻下白冻状物、烂肉状物或黑色坚硬的粒状物，以及异常坚硬的粪块等。因此可知，这些瘀滞物，实际上是炎症或溃疡渗出物的积聚，以及因胃肠蠕动迟缓，使部分食物或残渣不能顺利下行，又与渗出物混合积久而成。胃肠道瘀滞形成之后，不但疼痛加剧，而且由于胃肠蠕动迟缓，有大便干结、多日不便，以及嗳气食少、腹部阵痛等症。也常伴有胃痛的一般常见症，如脘部常怕风冷、不敢吃冷食等。治疗这样的胃痛，可选用仿遇仙丹、大黄附子汤等泻下。本例病证之治则即属此意，使瘀下则邪去病安，诸症自除。

12. 加味吴茱萸汤

【组成】吴茱萸　党参　生姜　大枣各适量

【主治】慢性胃炎、结肠炎。

【加减】脘腹胀满者加广木香、佛手、陈皮；嘈杂吞酸嗳气者，加旋覆花、黄连；脾肾阳虚之久泻或五更泻加肉豆蔻、砂仁、补骨脂；食少纳呆者，加谷芽、代代花。

【用法】水煎服，每日 1 剂。

【疗效】本方临床治疗慢性胃炎、消化性溃疡、慢性结肠炎等，凡属胃肠虚弱、吐酸水涎沫者，用之甚效。治疗 18 例全部有效（临床症状消失或不同程度改善），18 例中疗程最短者为 7天，最长者为 28 天，平均 15 天。辅助检查恢复正常者 8 例。

【按语】吴茱萸汤为温中补虚益胃、降逆止呕的代表方剂，我们体会生姜用量是吴茱萸的近一倍，吴茱萸用 5~9g 者，生姜用量为 10~15g，党参与吴茱萸等量为宜。

13. 吴萸肉归乌药汤

【组成】吴茱萸 12g　肉桂 6g　当归 9g　乌药 6g

【主治】胃脘冷痛（神经性胃痛）。

【用法】鲜姜 9g 为引，水煎服，分 2 次煎服，每日 1 剂。

【验案】李××，男，42 岁。于 1980 年 8 月 26 日就诊。患者胃脘疼痛半年余，喜热喜按，得热则缓，神疲乏力，四肢不温，食少便溏，泛吐清水。查见：舌淡白，脉沉细。经用本方 6 剂后，胃痛基本痊愈。

【按语】方中以吴茱萸、肉桂温中散寒；寒则气滞，气滞则血行不畅，故加乌药以行气止痛，当归养血行血，且当归配生姜又有温养补虚的作用。故治胃脘冷痛疗效较佳。

十六　消化性溃疡

1. 蜡矾鸡蛋煎

【组成】黄蜡 30g　白矾 3g　鸡蛋 4 个　香油 60g

【主治】胃及十二指肠球部溃疡。症见胃脘疼痛、吐酸或便下黑血。

【制法】先将白矾研成细末，鸡蛋打开与之合和，另将黄蜡和香油置铁锅内熔化，再把白矾鸡蛋汁加入炒熟即成。

【用法】方中药物如法加工炒熟食之，每天 1 次，症状消失后即可停用。

【验案】张××，男，50 岁。患胃脘痛 5 年余。经常烧心吐酸，消化力弱，有时大便潜血。经钡餐透视，确诊为十二指肠球部溃疡合并胃大弯部溃疡。服用此方 1 月后，症状明显减轻。又服用 1 月余，诸症消失。半年后复查，溃疡病痊愈。现已十余年未再发作。

【按语】本方是豫西民间验方。内服取其缓急止痛、收敛止血之功。方中白矾酸敛，止血止泻；黄蜡甘温，生肌止痛；香油甘凉，补中益气，消痛止痛；鸡蛋甘平，镇心安五脏。四药合用，疗效显著。患胆囊炎、胆石证者慎用。

2. 胃症散

【组成】生大黄 15g 肉桂 15g 川芎 15g 鸡蛋洗净晒干，500g

【主治】胃溃疡。

【用法】前三味药共研细末，再取鸡蛋 500g 洗净晒干研细末，与上方药末和匀。每次服 3g，每日 3 次，饭后用开水冲服。

【按语】本方是著名老中医黄寿人主任医师治胃溃疡的经验方。鸡蛋性平微温，涩而微咸，能收敛止痛；川芎、肉桂温阳行气，加强止痛效果；生大黄推陈出新、行气活血、化瘀止痛。总为实证所设，凡阴虚胃弱者，非本方所宜。

用本方治疗胃溃疡患者住院观察 28 例，其中三分之一的患者经服药后，溃疡愈合。

3. 四逆散

【组成】柴胡 白芍 枳实 炙甘草各等量

【主治】胃溃疡慢性期、急性发作期。

【用法】上药共研细末，每日 2～3 次，每次 3g，温开水冲服。上药均空腹或食前服。30 天为 1 个疗程。

【疗效】治疗 65 例，显效 46 例，好转 14 例，无效 5 例，总有效率为 92.3%。

【按语】笔者认为本病多因情志不遂，肝气横逆，犯侮脾胃，出现肝脾不和症状。治疗应疏肝理脾，和胃止痛。方中柴胡外可和解透邪，内能疏通气机；枳实行气消滞，泄热降浊。两药合用，一升一降，既清泄内陷之热邪，宣畅胃肠之郁滞，又可透达内郁之阳气，鼓舞胃气上升，理气消滞；白芍柔肝敛阴，甘草益脾和中，二药合用，具有酸甘化阴、缓急止痛之功。本方药虽四味，但能疏肝缓急，刚柔并济，理脾和中，对于因七情所伤导致

41

的胃溃疡，颇有效果。

服药期间应忌食辛辣、酒醇之物。

4. 核芝豆延汤

【组成】 核桃仁 30g 芝麻 25g 延胡索 15g 豆浆 200ml

【主治】 消化系统溃疡，经纤维胃镜或胃肠钡餐透视证实者。

【用法】 先将前三味药焙干研末，放入煮好的豆浆中，搅匀，然后放入 2 个鸡蛋清。饭前 15 分钟喝下，然后做仰、侧、俯、卧位动作，使药液与胃黏膜充分接触。每日 3 次，30 日为 1 个疗程。

【疗效】 治疗 46 例，治愈 37 例，好转 8 例，总有效率为 97.8%。随访 1~4 年，复发 4 例，用原方 2~3 个疗程痊愈。一般 2 个疗程可获效，无明显不良反应。

【按语】 目前认为消化性溃疡是由于高胃酸及黏膜屏障损害所致，而植物神经功能紊乱起重要作用。方中核桃仁、芝麻镇静、养心安神，因其脂肪油与豆浆、鸡蛋配合，具有保护胃黏膜的作用；延胡索具有活血化瘀、利气止痛之功效。诸药合用，可奏镇静安神、健脾和胃、行气活血止痛之效。

5. 复方矾核丸

【组成】 煅黑矾 18g 核桃仁 12g 生栗子 3g 大枣 6 枚

【主治】 胃及十二指肠溃疡。

【用法】 将上药捣碎研细，搅拌成糊状，加蜂蜜制成丸剂，每丸重 6g，日服 3 次，每次 1/3 丸，45 天为 1 个疗程。间隔 5 天再服第 2 个疗程，以 2 个疗程为限。服药期间忌饮茶和吃柿子等物。

6. 加减黄芪建中汤

【组成】 黄芪 50~100g 桂枝 10g 白芍 30g 炙甘草 10g

【主治】 十二指肠球部溃疡。

【用法】水煎服时加生姜 3 片，大枣 5 枚，每日 1 剂，分 2 次温服。

【疗效】治疗 170 例，治愈 150 例，有效 15 例，总有效率 100%。

【注意】服本方期间，停服一切西药，连服 3 个月为 1 个疗程。

【按语】十二指肠球部溃疡，多表现为腹痛绵绵、得食则减、喜温喜按、消瘦乏力、舌质淡、苔薄白等一派虚寒之症，属"虚劳里急，诸不足"的范畴。方中黄芪为君，因为急者缓之必以甘，不足者补之必以温，故以黄芪为君，补中气缓急迫，建中州；桂枝、甘草、生姜、大枣以温中通阳，祛寒建中；芍药以敛阴和营，缓急止痛。此方标本兼顾，恰中病机，故疗效颇佳。

7. 溃疡散（一）

【组成】白及 30g　元胡 20g　煅瓦楞子 25g　甘草 5g

【主治】胃及十二指肠球部溃疡。

【用法】上药共研极细末，贮瓶备用。每次服 5g，一日服3 次。

【疗效】屡用效佳。

8. 溃疡散（二）

【组成】乌贼骨 10g　煅瓦楞子 10g　甘草 5g　番泻叶 0.5g

【主治】胃及十二指肠球部溃疡。

【用法】上药共研极细末，贮瓶备用，每次服 3g，每日服3 ~ 4次。

【疗效】屡用皆效。

9. 溃疡散（三）

【组成】甘草 50g　牡蛎 30g　乳香 10g　没药 10g

【主治】胃及十二指肠溃疡。

【用法】上药共研细末，每次服 3 ~ 6g，每天 3 ~ 4 次，3 周为 1 个疗程。必要时可服 4 ~ 6 周。

【疗效】治疗 43 例，疼痛完全消失 11 例，显著缓解 25 例，无变化者 7 例。43 例中压痛完全消失 16 例，显著减轻者 18 例，无变化者 3 例，无记录者 6 例。复查 12 例溃疡壁龛愈合情况，完全愈合者 5 例，明显缩小者 2 例，无变化者 5 例。临床有效率为 83.7%。

【按语】本方制用简便，无副作用，溃疡病无并发症（如出血等）者皆可应用。

10. 乌贝及甘散

【组成】乌贼骨去壳，500g　浙贝母　白及各 90g　甘草 60g

【主治】胃溃疡。

【用法】上药共研极细末，贮瓶备用。每次服 9g，每日服 3 次，用温开水徐徐送下。服药后两小时内禁进饮食。

【疗效】屡用特效。

11. 谷麦散

【组成】早稻谷芽 3000g　大麦芽 1000g　鸡内金 250g　海螵蛸 200g

【主治】胃及十二指肠球部溃疡。

【用法】谷芽、海螵蛸先去壳，然后将四味药均用文火炒至微黄色，然后加入冰糖 250g 共研细末，过 120 目筛备用。口服，每次 1 汤匙，每日 3 次，饭后 1 小时温开水调服，上面药量服完为 1 个疗程。

【疗效】治疗 45 例，痊愈 38 例，好转 7 例。

【验案】胡××，男，45 岁。1988 年 5 月 10 日来诊。上腹疼痛，灼热及饱胀感，嗳气、吐酸反复发作已 5 年。近来疼痛加剧，常于饭后 1 小时左右发作，排柏油样便，舌质淡苔白。经胃镜检查确诊为胃及十二指肠球部溃疡，上消化道出血。予谷麦散如法服用，15 天后腹痛已好大半，大便转黄，精神食欲好转。服完一个疗程，诸症消失。8 月 10 日胃镜复查：原溃疡面已愈合。随访 3 年，未见复发。

【按语】谷、麦芽皆具生升之气，功能消食和胃，健脾疏肝，麦芽更能活血和营，并为主药。辅以鸡内金消积化瘀，健补脾胃；海螵蛸除湿制酸，止血敛疮；冰糖补中益气、和胃，共成健脾消积、祛瘀敛病之剂。著名中医内科专家董建华论治胃病有在气、在血、虚证三期之说。谷芽散性味甘平，既无大寒大热之品，又非大攻大补之剂，不论溃疡中气滞、血瘀、脾虚何期，施之皆相宜也。

12. 香蕉散

【组成】山药 40g　生甘草 20g　枳壳 20g　延胡索 30g　香蕉粉 60g

【主治】消化性溃疡。

【制法】香蕉去皮烘干，与诸药共研末搅匀备用。

【用法】口服，每次 6g，每日 3 次，温开水调服，30 天为 1 个疗程。

【疗效】治疗 50 例，痊愈 39 例，好转 10 例，无效 1 例。用药最长 90 天，最短 21 天。

【验案】严××，女，47 岁。1987 年 7 月来诊。患十二指肠球部溃疡 12 年，予香蕉散每次 6g，每日 3 次，温开水调服，20 天后，胃痛消失，泛酸止，续用 20 天诸症告愈。再巩固服药 1 个疗程。1987 年 10 月 30 日胃镜复查：溃疡已愈合。随访 2 年未见复发。

【按语】香蕉散的特点在于用香蕉。考香蕉性味甘寒，功能清热、润肠、解毒。《日用本草》："生食破血，合金疮。"现代药理研究发现，香蕉肉对豚鼠的保泰松诱发性胃溃疡有预防和治疗作用，故用香蕉治疗溃疡具有药理学依据。

13. 溃疡汤

【组成】仙鹤草 60g　白芍 10g　七叶莲 30g　炙甘草 10g

【主治】消化性溃疡病。

【用法】水煎服，1 日 1 剂，连服一个月为 1 个疗程，合并出血者加乌及散（即乌贼骨和白及粉等量）3～5g，冲服。

【疗效】本方治疗溃疡病 170 例，近期疗效较满意。平均治疗天数 46.8 日，症状消炎时间平均 21.2 日，治愈率 69.41%，有效率 96.47%，龛影有两个疗程内的消炎 87.28%。对脾胃虚弱寒湿者可酌加一二味温中之品，以提高疗效。

【验案】陆×，男，39 岁。胃脘痛反复发作 1 年余，近日来夜间及饭前痛甚，间有胃脘嘈杂、嗳气、泛酸，曾服制酸、解痉类药效果不佳。X 线钡餐检查：胃窦黏膜粗糙，十二指肠球部变形，球中央见黄豆大龛影，周围轻度水肿；局部压痛及激惹运动明显，诊断为十二指肠球部溃疡。予溃疡汤每日 1 剂，连服 5 日，疼痛大减，7 日后痛止，共服 45 剂而愈，X 线钡餐查原龛影消失，痊愈出院。

十七　上消化道出血

1. 止血粉

【组成】乌贼骨 50g　贝母 15g　白及 25g　云南白药 8g

【主治】上消化道出血。

【用法】前三味药共研细粉，过筛后再加云南白药 8g 混匀，分装成每包 7g 备用。服用时空腹服用，凉开水送下，每次服 7g，每日 4 次。

【疗效】吴氏用本方治疗上消化道出血患者 40 余例，均取得良好效果。

【验案】李×，男，36 岁。1984 年 12 月 26 日来诊。右上腹疼痛，伴有泛酸、嗳气4年。遇寒加重，每次发作可持续数日、数周，多为隐痛、饥饿样痛。因4小时前解柏油样大便4次，呕血2次（血量约250ml）而来诊治。

刻下头目昏眩，口渴、心悸、神疲乏力，面色苍白，四肢不温，烦躁不安，血压11.2/6.9kPa（84/52mmHg）。脉细弱，舌质淡，苔薄白。X线钡餐检查："见十二指肠球部有漏斗状龛影"，临床诊断为"十二指肠球部溃疡伴出血"。经西医处理2天后仍解黑色大便，给中药止血粉，每日4次，每次7g。40小时后，大便转黄。继续服一周，经3次大便潜血试验为阴性而出院。

附方　血证妙药三七二白散

【组成】三七20g　白及50g　云南白药50g

【主治】上消化道出血。

【用法】上药混合均匀，置铁锅内炒至酥脆，冷却后研细末备用。每次服5g，一日4次。

【疗效】刘氏用三七二白散治疗上消化道出血患者数例，一般次日即见显效，可谓是治血证妙药，值得临床推广应用。

【验案】陈×，男，18岁。1983年7月5日来诊。3天前玩球，被球击中腹部，顿感上脘部剧疼难忍，遂扶送县医院门诊，经肌肉内注射杜冷丁100mg，疼痛减轻。翌晨大便呈柏油状，经化验大便，隐血"＋＋＋"，胃镜检查：胃底约2cm×3cm的片状出血灶。遂按西医常规止血、止痛治疗，但不见好转，后住我院中医科。刻诊：胃脘部呈阵发性刺痛，舌暗，舌边、尖有瘀点，脉涩滞，诊断为胃黏膜出血。中医辨证，络瘀血溢。即投三七二白散频服，次日大便转黄软，疼痛大减，仅偶有隐痛，纳差倦怠。后改用香砂六君子散调服，5日后经检查大便隐血转阴，胃镜复查斑迹消失。

2. 复方止血散

【组成】三七30g　五倍子30g　乌贼骨60g　白及60g

【主治】消化性溃疡出血。

【用法】诸药共研细末后，分成34包备用。口服，首次服2包，以后每小时服1包，10小时后改每6小时服1包。大便潜血试验转阴后继续服1~2周，每次1包，每日3次，服用时用2%甘草锌并加水调成糊状服。

【疗效】治疗90例，有效（7天内大便潜血试验转阴）85例，其中大便潜血试验转阴时间少于5天者69例，平均转阴时间4.5天；无效5例，中转手术治疗，术中发现出血多为中等动脉性出血。

【验案】李×，男，50岁，1991年4月6日入院。胃小弯溃疡史3年，入院前一个月出现上腹部疼痛，胃镜检查发现胃小弯溃疡1cm×0.5cm，局部充血水肿。口服雷尼替丁0.15g，每日2次，自觉症状缓解。入院前3天出现柏油样便，每日3~4次，头晕心慌，曾于大便时昏倒1次，血压11/8kPa，贫血貌，上腹剑突下偏左有压痛，无肌卫及反跳痛。舌淡红，苔薄白，脉细弱。大便潜血试验强阳性，血红蛋白89g/L，红细胞$3.0×10^{12}$/L。诊断为胃溃疡出血。予复方止血散治疗，第3天大便潜血试验转阴。继续服本散，每次1包，每日3次，第12天停服出院。随访10个月未复发，胃镜检查溃疡瘢痕形成。

【按语】白及能促使血细胞凝聚，形成人工血栓，其高黏附性，附着于溃疡面，有塞流止血作用；五倍子含50%~80%的鞣质，可使溃疡表面蛋白质凝固成膜，起收敛止血作用；乌贼骨制酸敛疮；甘草锌护膜生肌，更有三七止血而不留瘀。全方止血力雄，且有助溃疡愈合的作用。

附方　三二一止血粉

【组成】大蓟30g　白及20g　大黄10g

【主治】中等量以下消化道出血及支气管扩张咯血。

【用法】上药共研细末，过80目筛，贮瓶备用。口服，每次4g，每日3次，凉开水冲服。

【疗效】治疗上消化道出血 34 例，平均止血时间为 2.15 天；支气管扩张咯血 6 例，平均止血时间 2.83 天。

【验案】姜×，男，41 岁，1991 年 8 月 28 日入院。柏油样大便 2 天，每日 3 次，贫血貌，心率 100 次/分，血压 12.5/10kPa。急诊胃镜显示：十二指肠球部溃疡伴出血，大便隐血试验"＋＋＋＋"，红细胞 230×10^{12}/L。入院后予口服三二一止血粉，每次 4g，1 日 3 次，同时给予补液。入院第 2 天，大便前半段色黑，后半段色黄。后连续 3 天大便隐血试验阴性，住院一周痊愈出院。

【按语】本方组成除治疗上消化道出血的散剂中常用的大黄、白及外，还使用了凉血止血、散瘀消肿的大蓟。本方适应证除上消化道出血外，还适用于支气管扩张咯血。此为凉血止血法，虚寒性出血患者则不宜，应注意。

3. 秘方止血饮

【组成】焦枣 21 枚　煅乌梅 12g　煅石膏 18g　炒茅根 60g

【主治】吐血。

【用法】煮沸 10 ~ 30 分钟，徐徐进饮。

【疗效】本方系刘济民教授家传秘方，方中药物煅炒之后，有收敛、酸涩之效，故止血效佳，临床屡试屡验。

【验案】王×，男，30 岁。旧患胃病，饮酒后突觉胸闷、气短、心烦，后即大量吐血，有暗红结块。脉芤数洪大，舌苔黄，舌质红，发热，口干，小便短赤，胁痛难以转侧。服本方 1 剂，未见呕逆，吐血亦止。继以他药收功。

4. 止血散（一）

【组成】儿茶 40g　白及 40g　生大黄 10g　乌贼骨 30g

【主治】急性上消化道出血。

【用法】上药各研细过筛，混匀，每次服 2g，1 日 3 次，凉开水调糊状，空腹吞服。

【疗效】治疗86例，与甲氰咪胍治疗110例，对照观察，前组总有效率96.5%，出血时间2.25天；后组总有效率90.9%，止血时间3.74天，明显优于后组。

【注意】呕血病人暂时禁食不禁药，呕血多者应予补液，安定情绪，绝对卧床，必要时输血。急性大出血24小时以上，输血800～1000ml后，脉搏血压仍不稳定者，宜转外科治疗。

【按语】本方有止血、生肌、散瘀之功，且收敛不滞涩，化瘀不伤正，达到止血、祛瘀、生新的目的。其性平和，既无寒热偏颇，又无毒副作用，也可适用年高体弱者。

5. 止血散（二）

【组成】白及10g　侧柏叶10g　大黄6g　田三七5g

【主治】消化道中小量出血。

【用法】上药共研成极细末，贮瓶备用。每次服用3g，一日服用4次。

【疗效】一般治疗一个星期可愈，疗效特佳。

【按语】治疗期间，应进食流质或半流质饮食，注意卧床休息，不可激烈运动。

6. Ⅱ、Ⅲ号止血粉

【组成】乌贼骨50g　川贝15g　阿胶50g　大黄15g

【主治】用于上消化道出血，出血量大，血色素明显下降者。

【用法】Ⅱ号方去大黄，其他三味研为细末，分别包装，每包1.5g，每日3次，也可增至每次3g，每日4次。凉开水送服，主要用于平素大便正常或偏稀的患者。

Ⅲ号制法同Ⅱ号，但用于平素大便秘结者。每日3次，也可增大至每次3g，每日4次。

【疗效】单用此药治疗30例有明显疗效，中西医结合治疗29例，平均7天大便潜血转阴。

【按语】北京中医研究所基础科室对乌贝散和大黄进行研究，

发现乌贝散有明显吸附胃蛋白酶和中和胃酸的作用，使血液凝固，减少胃酸对溃疡面的刺激，有保护胃黏膜和促进溃疡面愈合作用；大黄可使胃分泌素减少。故本方对出血性胃炎、胃及十二指肠溃疡合并上消化道出血效果甚佳。

7. 麻及芪归汤

【组成】麻黄 5g　白及 20g　黄芪 30g　当归 10g

【主治】胃炎、十二指肠球部溃疡，柏油样黑便。

【用法】水煎服，每日 1 剂。临床应用时，按辨证加味。

【疗效】观察 11 例，显效 6 例，有效 4 例，无效 1 例，总有效率 91%。11 例中止血天数最短 2 天，最长 12 天。

【按语】"气为血帅，血为气母"，气血同源，化生于脾。脾虚则失统血之功，血无所归而离经外溢。而"气能摄血，脾能统血"。故以黄芪、当归补气摄血；麻黄、白及宁络止血，取得满意疗效。据现代药理研究，麻黄碱有收缩血管、兴奋中枢之功，口服麻黄煎剂能使损伤之胃络收缩，达到止血的目的；白及质黏收涩，有良好的局部止血作用，并有收敛生肌之效。故麻黄、白及合用，既能止血，又能生肌，相辅相成。四味中药共奏提气摄血、止血生肌之功。

8. 去瘀止血汤

【组成】田三七末冲服，3g　蒲黄 10g　五灵脂 10g　大黄 15g

【主治】急性上消化道出血。

【用法】水煎服，每日 1 剂，分 2~3 次服，也可用胃管灌入。

【疗效】本方治疗上消化道出血者 65 例，止血成功率为 97.8%，优于一般西药止血药的效果。本方对血热型出血 49 例，止血成功率为 97.8%；对脾虚型出血 16 例，止血成功率为 87.5%，前者高于后者。

【按语】本方由三七、蒲黄、五灵脂、大黄四药组成。三七化瘀止血、止痛生肌；蒲黄合五灵脂为失笑散，功能散瘀、止血、止痛；大黄引热下行，化瘀止血。四药合用，活血祛瘀，止血生肌，特点是止血不留瘀，止血效果好，止血迅速，使用安全，方法简单，值得临床推广使用。

9. 四白糊剂

【组成】 白及　三七　乌贼骨　浙贝母各 3g

【主治】 上消化道出血。

【用法】 上药共研细末，加适量温开水调成稀糊状，每日 1 次，空腹服用。服用后平卧在床上，缓缓滚动数次，令药糊均匀敷布于胃腔内壁。

【疗效】 用四白糊剂治疗上消化道出血，一般 3 天，大便颜色即可转黄。

【按语】 本方中白及收敛止血，消肿生肌，护膜止痛，为治胃出血之上品。三七为血科专药，止血不留瘀，又能消炎生肌，内痈用之甚佳。乌贼骨既能止血，又能制酸，对消化道溃疡创面有收敛之功。浙贝母清胃热，散郁结，且能防止乌贼骨燥热伤阴。以上四味药研末吞服，能节约药材，且便于药物敷布，提高疗效。制成糊剂，更能延长药物在胃中停留的时间，令治病作用持久。

10. 四黄汤

【组成】 黄芪 15 份　黄连 9 份　生地黄 30 份　大黄 15 份

【用法】 上述四味药研末，过 200 目筛后混合，分为每包 30g 备用。用时取四黄粉 30g，加水 200ml，煮沸 25 分钟，过滤去渣凉服，每天 2 包，分 4 次服。

【疗效】 四黄汤具有清热凉血、补气活血、化瘀止血的作用。此方对胃出血有疗效，而对食道静脉破裂和胃癌引起的出血无效；对吐血 400ml 以下有效，而对大量出血者无效。

【验案】 赵×，男，38 岁。1984 年 4 月 20 日因黑便 3 天急来就诊，患乙型肝炎 6 年，肝功异常，二维超声波提示早期肝硬化，食道静脉造影正常。经过服中药和云芝肝肽，联苯双脂，肝功能恢复正常，还能坚持上班。最近两三个月工作劳累，饱食后常感觉胃脘不适，前两天一顿吃水饺多些，当夜便胃痛、恶心，第二天疲乏，第三天发现大便发黑，突然晕倒在厕所。马上抬来医院就诊，体格检查：面色苍白无华、神清、心悸，血压 12.0/8.0kPa（90/60mmHg），心肺（－），肝不大，可扪及 1.5cm，血色素 4g，大便潜血"＋＋＋"。诊断：上消化道出血。立即输血1000ml，并服四黄粉，每次 1 包，每天 3 次，5 天后大便潜血呈弱阳性。

11. 白七散

【组成】白及 15g　三七 5g　血竭 5g　乌贼骨 3g

【主治】上消化道出血。

【用法】上药共研极细末，贮瓶备用，每次服 6g，每日服 3～4次，用凉开水冲服。

【疗效】治疗 100 例，用药 2～5 天，痊愈（止血）81 例，显效 10 例，有效 5 例，无效 4 例，总有效率为 96%。

十八　消化道息肉

消化系统息肉方

【组成】乌梅 1500g　僵蚕 500g　穿山甲 50g　蜂蜜适量

【主治】消化道息肉。

【制法】选乌梅以肥大肉多者为佳，酒醋浸泡一宿，去核，焙焦存性；僵蚕拌炒微黄为度；穿山甲片用碱水或皂水洗净，晒干，再将滑石粉入锅内同炒至甲片黄色鼓起为度，取出筛去滑石粉，放凉，碾粉用。上药共碾细末，炼蜜为丸，每丸重 9g，丸药制成后，装入瓷坛或玻璃瓶内，放在干燥通风处，以防受潮霉烂变质。霉变者切不可服用。

【用法】每次服1丸，每丸重9g，每日3次。

【疗效】此方曾多次治愈过肠息肉、胃息肉及咽部滤泡增生之咽炎，疗效可靠。同时，在临床上也用此方治疗过子宫息肉、胆囊息肉，疗效参半，不如治疗消化道息肉疗效好。请后学者注意。

【验案】高×，女，75岁，某体育学院退休教师。2006年7月20日就诊。找我为其治疗胃息肉，并拿出胃镜报告单请我看，并担心息肉转化为胃癌。我让其不用担心，随即开出上方，并委托药店加工，半年过去了，其间未见她来过。只是服药中途打电话说吃药后胃酸过多，有烧灼感，我说："不要紧，这是正常表现，吃些西咪替丁即可。"后再未见回音。这次突然找到我，并带来一老妇，说吃完药胃息肉全好了，在西安检查未见异常，又专程到上海做了检查，确诊无误，这才放心，特来告知并感谢。随后将带来的老妇介绍给我，说是过去的老同事，现在广州工作，专程来西安找我治疗胃息肉。

【按语】此方为重庆中医研究所龚志贤老中医的经验方。乌梅丸是宋代严用和为治肠风便血而设，由僵蚕、乌梅组成。龚老加入酒醋、人指甲、象牙屑，用来治疗各种息肉，疗效可靠。因象牙屑禁用，故用穿山甲代替，效果不减。

服药期间饮食宜轻淡，多食水果和蔬菜，保持大便通畅，忌煎炒辛辣，成人应忌烟酒。

十九　胃柿石

消滞汤

【组成】鸡内金15g　焦山楂30g　桃奴（即毛桃、碧桃）12g　红糖适量

【主治】胃柿石。

【用法】前3味药水煎后，冲红糖服之。

【疗效】屡用效佳。

【验案】张××，男，学生。于1963年2月24日初诊。患儿曾于1962年秋，空腹吃柿子2个，食后自觉不舒服。此后时常说腹痛，且饮食量减少，病情日益加重，身体虚弱，食则腹痛更甚。近几个月症状更加明显，经多次治疗无明显效果。X光钡餐透视，诊断为胃内异物，建议手术治疗，其父母不同意，求用中药治疗。检查：患儿发育良好，营养欠佳，形体较瘦，神疲无力，懒于动作，腹部平软，肝位于剑突下1.0cm，上腹部压痛明显，可触及如梅杏大的包块一个，质硬，推之可移动，脉沉无力。症状及检查再结合病史，诊断为胃柿石。

给予消滞汤治疗，服药半小时后，患儿自觉胃内不适，烦躁欲呕，持续约2小时，突感舒畅，欲进食。第二天继续服一剂，服后食欲增加，无痛感，精神好。再次腹部触诊，未触及任何包块。后做胃肠透视，报告未见胃内异物。再以调理脾胃之法，以善其后。

【按语】胃柿石多系空腹食柿引起，柿中鞣质较多，遇胃中之酸而凝聚成块，坚硬不化如石。消滞汤中鸡内金、焦山楂以破坚消积，而桃奴更善消沉积破结石，无坚而不攻，更佐以红糖活血逐瘀。四药相使，消破坚实之力更强，故能将胃柿石之沉寒痼疾消除。

二十　胃下垂

1. 四奇汤

【组成】黄芪20g　白术15g　枳壳15g　防风10g

【主治】胃下垂。

【用法】水煎服，每日一剂。

【疗效】临床屡用，疗效颇著。

【验案】赖××，女，42岁。患胃下垂多年，1975年9月10

日初诊。患者脘腹胀满，下坠，嗳气频多，纳呆，大便不爽，舌淡红，舌白腻，脉沉、弦、缓。脾虚气滞，升降失调。方用四奇汤加木香、砂仁各5g。三剂而胀减，再三剂而胀消。后用补中益气丸调理，随访二年未复发，体已发胖。

【按语】四奇汤乃系玉屏散加枳壳而成，代补中益气汤用，而较补中益气汤力量为大。方中黄芪配白术益气健脾，配枳壳、防风升提，举陷，固脱。药仅四味，但力专效宏，愈病颇佳。本方对胃扩张，肠下垂，小肠疝气，脱肛，子宫下垂等均有较好疗效。

程氏临床验证10例，痊愈9例，显效1例。本方真是药简效宏，是治疗脏器下垂的传世良方。

2. 升阳益胃汤

【组成】附子9g　炒白术15g　焦艾叶6g　小茴香6g

【主治】胃下垂。

【用法】水煎服。

【疗效】治疗32例，服药50天左右，通过钡餐造影对照，胃张力及蠕动力除8例无改变外，余均好转，胃小弯位置恢复正常者15例；胃大弯位置上升7cm者7例，上升5cm者8例，上升3cm者6例，轻度上升3例。

【按语】本方附子有毒，使用时应注意，须经炮制后应用，要先煎、久煎30分钟，服药时间以饭后为宜。药量须视患者体质、病情和耐药程度而逐渐增大。如服后有轻度副作用者，可同时服用蜂蜜、饴糖、阿胶等黏浆剂，以减少生物碱的吸收。本方尤宜于胃虚寒证。

3. 外敷脐部法

【组成】鲜石榴皮15g　升麻9g　鸡内金10g　生姜3g

【主治】胃下垂。

【用法】外用，将上药制成粉剂，用枣泥搓成1～2cm球状物，放于脐部以医用纱布固定。患者取水平仰卧位，放松腰带，将热水袋熨烫脐部（水温 60℃ 左右）。每次半小时以上，10 天 1 个疗程。熨烫以饭前为宜。

【疗效】治疗期间注意休息，一般 3 个疗程即可痊愈。

二十一　呃逆

1. 桂甘龙牡汤

【组成】桂枝 15g　甘草（炙或生）10g　生龙骨 20g　生牡蛎 20g

【主治】肝胃失和致呃逆、呕吐等。

【用法】先将龙骨、牡蛎煎 20 分钟，再放入桂枝、甘草同煎 15 分钟取汁，每剂水煎 3 次，合计 200ml。6 小时服 1 次，每次 50ml。若服药困难，可酌情小量频饮。

各药用量，可根据患者病情、体质适当加减。如中阳虚弱较甚，桂枝可加至 20g，甘草须炙用；肝逆阳亢较盛，宜重用龙骨、牡蛎至各 30g 或 40g，甘草须生用或减量。

【疗效】治疗患者 90 例，一般病例服药 1 剂即见效，3 剂痊愈；顽固性病例，平均服药 2 剂见效，6 ~ 10 剂痊愈。

2. 镇逆汤

【组成】代赭石 30g　竹茹 15g　枇杷叶 15g　生姜 10g　大枣 10 枚

【主治】顽固性呃逆。

【用法】水煎，每日 1 剂，早、晚分服。

【疗效】本方治疗顽固性呃逆 56 例，轻者 1 剂治愈，重者亦不过 5 剂。

3. 桂枝加桂汤

【组成】桂枝 18g　白芍 12g　炙甘草 10g　生姜 10g　大枣 6 枚

【主治】顽固性呃逆。

【用法】上方用微火煎，每日 1 剂，日服 4 次，服药后加服热米粥。3 日为 1 个疗程。

【疗效】本组 47 例。治疗结果：显效 42 例（用药 3 日后，呃逆症状完全消失，一月内无复发者）；有效 3 例（用药 3 日后，呃逆频率降低，但仍有间断呃逆）；无效 2 例，总有效率为 95.74%。

【按语】呃逆乃气逆上冲动膈，喉间呃忒有声，声短而频，难以自止的一种病证，俗称"打呃"，古书称"哕"。大凡成因多为饮食不节，肝郁犯胃，及体虚病后，至中阳不足，胃失和降，清气不升，浊气不降，反而上逆，气机逆乱所形成。治当温中降浊，理气和胃止呃，因而投桂枝加桂汤，方中桂枝温中助阳和胃；白芍疏肝理气和胃；生姜温中散寒，和胃止呃；炙甘草、大枣益气和中。诸药相伍，共奏温中降逆、理气和胃止呃之效，正中病机，豁然痊愈。

二十二　呕吐

祖传呕吐验方

【组成】半夏 10g　粳米一撮　食盐 15g　鸽子屎 12 粒（打碎焙干）

【主治】呕吐。

【用法】上药用开水冲服，一日 1 剂。

【疗效】本方为贺氏祖传验方，治疗呕吐多例，效果颇佳。

【验案】刘×，年过半百，1978 年在衡阳医院行胃溃疡修补术。术后半月余，每天食后呕吐白痰，不欲饮食，经西医诊疗效果不佳，遂来我院求诊。余视其舌苔薄白，脉弦滑，一派脾虚痰湿之象。投以上药用开水冲服，患者连服 2 剂，呕吐即止。

二十三　幽门梗阻

失笑散加味

【组成】蒲黄 5g　五灵脂 9g　白芍 12g　山楂肉 15g

【主治】幽门梗阻或十二指肠球部不完全性梗阻。

【用法】水煎服，每日一剂，分 2 次服。

【疗效】本方为广州中医药大学刘赤选教授治幽门梗阻经验方，临床应用，疗效显著。

【验案】杨××，男，40 岁。1971 年 4 月 8 日初诊。自述上腹痛已月余，其痛多在饥饿之时，但食后又觉胀痛难受，因此不欲食，多食则吐，大便干结难通。舌质暗红，苔薄微黄，脉弦稍紧。服上方 3 剂，服后腹胀好转，呕吐渐止，能进食，大便顺利。继守上方，再进 5 剂腹痛止，其他诸症亦消失，饮食、大小便均正常。

【按语】幽门梗阻中医名为关格，"关"指大小便不通，"格"指饮食难进。此病多数是由于胃痛日久，气滞血瘀，幽门阻塞，致上下不通。多表现为腹胀痛难忍，食后尤甚，每于呕吐之后方舒。此为气滞所致，舌质暗红，为有瘀之象，山楂肉有化恶血、消食滞之功能，单味为方，名独圣散（《医宗金鉴》），可消除胃肠心脾之瘀滞。蒲黄、五灵脂合用名为失笑散，有化瘀通脉，散结止痛之功能。再加白芍柔肝行气和胃，缓解痉挛，四药组合成方，药味虽简，却具有行气消滞、活血通瘀之力，故能治关格之证。

用本方取效后，往往出现脾虚气弱之象。此时不宜再用通法，宜用健脾补气之法，如四君子汤或参苓白术散等方加减，以善其后。

二十四 泄泻

1. 丁果散

【组成】丁香25个（约2g） 草果1枚（约4g） 白面粉250g 红（或白）糖200g（偏虚寒用红糖、偏湿热用白糖）

【主治】急、慢性泄泻。

【制法】丁香、草果分别炒焦黑存性，并研成细末。再炒面粉至焦黄，以味香不苦为宜，然后将糖加入，趁热在锅内将药末、面粉、糖3者搅拌均匀。糖遇热微熔后，与粉末黏成颗粒状，贮瓶备用。

【用法】口服，成人每次2~3匙，儿童每日1~2匙，每日3~4次，用开水调成糊状吞服。

【疗效】治疗180例，痊愈144例，有效27例，无效9例。

【验案】赵××，男，43岁。泄泻1年，每晨必泄，1日3行，西药久治未效。舌淡苔白，脉沉细。予丁果散每次3匙，每日3次，连服10日后自行停药，大便成形，日行1次，随访1年未见复发。

【按语】丁香温脾暖肾，并有较强的抗菌作用；草果燥湿健脾，辟秽；食糖、面粉甘缓建中，醒脾收湿。四药合用，温中健脾，燥湿止泻，且香甜可口，有食疗作用。

2. 吊筋药方

【组成】生红山栀250g 白芥子120g 桃仁150g 苦杏仁120g

【主治】腹泻及小儿久泻，亦可治小儿慢惊。

【用法】上药四味，除白芥子另研和入外，其余共研粗末。每用15g，高粱酒少许，面粉15g，用鸡蛋调和，摊在布上，待稍烫，贴脐上3cm，几小时后取下。

【疗效】本方原为筋消肿止痛方，著名老中医黄一峰主任医师用来治腹泻以及小儿久泻后疗效颇佳。

【验案】潘××，男，40 岁。20 岁夏令时，泄泻数月不止，日行 5 ~ 6 次，溏薄不实，时轻时重，形体消瘦，虽经多方医治，效果不显。诊见面色少华，精神萎靡，胃纳不馨，腹泻日行 5 次。予吊筋药外敷脐，1 次减轻，2 次泻止康复。

【按语】腹泻因为饮食不节，肠胃乃伤，寒滞夹湿，气机不畅，运化失司所致。本方白芥子加高粱酒辛温大热，温中散寒，善行利湿；桃仁苦、甘、平，行气活血，从而加强温中止泻作用；山栀苦寒，其性屈曲向下，为温中之向导，又清热行水；苦杏仁苦温下气，消食积，散滞气。四药配伍精当，既能温中散寒，又能化湿行水，既可行气活血，又可消积理结，故用来治泻，属异病同治，疗效迅捷。

3. 水泻速效茶方

【组成】粳米　绿茶　干姜　食盐

【主治】水泻。

【用法】上药取 14g，用开水 200ml 冲解，待温后取上清液服用，也可连药渣一起服下。小儿剂量减半，每日 3 次。

【疗效】治疗 60 例，全部治愈，服药 1 天而愈者 50 例，服药 2 天而愈者 10 例。

【按语】据现代药理研究，本方不仅具有抑菌、收敛、止泻的作用，且可起到口服补液的功效。

4. 香梅汤

【组成】乌梅 15g　小茴香 10g　黄连 6g　炒赤芍 10g

【主治】慢性泄泻，小腹部自觉冷感，喜温喜按，舌淡苔白，脉沉。

【用法】每日 1 剂，两次煎汁合在一起，分 3 ~ 4 次服，并留少许药汁，浸透约 15cm^2 毛巾小手帕，以脐部为中心敷于腹部，以热水袋湿熨其上约 1.5 小时，中间可更换热水 1 次，保持水袋有足够温度。手帕也可蘸取药液，以保持药液的浓度，每天1次，宜在晚上进行。

【疗效】内服外用，温脾暖胃，涩肠止泻，疗效卓著。尤其独腹部怕冷的慢性腹泻，用之最为适当，效果可靠。

【按语】本方温肾暖胃，重在一个"温"字。小茴香温肾暖脾，行气消肿，最适宜腹部怕冷之症，是为主药；乌梅酸敛，涩肠止泻；黄连燥湿，久病久痢，配赤芍以化之，标本兼顾，气血同治，效果可靠。

二十五 结肠炎

1. 调脾止泻汤

【组成】白术 30g　苍术 30g　车前子 30g（纱布包）　川连 10g

【主治】慢性结肠炎，症见腹泻常作，夹有黏液，纳谷不馨，口苦，溺黄。

【用法】先将上药用适量清水浸泡 30 分钟，再用慢火煎 1 小时，每剂煎 2 次，将 2 次煎出的药液混合。每日 1 剂，分 2 次温服。

【加减】伴有腹痛者加广木香 10g；粪便中夹有不消化食物者加神曲、焦山楂各 15g；肠鸣矢气者加防风 12g，白芍 15g，甘草 6g。

【疗效】临床运用，屡用屡效。

【验案】王×，女，41 岁。患慢性腹泻近 10 年，经数次结肠镜检查为慢性结肠炎。下腹疼痛，日解稀便而带黏液，少则 2~3 次，多则 7~8 次，历经中西药多方治疗，少有成效。服调脾止泻汤 7 剂后，大便每日 1~2 次，渐成条状，腹痛消失。持续服药一个半月，大便正常，腹痛未发作。

【按语】慢性结肠炎之临床表现，往往既可见脾虚之本象，又可见湿热结滞蕴阻肠间之标象。症情缠绵，必须坚持服药，方可根治。此方特点为以苍术、白术健运为主，配合车前子分利小便，以实大便。配伍黄连清热燥湿，涩肠止泻。本方药虽四味，堪为标本兼治之良方。

苍术、白术对慢性结肠炎之泄泻，必须量大才能奏效，二术既可通便，亦能止泻，有双向调节作用，总与其能健运脾气有关。

2. 秘方黄蜡炒鸡蛋

【组成】 鸡蛋1个　黄蜡10g　二丑粉10g　百草霜3g

【主治】 结肠炎，症见腹痛腹泻反复发作，日久不愈，大便不畅，甚至里急后重，便带脓血，肠鸣等。

【制法】 先将黄蜡放入锅内熔化，再打开鸡蛋与二丑粉、百草霜同入锅内搅匀炒热。

【用法】 每日1次，空腹食下，再以美食压之，3日为1个疗程。服药后大便呈黑色勿惧。大便稀，二丑减量。

【验案】 高××，男，45岁。1984年11月25日初诊，大便干稀不定，腹痛腹泻反复发作10余年。胃中不适，不能吃凉食，肠鸣辘辘，诊断为结肠炎，用本方治疗2个疗程痊愈。

【按语】 方中黄蜡为蜜蜂分泌出的蜡质，经精制而成，性味甘温，具有收敛生肌止痛作用，内服对下痢脓血有效；鸡蛋甘平，滋阴润燥，治下痢；百草霜辛温，止血消积，疗带下、泻痢、食积、吐衄便血等；二丑祛痰逐饮，杀虫攻积。四药合用，具有温脾除湿，消积化瘀的功效，对脾虚失运，痰湿积滞，血瘀气阻之寒热虚实错杂日久泻痢证有较好的疗效。

配制该药时须注意：（1）黄蜡必须是真品；（2）取百草霜不能带铁屑；（3）二丑取头末，以避免产生副作用。

3. 吴硫散

【组成】 吴茱萸2g　硫黄1g　冰片少许　陈醋适量

【主治】 慢性结肠炎。

【用法】共研为细末，以上药为一次量，外用。取吴硫散上述 1 次量，用陈醋调匀，敷于脐中，外以中药麝香药膏封贴，每日晚间 1 次，7 天为一个疗程，一般用 2～3 个疗程。敷药期间忌食生冷食物。

【疗效】治疗 34 例，痊愈 28 例，好转 5 例，无效 1 例。最多用药 40 次，最少用药 7 次。

【验案】陈×，男，42 岁。1990 年 3 月就诊。主诉：慢性腹泻 3 年，每日 3～5 次，泻前腹痛难忍，少腹下坠，便后始觉舒适，泻下为稀糜样便，每日如此。食用凉饮食，或遇寒冷环境，则病情尤甚。先后更医多处，用药数十种，效果不显，痛苦异常，直至不能上班，在当地医院确诊为结肠炎。

刻诊：神清体胖，便检、血象化验均无异常，舌苔薄白；脉弦滑。初以痛泻要方治之无效。改用本法敷药一周，症状大减，继续敷药，共治疗 20 天，而获痊愈。随访 4 年未再复发。

【按语】吴茱萸温肝暖胃，升清降浊，疏肝燥湿，止痛，止呕，止泻；配大热硫黄，更增温暖脾肾作用，对慢性腹泻之属于寒湿或虚寒型者皆宜。按笔者经验吴茱萸有很强的止利作用，堪称"止利圣药"，外敷应用，安全简便，值得推广。

4. 溃结灌肠汤

【组成】血竭 6g　乌贼骨 15g　赤石脂 15g　大黄 6～10g

【主治】溃疡性结肠炎。

【用法】大黄用量以不引起腹泻为原则，上方加水煎至 100～150ml，保持药液温度在 37℃左右。于每晚睡前排净大便，垫高臀部，将导尿管插入距肛门 20cm 以上处，推注药液 100ml，保留时间越长越好。30 天为 1 个疗程。

【疗效】治疗 30 例，治愈率为 76.7%，总有效率为 96.7%。

【按语】本方以生肌敛疮为主，采用灌肠法，直达病所。方中血竭、乌贼骨、赤石脂三药均有生肌敛疮之功，大黄清热导滞，下瘀血，四药合用，攻补兼施。故而疗效满意。

5. 青黛二号灌肠汤

【组成】 青黛 2g 黄柏 15g 儿茶 1g 枯矾 0.5g

【主治】 黏液性结肠炎、慢性结肠炎属脾胃虚弱，脾虚夹郁，脾肾阳虚，大肠湿热和肝胃不和者。

【用法】 上药共研为细末，加水 50ml 保留灌肠，每晚 1 次，上药为灌肠用。

内服法加减：脾胃虚弱服参苓白术散；脾虚夹郁服参苓白术散加木香、郁金；脾肾阳虚服参苓白术散合四神丸；大肠湿热服白头翁汤加减；肝胃不和服道遥散加减。

内外合治，2 周为 1 个疗程。

【疗效】 治疗 42 例，治愈 22 例，基本治愈 12 例，有效 8 例。

【按语】 慢性结肠炎多属虚实夹杂证，以往按病情变化和发展辨证治疗内服汤剂，未获显效。近年来根据全身和局部情况，外治与内服并重，尤其重视局部用药，上方四味中药清热利湿，收敛解毒，治慢性结肠炎取得了满意的疗效。

6. 痛泻要方

【组成】 炒白芍 20~30g 炒白术 15g 陈皮 6g 防风 10g

【主治】 慢性结肠炎。

【用法】 水煎服，每日 1 剂。

【加减】 久泻者加升麻 6g；腹痛甚者重用白芍，加木瓜、广木香各 6g；肛门坠胀、疲乏无力者加党参 10g。

【疗效】 治疗 35 例，痊愈 28 例，占 80%，好转 5 例，占 14.25%；无效 2 例，占 5.7%，总有效率为 94.3%。

【验案】 王×，女，45 岁。1988 年 12 月 5 日初诊。

腹痛泄泻多年，每次因饮食不慎及情绪波动发作。10 天前因生气引起腹痛，肠鸣泄泻，胸胁痞满，大便每日 5~6 次，质稀而夹杂不消化食物；小腹坠胀，泻后痛减，口淡无味，食欲欠佳，舌质淡，苔薄白，脉弦紧。中医辨证为肝郁气滞横逆犯脾。

治宜疏肝补脾。

处方：焦白术 30g，炒白芍 30g，防风 10g，陈皮 10g。每日 1剂，水煎分 2 次服。服用 3 剂，自觉腹痛肠鸣减轻，大便次数减少，食欲稍增。连服 15 剂病愈，随访 2 个月未复发。

【按语】本病因肝郁气滞而肠鸣腹痛，脾运失调而便秘泄泻。故重用焦白术健脾和胃，使脾气旺，肝体得以濡润；白芍调肝缓急；陈皮疏肝化滞，和中利气；防风疏散肝郁，驱邪外出，助白芍调肝缓脾。四药合用，使脾健肝和而病愈。

过敏性肠炎的临床特征为：发作性腹痛腹泻，泄后痛减，反复发作。腹痛泄泻病因很多，唯有肝脾不和之泄泻与过敏性肠炎相似。过敏性肠炎的发生，除与饮食有关外，更多见诱因是情绪刺激，其病因在肝病，病机在脾。

二十六 腹痛

1. 胡菖皂粉

【组成】胡芦巴 12g 菖蒲 12g 皂角 6g 面粉适量

【主治】腹膜炎、肠炎等引起的慢性腹痛。

【用法】前 3 味药共研细末，再用生面粉加凉开水糊丸即成。每日早晚各服 1 次，每服 4.5g，温开水送服。

【疗效】本方用来治腹膜炎、肠炎等引起的一切慢性腹痛。属寒证者，确有良效。

【验案】刘××，男，20 岁。于 1981 年 10 月 21 日就诊，患者腹痛、憋胀约一个月，疼痛以脐周明显，有明显压痛、反跳痛。饮食二便正常，化验大便常规（—）。曾服大黄苏打片、颠茄合剂、抗生素等药未见效。苔白腻，脉弦。服上丸药 4 天后，腹痛消失，病已痊愈。

【按语】胡芦巴味苦大温，入肾经，无毒，功效温肾、散寒、止痛；菖蒲味辛，性温，散风、寒、湿痹，止心腹痛；皂角辛温入肺，对大肠有降气通便之效。诸药合用治腹膜炎、肠炎等引起的一切慢性腹痛。属寒证者，确有良效。

2. 白当桂草汤

【组成】白芍 18g　当归 9g　桂心 8g　炙甘草 6g　大枣 4 枚

【主治】虚寒性腹痛。

【用法】水煎服，每日 1 剂，分 2 次煎服。

【疗效】本方为治虚寒腹痛良方，疗效显著。

【验案】白××，女，31 岁，会计。于 1980 年 6 月 3 日就诊。患者隐隐腹痛 2 月余，时作时止，喜温喜按，劳累或饥饿易发。伴有精神疲惫，四肢乏力，大便溏薄，舌淡苔白，脉沉细。经用本方 5 剂后，腹痛停止，余症痊愈。

【按语】本方以白芍、炙甘草为健脾要药，能治血虚腹痛；当归和血散寒；桂心温经活血；大枣滋脾缓痛。总和全方功效，有温通血脉，甘缓止痛之效。故治血虚腹痛，遇饥劳累更甚者，疗效显著。

3. 茴良乌香汤

【组成】小茴香 12g　良姜 6g　乌药 6g　香附 15g

【主治】肾寒小腹痛、胃寒痛。

【用法】水煎服，每日 1 剂，分 2 次煎服。

【疗效】本方对治疗肾寒小腹痛、胃寒痛疗效显著。但阴虚火旺者慎服，肺胃有热及热毒盛者禁用。

【验案】周××，女，35 岁。于 1982 年 8 月 20 日就诊。患者胃脘及腹部隐隐作痛已十余天，伴食少、不思饮食、腹痛喜按喜温、小便清长，舌淡苔白，脉沉细。经用本方 8 剂后，胃脘痛及腹痛基本消失，为巩固疗效，继服 2 剂而愈。

二十七 痢疾

1. 三鲜饮

【组成】绿豆芽汁　白萝卜汁　椿根白皮汁　蜂蜜各60g

【主治】热毒泻痢、肠风下血。

【制法】将绿豆芽、白萝卜分别挤汁；取直径粗寸许之椿根，洗净剖开，抽去木心，用金属片刮取其自然汁。最后将上述三种药汁与蜂蜜混匀，装瓶密封，置阴冷处备用。

【用法】口服，1日4次，每次服15ml，服前摇瓶，使之和匀。

【疗效】本方为民间验方，临床使用20余年，治疗热毒深重之肠风泻痢，疗效显著。

【验案】贾××，男，40岁。患慢性溃疡性结肠炎十余年，常腹痛腹泻，时有血便，屡治不效，舌红赤，脉浮弱。1981年5月21日诊断为湿热伤于大肠脉络，予三鲜饮3剂显效，下血止，大便由每日5~6次锐减为1~2次。嘱继服上药，并加服乌梅丸调治而愈。

【按语】绿豆芽甘淡性平，清热解毒，通利三焦，并有生津之功；白萝卜辛甘而凉，清肺胃之热，疏肠中之气；椿根白皮味苦性温，燥湿清热，清肠止血；蜂蜜安五脏，和诸药，共奏清热解毒，清肠止泻之功。方中椿根有香椿、臭椿之分，臭椿又名樗，二者皆可入药，性味功效相似，临床应用以嫩者为好。鉴别其老嫩不在根之粗细，而在黄色之深浅。色浅淡者为嫩。

2. 椿白皮汤

【组成】椿白皮25g　白茅根30g　马齿苋10g　神曲15g

【主治】顽固性便血。

【用法】水煎，分2次口服。

【疗效】本方用治顽固性便血，每取卓效。

【验案1】李×，女，34岁。1981年9月10日来诊。据诉自1981年1月起开始便血，腹中一有痛感即便血，痛几次，便几次。每天最少便血2次，多则三四次，每次便血4~10ml，色鲜红。症见面色苍白，四肢乏力，舌质紫红，苔白而干，脉虚数。投上方4剂，便血减轻，每日便血1~2次。服8剂后每天便血1次，10剂后便血停止，随访2年未复发。

【验案2】赵×，男，55岁。患者自1973年3月开始便血，每天最少1次，最多3次，每次便血3~10ml。腹中肠鸣即便血，有时大便亦混有血液。血色鲜红，历时4年之久，曾多方治疗，未效。1981年5月12日来诊，症见身体消瘦，面色苍白，四肢无力，舌质紫暗，苔薄黄，脉细弱数。余授此方，服药4剂，便血减轻，每日便血只1次，便血2~3ml。继服4剂，痼疾告愈。

【按语】便血一证，虽有虚实寒热之分，但临床所见，属热者多。方中椿白皮苦寒而涩，入大肠经、肝经，最善清热、燥湿止泻，为治疗便血之要药；白茅根凉血止血；马齿苋解毒止血；神曲养胃止血（《珍珠囊》云神曲能"养胃气，治赤白痢"）。四药配伍得当，共奏清热燥湿、和营止血之功。故用治便血，每收卓效。

3. 苦黄木草散

【组成】苦参500g 黄连250g 木香100g 甘草150g

【主治】痢疾。

【用法】共为细末，每服10g。痢疾白多用红糖水冲服，赤多用白糖水冲服。

【疗效】本方为全国著名老中医蒲辅周教授经验方，治疗痢疾，疗效颇佳。

【按语】痢疾多因感染邪毒而发病，症见腹痛，里急后重，便脓血。故以苦参、黄连清火解毒。又痢疾每兼饮食停滞，用木香理气消导。

4. 休痢丸

【组成】鸦胆子仁（去油）15g　乌梅肉 15g　诃子 15g　委陵菜 15g

【主治】阿米巴痢疾。

【用法】共研细末，炼蜜为丸，每丸 3g，早晚空腹服 2 丸。5～7 天为 1 个疗程。

【疗效】经治疗患者甚多，得愈者不可胜数。

【验案 1】李×，男，43 岁。患痢年余，迁延不愈，西医诊断为"阿米巴痢疾"。经中西医治疗日久，只可取效一时。近 10 天来，病情转剧，赤白相兼，里急后重，窘迫难下，腹痛绵绵，强忍常秽衣。患者痛苦异常，经人介绍来诊。见其形体消瘦，面色萎黄，表情痛苦，舌质红，苔白而厚腻，脉细弱而滑。此乃湿与热黏着，缠绵不愈，正气已虚，寒热错杂之证。即予"休痢丸"治之，仅服 6 天，诸症尽除，精神大振，饮食增加，舌脉正常。经医院大便检查寻找阿米巴菌，已转为阴性。

【验案 2】10 岁男孩丁×，下痢赤白年余，经某医院大便化验检查诊断为"阿米巴痢疾"。服中西药物甚多，皆未见效。故特来诊治。患儿形气衰弱，面色无华，舌质淡红，苔薄白腻，脉细而濡。家长述其纳谷不香，下痢发作越来越频繁，里急后重，腹时隐痛。予休痢丸治之，药量比成人减半。仅治疗 5 日，赤白痢完全停止，腹痛消失，食欲增加，大便化验转阴。后经饮食调养，遂健康无病。

【验案 3】颜君 35 岁，患慢性痢疾年余，时发时止，赤白相兼，以赤为多，秽臭异常。常伴恶心呕吐，腹痛纳差。几经治疗，服中药 50 余剂，均药不对证，未曾见效。吾诊其病，舌质红而苔微黄腻，脉细数而稍滑，乃正虚邪恋，寒热并见之证。投休痢丸治疗，仅 6 天，诸症悉平。

【按语】此方药物组成简单，涩中有行，攻中有补，清中有湿，实为治痢良药。其中鸦胆子、委陵菜味苦性寒，清热止痢之力颇强，既凉血解毒，又有止血之功。乌梅、诃子酸温无毒，有收敛涩肠、养阴生津及行气之能。前2味药，经过近年的药理研究，对阿米巴原虫有较强的杀灭作用；后2味药亦对多种痢疾杆菌有效。故临床应用此方，不仅对西医诊断之"阿米巴痢疾"疗效确切，对其他慢性痢疾、肠炎，只要辨证得当，用之亦有良效。

5. 阿米巴痢疾特效方

【组成】鸦胆子 30g　赤石脂 60g　乌梅 60g　食盐 10g

【主治】阿米巴痢疾。

【制法】将鸦胆子去油（打碎去壳，用吸水纸反复将油吸干），乌梅去核（用温水泡胀即可去核）打烂备用。赤石脂研成细末，将上药共拌均匀，加陈米饭适量，共捣如泥状，制成绿豆大小丸粒。

【用法】成人每次服 15～20g，日服 2 次，饭后温开水送服。小孩服 5～10g。

【疗效】用本方治疗 15 例，经化验确诊为阿米巴痢疾患者，均取得满意疗效。

【验案】谢×，男，33 岁，医生。1975 年 4 月 4 日因腹痛、大便黏液中脓血伴里急后重而住院，入院按一般菌痢治疗无效。大便化验：潜血"＋＋＋"，少量白细胞，阿米巴滋养体"＋"，确诊为阿米巴痢疾。按上法服药，第 2 天自觉症状明显减轻，服完 1 料后，症状消失。大便化验：潜血及阿米巴原虫均呈阴性，治愈出院。为巩固疗效，嘱原药继服 2 料，并用健脾养阴方药善后。随访 8 年未复发。

【按语】阿米巴痢疾目前一般用常规解毒药治疗效果不太理想，该方具有制作简单、服用方便、无副作用、疗效显著等优点，值得推广应用。

6. 阿米巴痢疾捷效方

【组成】鸦胆子45g（去壳）　贯众15g　银花炭15g　黄蜡6g

【主治】慢性阿米巴痢疾。

【制法】将鸦胆子、贯众、银花炭研为细粉，再将其用蜡烊化，趁热和药粉于臼中。捣匀，将其捻为如黄豆大之丸状。

【用法】口服，空腹服用，成人每日10～15丸。儿童酌减。

【疗效】本方治慢性阿米巴痢疾，每每收捷效。

【验案】钟××，男，11岁。1963年10月1日就诊。主诉便血已两年多。该患者3年前曾患过痢疾，痢虽愈，但以后大便多不正常。每日溏便3～4次，时夹有白色黏液如涕状物。腹时有隐痛，有时里急后重。望其面色淡黄，舌无苔，质淡白，口唇、爪甲及眼结膜皆苍白，脉虚微弦而滑。便常规有活动阿米巴滋养体，随即给予复方鸦胆子丸，嘱其每日空腹服用7丸。服药5日后来诊，谓便血已显减。服药10日后再诊，谓其便血已消失。15日再诊，谓大便已完全正常。患者面色已转红润，随访17年未见复发。

【按语】鸦胆子又名苦参子，《本草经》谓："能通肠去积滞，化湿热，杀虫，止痢。"张锡纯云："鸦胆子味极苦、性凉，为凉血解毒之要药，善治热性赤痢，二便因热下血，最能清血分之热及肠中之热。防腐生肌，诚有奇效，余生平用此药治愈至险之赤痢，不可胜记。"贯众清湿热、杀三虫、收敛止血；银花炭解毒止血。全方尤妙在以黄蜡为丸，因蜡未能在胃中完全溶解，既可避免鸦胆子在胃中致呕的副作用，至肠中完全溶解蜡质，可发挥鸦胆子等药力之功，使其直达病所，消灭原虫。故收捷效。

7. 复方鸦胆子

【组成】鸦胆子60粒　香连丸12g　白头翁30g

【主治】休息痢。

【用法】先将白头翁水煎30分钟，每日分2次，送吞鸦胆子和香连丸。

【疗效】 本方是湖南省著名老中医朱卓夫老先生多年临床经验所得，临床应用，疗效颇佳（方名为笔者所加）。

【验案】 谭×，患休息痢年余，脓血黏稠，里急后重，每日十余行，愈而复发。但饮食起居无常，多方服药无效。服本方5剂遂愈，以后继治是病多人，悉用此方奏效。

【按语】 鸦胆子的别名为"苦榛子"，中药店习称"苦参子"，本品并不是苦参的种子。鸦胆子苦寒降泄，燥湿清热，能清肝胆湿热与肠中积垢，以往为治休息痢之要药。本品因有杀灭阿米巴原虫作用，今用治阿米巴痢疾，不论急性、慢性均有较好疗效。因有截疟之功，亦治各种疟疾。外用具有腐蚀作用，故可外敷治赘疣。但不宜接触正常皮肤，以免刺激皮肤发炎。

鸦胆子味极苦，内服切勿嚼破，且服后每易引起呕恶、胸闷、泄泻等反应。一般服用时去壳取仁（不宜捣碎），外用龙眼肉包裹，饭后吞服，以减少对胃肠的刺激。一般治痢内服，成人每次10~30粒；治疟内服，每次服10~15粒，小儿每岁1粒，但不得超过成人量。

本品应用时须注意，脾胃虚弱呕吐者，以及孕妇、幼儿不宜应用。

8. 香参汤

【组成】 木香15g　苦参30g　地榆20g　山楂15g

【主治】 细菌性痢疾。

【用法】 水煎，每日1剂，分2次饭前服。以脓血便为主者，姜汤水送服；以红痢为主者，用甘草汤送服。

【疗效】 治疗40例，有效率为92.5%。

【按语】 香参汤药味虽然只有四味，但组方严谨，药力专注。苦参清热利湿解毒；木香行气止痛，健脾消食和胃；地榆收敛止血，兼除血分之湿热；山楂散瘀止泻。苦参对痢疾杆菌、大肠杆菌有明显抑制作用；木香可调整胃肠机能；地榆、山楂对痢疾杆菌有灭活和抑制作用。在痢疾杆菌对抗生素耐药性逐渐增加的情况下，值得临证使用。

9. 白头翁汤

【组成】白头翁 15g　黄柏 10g　黄连 10g　秦皮 5g

【主治】阿米巴痢疾。

【用法】上药水煎服，每日一剂，分 2 次服。另用去壳鸦胆子 10 粒，用桂圆肉包之，吞服，每日 2 次，随煎剂同用。

【疗效】共治 30 余例，均获满意疗效。

【验案】赵××，男，成年。患病已 4 年，腹痛便脓血，里急后重，便后肛门灼热，每日大便可达 10 多次。大便检查见阿米巴滋养体，临床诊断为阿米巴痢疾。给予"白头翁汤"，加服鸦胆子，共服 12 剂，诸症皆除，病获痊愈。

【按语】本方以白头翁清热解毒凉血；黄柏、黄连苦寒燥湿解毒；秦皮清热涩肠，止热痢；鸦胆子有杀虫之功，故奏效颇著。

二十八　便秘

1. 调脾通结汤

【组成】白术 30g　苍术 30g　枳壳 10g　肉苁蓉 20g

【主治】各种体虚便秘。如习惯性便秘，全身虚弱致排便动力减弱引起的便秘等。

【用法】先将上药用适量清水浸泡 30 分钟，再用慢火煎煮 1 小时左右，每剂煎 2 次。口服，每日 1 剂，将 2 次煎出的药液混合，睡前 1 次温服。

【验案】曾治一年仅两个半月的婴儿，出生不久即患便秘，常三四天不解便。予此方配制水剂（用量为原剂量的 1/8），分 3 次喂服。服后每天均按时排便，持续服用 2 周，便秘之症遂失。

【按语】此方用大剂量苍术、白术健脾补脾，敷布津液；肉苁蓉养血润肠；枳壳调畅气机，以助大肠推动之力，故可用于各种虚证便秘。特别是服用大剂量白术（可用至60g）治疗各种便秘，均有良好的通便作用，能使干燥坚硬大便变润变软，容易排出，并不引起腹泻。根据现代药理研究，白术有促进胃肠分泌的作用，使胃肠分泌旺盛，蠕动增速，这就是白术的通便作用机理。

服药后宜多饮开水，一般8～14小时即可通便。此方必须用足药量，并注意煎法与服法，均可获效。注意：对热病引起的大便不通（实证）不宜使用。老年体虚者，可加黄芪20g。合并痔疮者可加生地30g，小儿用量可按年龄递减。

2. 便秘方

【组成】白术60g　升麻10g　枳壳15g　生地15g

【主治】便秘。

【用法】水煎服，每日1剂。

【疗效】一般便秘用之均能获效。

【验案】赵×，女，40岁。1991年9月11日来诊。便秘8年，用果导、大黄等药治疗稍有好转，但后来愈泻愈秘，多方求治均未见好转。舌淡胖嫩，边有齿痕，苔薄白，脉沉弱。属脾虚失调之候。治宜健脾助运。处方：

白术60g　升麻10g　枳壳　生地各15g

水煎服，每日1剂。服4剂后，便秘明显好转，守方共服20余剂而愈。

【按语】脾主运化，脾虚运化无权，传送无力而致便秘。当塞因塞用，补气健脾助运为治。白术苦、甘、温，重用60g，补气健脾之力更宏；升麻、枳壳升清降浊，调畅气机，以助脾之运化；生地润肠。运用时有些病人有脾虚之兼症可察，也有仅见便秘而无任何虚实之候者，用之均能获效。

附方 芍药枳实汤

【组成】 生白芍 30g 生甘草 20g 枳实 15g

【主治】 习惯性便秘以及各种疾病所致的便秘。

【用法】 水煎服（浓煎），每日 1 剂。日服 2 次。

【疗效】 治疗 95 例，其中习惯性便秘 54 例，晚期癌肿者便秘 16 例，脑血管意外后遗症者便秘 14 例，其他原因便秘者 11 例。用药 1~3 剂，均获痊愈。

【按语】 本方药少效宏，用之临床，尚未发现有过泻或其他副作用。此方适用于老年，久病体弱的成年患者（便秘），但孕妇宜慎用。

3. 通津散

【组成】 天花粉 15g 当归 15g 玄参 15g 莱菔子 30g

【主治】 习惯性便秘。

【用法】 上药共研细末，口服，每次 6g，每日 3 次，10 天为 1 个疗程。

【疗效】 治疗 96 例，痊愈 86 例，有效 7 例，无效 3 例。

【验案】 卢×，女，49 岁，1990 年 5 月 16 日来诊。有便秘史 15 年，常服缓泻药，2~4 天方能解便 1 次。给服通津散 2 个疗程，便秘逐渐减轻而愈。加服 1 个疗程以巩固，随访半年未复发。

【按语】 当归补血润肠，玄参养阴生津，天花粉不仅有良好的通便作用，且有"轻身、益气、延年"之功。合而用之，有以补开塞之妙。

4. 二丑通便汤

【组成】 炒二丑（研）24g 槟榔 15g 皂角子（烧存性研）6g 蜂蜜 60g

【主治】 大便不通，排便时间长，粪质干燥坚硬，或经常解而不畅。

【用法】以蜂蜜为引，水煎空腹服。

【疗效】本方经多年临床验证，确有良效，无不良反应。

【验案】刘××，男，39岁。患者于1980年秋患大便不通畅，排便困难，时好时坏。经多方治疗无效，于1983年4月12日就诊。患者大便秘结不通，排便时间延长，每次20～30分钟，有时只排一点，肛门立即紧缩。常有便意而不解，便后稍觉舒服。近1月来加重，脉沉而有力。诊断为肺气郁，湿热壅结大肠，因肺与大肠相表里，故服本方2剂即便通，小腹舒适。服3剂后诸症消除而痊愈。

5. 滋肝扶脾通便汤

【组成】白芍45～60g 甘草25～30g 前胡 枇杷叶各15～20g

【主治】药物性便秘。

【用法】将上药水煎服，每日1剂或3日2剂，分早晚2次口服。以上为成人量，儿童酌减。

【加减】临床应用滋肝扶脾汤时，可根据病情随症加减。如腹胀甚者，可加枳壳或厚朴；咳嗽甚者加桑叶、杏仁。

【疗效】用滋肝扶脾汤治疗药性便秘47例，其中服药后大便正常，半年以上未复发者38例；服药后大便通畅，半年内大便秘结，但服原方仍有效者6例，无效3例。本病一般服药2～7剂，最多服药9剂。

【按语】本方对药物性便秘有效，药物性便秘属药物毒性蕴结，耗伤津液的便秘。方中白芍滋肝养阴，柔肝体，抑肝木，力复其疏泄之职；甘草补中益气以扶脾，直复脾胃升降之职，且有甘守津还之义。大剂白芍、甘草相伍，酸甘化阴，救阴敛液，使津液充足，肠道得润，大便自然不干结；前胡、枇杷叶入肺经，宣肃肺气，畅调气机，气机调畅，大肠传导有力，则便秘能除。全方药虽四味，力专效捷，疗效稳定，未发现泻下及其他副作用。

附方　肃肺通结汤

【组成】麻黄 5g　白术 20g　杏仁 15g　枳实 10g　甘草 6g

【主治】便秘。

【用法】将上药水煎，分早晚 2 次温服，每日 1 剂。一般患者服药 3 天后大便通畅。为巩固疗效，可将上药研粉，炼蜜为丸，每丸重 9g，每次 1 丸，每日 3 次。以善其后。

【疗效】用肃肺通结汤治疗便秘 94 例，其中男 64 例，女 30 例；发病年龄 50～86 岁；病程 1～50 年。结果：78 例服药 3 剂后排便通畅，每日 1～2 行，半年不再复发；12 例服药期间大便通畅，停药 3 个月后有复发倾向；4 例无效。

【按语】便秘一证，医者多责于气虚、血亏、热胜、阴虚、气滞等。而对于肺失肃降、气化不足、壅阻腑气下行者多失察，本方运用了祖国医学的肃肺通便之法。因肺与大肠相表里，下病上取，腑病治脏，充分体现了中医的整体观念。方中麻黄性辛温而不燥烈（辛能宣散、温能通阳），既能宣通肺气，调整大肠气机，又能温通脉、激发阳气；白术苦甘而温，补气健脾，促进胃肠分泌旺盛，蠕动增强；杏仁、枳实能肃降肺气，使肠腑转气，大便易通，以助麻黄、白术之力；甘草补中缓急，诸药合用，腑气条达，肠中气顺，里急得缓，津散液布，肃肺通便。

本方特别对老年体虚，肺气肃降，腑气壅滞，气化不足，津液不能润大肠，泻下之药不可用者，临床确实有效。

6. 柔肝润肠煎

【组成】生白芍 15～20g　炙甘草 10g　郁李仁 10g　炙紫菀 10g

【主治】适用于肝阴不足，肝内郁而致大便秘结。便形大者如栗，小如羊屎，艰涩难下。大多患者外形壮实，平素性躁善怒，或嗜烟酒，或偏嗜辛辣；舌质偏红，少苔或薄黄，脉象弦细。

【用法】水煎服，1 日 1 剂，分 2 次温服。

【加减】若兼心火旺，兼见烦躁失眠者，加柏子仁 10g，焦山栀 10g；若舌尖红、无苔、阴虚明显者，加玄参、麦冬、生地各10g；若兼肛门坠胀者，加花槟榔 5g；若兼肛门热，小便黄，属下焦火热者，加大黄 6g（后下），全瓜蒌（打碎）10g。在服药同时，忌食辛辣、戒烟酒，亦很重要，因辛辣、烟酒属火伤阴。

【疗效】本方为南京中医药大学孟景春教授经验方，治疗肝火便秘疗效显著。

【验案】张××，男，62 岁。患大便秘结已有十余年。大便常 3～5 日一行，多者一周一行。大便均呈栗子状，艰涩难下。每次大便常需半小时左右。十数年来经多方治疗，均无疗效。近1 年来，常用"开塞露"以通便。询其饮食如常，唯食辛辣后则更甚，肛门时出血。舌质偏红少苔，脉象弦细。证由肝阴不足，肝气郁滞，导致大肠传导失司。治宜柔肝养阴，润肠通便。处方：

生白芍 15g　炙甘草 6g　郁李仁（打）10g　炙紫菀 12g　丹皮 10g

7 剂。嘱忌食辛辣、肥腻、炙煿。

二诊时，栗状屎已成条状，仍便硬，便时较畅，2 日一行。再以原方加焦山栀 10g（宗养阴必须清火之意），7 剂。

三诊：大便已通畅如常，每日一行，便后亦无坠胀不舒之感。为巩固疗效，嘱其以原方再服 7 剂。服完后，再服地芍地黄丸，每日 2 次，每次 10g，以淡盐水送服。

7. 补气健脾汤

【组成】生白术 40～60g　太子参 10g　炙黄芪 15g　陈皮 6g

【主治】适用于脾虚气衰，运化乏力的便秘。大便不通，形如笔杆，质软，虽努亦不能下。面色萎黄，精神疲乏，纳谷减少，舌质淡胖，边有齿印，脉细软等症。

【用法】水煎服，1 日 1 剂，分 2 次服用。

【疗效】本方为南京中医药大学孟景春教授治疗脾虚便秘经

验方，临床应用，疗效显著。

【验案】吴××，男，68 岁。1998 年 7 月 13 日初诊，患大便秘结已有 6 年。常 5～6 日大便 1 次，便时十分艰涩，每次大便需 30～40 分钟，努责不下，腹部常伴胀满，便后不减。常服果导片或便塞停之类通便药，服后便通，而腹胀依旧。后又服中成药麻仁丸，不愈；改服番泻叶，每次服用 10g，大便虽通，但泻如稀水，泻后肛门坠胀，腹胀更甚，于是停服。

刻诊：面色萎黄，四肢乏力，纳谷不香，知饥感不明显，食后常常腹胀，自觉少气短气，询其大便形细而质软，大便虽至肛门，但迟迟不下。虽努责亦无济于事，便后腹胀不减，如是缠绵反复，殊感痛苦。舌质淡胖，唇淡，脉濡细。证脉合参，脾虚之候明显，兼中气不足。治宜补气健脾，和胃助运。处方：

生白术 40g　生黄芪 15g　太子参 12g　炙升麻 6g　陈皮 6g　炒枳壳 10g

水煎服。

嘱其在服药期间停服一切通便药，忌食生冷油腻；若腹胀不舒，用热水袋温敷腹部或以两手擦热，揉摩腹部。

二诊：药后大便一周内 2 次，形略转粗，质仍软，但能顺利而下。唯食欲依然不振，再以原方加味。生白术改用 60g，太子参改为党参 12g，加焦神曲、炒谷芽、炒麦芽各 12g。

三诊：大便间日 1 次，便形已粗，质转硬，能顺利而下，且腹部已不胀满。患者颇感欣喜，同时饮食有增，面部亦有华色。药已对证，效不更方，嘱其以原方继服半月，以资巩固。半月后来告云：大便每日或隔日一解，其形、质亦基本恢复正常。询问是否要继续服药。余思年高之人，体质易虚，况其脾气不足，不能以其脾气渐复而骤然停药。令其继服补中益气丸、归脾丸，早晚分服。每次各用 12g（浓缩丸），以温开水送服。

【按语】白术所治便秘，只适用于脾气虚而致者。其辨证要点为：全身症状必有脾气虚的表现，如面色萎黄，四肢乏力，或口淡，纳谷不香，或有大腹胀满等。其大便形细，质软，虽努亦

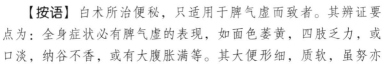

不能下为特征。

用白术治便秘必须注意两点：一是以生白术为佳；二是用量宜重，最轻者为30g，重者可至120g。用时开始不宜骤用最大剂量，应守景岳所言：用补之法，贵乎先轻后重，务在成功。再有胃弱不佳者可配以和胃理气之品，如神曲、谷麦芽、陈皮等，俟胃和后方能重用白术。治脾虚便秘，由于脾虚阳气亦不足，在饮食上忌生冷肥腻、难化之物。

以上是孟景春教授用白术治便秘经验秘诀，对于后学者十分珍贵。读者若参悟透彻，在临症中会大有长进，终身受益。

二十九 肝炎

1. 复方瓜蒂散

【组成】瓜蒂7个　麻雀屎7粒　小豆7粒　红枯谷29粒

【主治】急性黄疸型重症肝炎。

【用法】外用。上药共为细末，将药末分作6等量，每隔20分钟吹入双侧鼻孔1份，2小时吹完。1岁以下儿童用量1/5；1～4岁用量1/3；4～10岁用量1/2；11～15岁用量2/3。间隔用药时间为7～10天。

【疗效】本方有良好的消退黄疸的效果。

【验案】系统观察3例病人，均为男性，年龄分别为6岁、26岁、20岁。分别于发现黄疸后第11天、第5天、第6天开始用药吹鼻。除用些维生素B、C外，未用其他药物。病例1用药2料，病例2用药4料，病例3用药5料。分别于31天、30天、55天内黄疸完全消退，临床其他症状在黄疸前已逐渐消失。黄疸消退后，病人出院，当时检查肝功，除2例的转氨酶稍高出正常结果外，其余各项指标均已恢复正常。

一般第一次用药物吹鼻后，从鼻腔流出黄水约400ml，经化验成分近似血清。

【按语】吹药后白细胞可有升高，可能为肌体免疫力增强的表现，有利于肝脏的恢复。而有些人用药后有头晕、咽干、黏膜水肿等类似感冒的症状，但一般用药后 2～24 小时后可自行消失。

2. 茵虎汤

【组成】茵陈 40g　虎杖 30g　泽泻 20g　蒲公英 20g

【主治】急性黄疸型肝炎。

【用法】口服，每日 1 剂，分 2 次煎服。

【加减】心中懊恼，大便秘结者，加生大黄 10g；湿偏甚者，加苍术、茯苓各 15g；有表证见恶寒发热者，加藿香、佩兰各 10g。

【疗效】用茵虎汤加减治疗急性黄疸型肝炎 30 例，均获痊愈。服药时间最长 28 天，最短 15 天，平均 20 天。

附方　四草大黄汤

【组成】白花蛇舌草 30g　金钱草 20g　益母草 10g　甘草 10g
大黄 15g

【主治】急性黄疸型肝炎。

【用法】将上述药水煎，分早、晚 2 次口服，每日 1 剂。若患者呕吐而进食困难，则配合静滴 10% 葡萄糖 500～1000ml，加维生素 C 1～3g；维生素 B_6 200mg，每日 1 次。呕吐止能进食后停用。

【疗效】用四草大黄汤治疗急性黄疸型肝炎 102 例，治愈 94 例，好转 6 例，无效 2 例，治愈率为 92.16%。2 年后随访追踪 86 例，未发现慢性或迁延性肝脏病变及其他损害，肝功能 3 次复查未见异常。本组中 27 例 HBsAg 阳性者，治疗后转阴 5 例。疗程最长 36 天，最短 15 天。

【按语】方中白花蛇舌草清热解毒，除湿退黄；金钱草清化湿热，解毒消肿；益母草活血利尿，祛瘀生新；大黄清热泻火，凉血行瘀。综上所述，四草大黄汤体现了渗湿、清利、退黄、调理肝胆脾胃之旨，符合"见肝之病，知肝传脾，当先实脾"以及"诸病黄家，但利及小便"之治则。对消除消化系统症状，增进食欲，消除黄疸，改善肝功能效果满意，且药源广，无副作用，值得推广。

3. 黄疸方

【组成】茵陈 30~60g　威灵仙 30g　丹参 30g　大黄6~15g

【主治】急性黄疸型肝炎。

【用法】水煎服，每日 1 剂。

【疗效】仅 1977 年上半年观察治疗急性传染性黄疸型肝炎 52 例，退黄时间最长者为 14 天，最短者为 6 天，平均退黄时间为 10.3 天，降酶时间最长者为 18 天，最短者为 10 天，平均为 13.8 天。

【验案】郑××，男，17 岁，于 4 天前开始发烧，精神不振，疲倦乏力，纳呆，恶心呕吐，厌油，腹胀。于一天前退烧，出现巩膜，皮肤黄染。入院检查：腹平软，肝于右肋下 4cm，剑突下 6cm 质软，压痛" + "，舌红苔黄腻，脉弦。肝功：黄疸指数 64 单位，谷丙转氨酶 701 单位。应用"黄疸方"治疗，精神、食欲、呕吐情况逐日好转，第 5 天恢复正常。服药第 8 天，皮肤巩膜黄染消失，肝大由肋 4cm 缩小至 1.5cm；服药第 10 天，黄疸指数及转氨酶均降至正常。住院共 15 天，服"黄疸方"共 15 剂，临床症状均消失，化验检查正常而出院。

4. 瓜香散

【组成】甜瓜蒂 15g　白丁香（麻雀粪）10g　茵陈 15g　广郁金 9g

【主治】阳黄，如黄疸性肝炎、胆囊炎等。以黄疸为主证者皆可用之。

【用法】上药共研极细末，贮瓶备用，勿泄气。取本散少许，交替吹入两鼻孔中，每日 3 次，以鼻中流尽黄水为度，或用本散搽牙，使口流涎水，效果亦佳。

【疗效】经治疗各种黄疸性疾病数百例，退黄效果颇佳。通常 3～5 天即可见效，有效率达 97% 以上，轻者病愈，重者缓解。若能配合内治，则奏效更快。

5. 复肝膏

【组成】蜂蜜　蜂蜡　苏子（炒熟、粉碎）　香油各 250g

【主治】急慢性肝炎，对肝硬化也有一定的治疗作用。

【制法】取香油和蜂蜡置搪瓷盆中加热熔化成液体，加入蜂蜜搅拌，继续加温至表面有一层白色絮状泡沫时，将盆撤离火源，放置 10 分钟，倒入粉碎的苏子，搅拌至将凝固，但尚未凝固时，用力搅匀使成粥状，再冷凝成块即可。

【用法】成人每次 15g，每日 3 次，白开水送下。每剂约服 10 天为 1 个疗程。

【疗效】屡用效佳。

【按语】经临床实践证明，方中苏子改用苏子油，效果更好。

6. 青龙饮

【组成】青叶胆 50g　龙胆草 15g　车前草 20g　生甘草 12g

【主治】急性病毒性肝炎。

【用法】每日 1 剂，水煎，早晚各服 200ml。

【加减】以湿热型为主症者，加大青叶胆、车前草的剂量；肝火旺者，加大龙胆草剂量；若出现腹胀纳呆，舌苔白腻者，减少龙胆草用量或去龙胆草加白术，肝郁气滞明显者，加柴胡、白芍；黄疸较重，大便秘结者，加生大黄。

【疗效】用上方治疗急性病毒性肝炎 105 例（其中 3 例重症肝炎），男 80 例，女 25 例，年龄在 6～65 岁之间，均全部治愈出院。肝功第一次正常，最短 7 天，最长 56 天，平均为 25.1 天。

【按语】青龙饮为治疗急性肝炎的经验方，配方简单，总共四味，价格低廉，疗效可靠，副作用小。方中青叶胆性味苦寒，功能疏肝利胆，除湿清热；龙胆草清泻肝火，燥湿；车前草具有清热利湿之功；生甘草和味调中，可缓冲青叶胆、龙胆草之苦寒，甘草还具有皮质激素样作用，对于消除炎症，降低黄疸具有较好作用。在临床治疗中，我们一般守原方，剂量可视病情调整。其疗效明显优于茵陈汤和西医保肝输液疗法，值得临床推广应用。

7. 泻肝化湿汤

【组成】黄花香根25g　紫竹根30g　桑白皮25g　芦苇根30g

【主治】甲型肝炎。

【用法】水煎服，1 日 1 剂。

【疗效】临床观察急性黄疸型肝炎（甲肝）312 例，治愈率97.6%。随访十余例，复发率仅有 2.3%，无毒副作用。

【按语】本方具有清热解毒，疏肝利胆，利尿退黄，降酶等作用，一般急性黄疸型肝炎（甲型）服药 2～3 周，黄疸消退，肝功正常，其效如神。

8. 复方海金沙根汤

【组成】海金沙根15～24g　阴行草子9～15g　平地木15～30g
虎杖 9～15g

【主治】急性黄疸型肝炎。

【用法】以上量为成人量，儿童酌减。水煎服，每日 1 剂，连服 10～15 天。

【疗效】治疗 51 例，其中治愈 50 例，1 例无效。平均服药10 剂可痊愈。

【按语】本方选用民间中草药平地木、阴行草子，配以虎杖、海金沙根治疗急性黄疸型肝炎，退黄效果显著，疗效比较理想。根据现代药理研究表明，平地木除有显著的降低转氨酶作用外，并有一定的强壮作用；虎杖能杀灭或抑制多种病毒，保护肝细胞；海金沙根及阴行草子则有消退黄疸的功用。

9. 虎平利肝汤

【组成】虎杖 30g 平地木 30g 生白术 30g 车前子 12g

【主治】病毒性肝炎之急性黄疸型，无黄疸型、慢性迁延型。

【用法】水煎服，每日 1 剂，服药时间为 28～56 天。

【疗效】治疗 40 例，临床治愈 37 例，好转 2 例，无效 1 例。

三十 肝硬化腹水

1. 臌胀消水丹

【组成】甘遂 10g 枳实 15g 沉香 15g 琥珀 10g

【主治】肝硬化腹水。

【用法】上药共研细末，装入胶囊，每次服 4 粒，平旦用大枣煎汤送服，间日 1 次。

【疗效】临床治疗多例肝硬化腹水患者，取得了较为满意的疗效。

【验案 1】王×，男，42 岁。患肝硬化 5 年，腹水 2 个月（腹围 86cm），腹胀胁痛，尿少便秘，舌红，苔黄腻，脉弦缓。证属肝郁气滞，瘀水内停。以消水丹逐水以治其标，柴胡疏肝散合平胃散疏肝理气而治其本。服药半个月后，腹水大去，诸症缓解。停用消水丹，以逍遥散加减调理肝脾，然后再投以香砂六君子丸巩固疗效。随访 20 年未见复发，至今仍坚持工作。

【验案 2】孙×，男，42 岁。患坏死性肝硬化并腹水 3 个月（腹围 96cm），身目俱黄，其色鲜明，烦躁，食少便秘，小便不利，舌红，苔黄燥，脉弦数。证属湿热蕴结肝胆，三焦水道不利。治以消水丹行水消胀，茵陈蒿汤清热解毒。腹水、黄疸消除后，以逍遥散、香砂六君子丸合四物等巩固疗效。随访 8 年，未见复发。

【验案 3】袁×，男，46 岁。患肝硬化腹水 3 个月余（腹围 96cm），右胁刺痛，四肢消瘦，面色暗黑，肌肤甲错，小便不利，舌紫红有瘀斑，脉细涩。证属肝郁脾虚，血瘀水停。治以消水丹行气逐水，桃红四物汤加味活血化瘀。腹水消退后，诸症缓解，再以养血柔肝、益气健脾善其后，随访 8 年，未见复发，仍坚持工作。

【验案 4】徐×，男，48 岁。患肝硬化腹水 5 个月（腹围 92cm），形体消瘦，面色萎黄，精神疲惫，语声低微，食欲不振，四肢不温，尿少便溏，舌淡苔白，脉沉细。证属脾肾阳虚，气化不利。曾投消水丹以折其水。并以茵陈附子理中汤合五苓散以温阳化气行水。连治一个月，腹水全消，饮食大增。再以益气健脾温肾等法调治 3 个月，体重增加 15kg，面色红润，康复上班。追访 7 年，未见复发。

以上数例，连年 B 超复查，肝脾不大，肝功能等各项检查均正常。

【按语】肝硬化一旦出现腹水，则病属晚期，治疗甚为棘手。就临床所见，无论何种证型，皆以腹水为阻碍气血运行、危害脏腑功能的突出因素。临证之时，无论寒热虚实，只要出现腹水，即可"急则治其标"而酌用本方攻逐，并根据病机所在酌用健脾疏肝、补益肝肾、益气养血等法以治其本，巩固疗效。

本方以甘遂破血为君；枳实、沉香行气导滞为臣；佐琥珀利水活血，以破症积。以大枣空腹送服，乃仿仲景十枣汤方义，旨在缓和药性，顾护脾胃。全方有逐水、行气、活血之功，收祛邪以安正之效。使用要遵循"中病即止"的原则，不可过服、久服，免伤正气。

2. 祖传验方蛙鸡丸

【组成】青蛙 1 只　砂仁 20g　黑白丑 10g　鸡矢藤 25g

【主治】臌胀（肝硬化腹水）。

【用法】先将青蛙剖腹取出肠肚，再将后 3 味药塞入青蛙腹腔，外用湿纸包裹固定。再用稀泥土薄糊一层，文火焙焦（但不可成炭灰），研末水泛为丸备服。每日 3 次，每次 2g，白开水送服。

【疗效】方小而力宏，药少而效速，用此方治疗肝硬化腹水多例，效果颇佳。

【按语】此为祖传验方，方中青蛙补虚损，利水消肿；砂仁辛温健脾胃，化湿补气；黑白丑逐水消痰，通利二便；四味合用，共奏健脾利水、扶正祛邪之功，而且服后无副作用。但笔者认为臌胀（特别是单腹胀）毕竟是疑难症，本方虽有利水消胀效果，对于病情复杂危重的患者，仍宜辨证施治，结合汤药双管齐下，更为稳妥。

三十一　胆囊炎、胆石证

1. 胆黄散

【组成】健猪胆 20 个　鲜绿豆 500g　大黄 50g　甘草 20g

【主治】慢性胆囊炎、胆石证。

【制法】先将猪胆切开颈部，再将绿豆袋放入猪胆内，用线缝紧，悬于干燥通风处。待胆汁浸透绿豆后，洗净胆外污物，连同大黄、甘草一起烘干，研末，过筛后约得 450g 药末。

【用法】口服，每次 10g，每日 3 次，15 天为 1 个疗程。

【疗效】治疗 62 例，痊愈 38 例，好转 22 例，无效 2 例。

【验案】胡×，男，42 岁。1983 年 3 月 21 日来诊。

右上腹及心窝部疼痛 12 年，近因进食脂肪类食物过多而疼痛加剧。体温 38.5℃，胆区压痛，脉弦细数，舌红苔白。X 线胆囊造影：胆囊 8cm×12cm，囊壁毛糙，囊内可见多个绿豆大之结石阴影。诊断为慢性胆囊炎急性发作，多发性胆囊结石。予服胆黄散如前法。5 天后症状缓解，10 天后症状消失。B 超复查胆囊炎症消失，颈部有 3 枚绿豆大结石。继服胆黄散 5 天，B 超复查胆石消失。

附方 胆豆胶囊

【组成】健猪胆 12 个 鲜绿豆 250g 大黄 50g

【主治】胆囊炎、胆石证。

【制法】先将猪胆颈部切一小口，然后将绿豆分别装入胆内（绿豆装入量约占胆囊容量的三分之二），用线缝紧，悬吊于干燥通风处，待胆汁浸透绿豆后，取下洗净胆外污物，连同大黄置于烤箱中烤干研末，过筛后放入 0.3g 的胶囊中备用。

【用法】口服，每次 1.5g，每日服 3 次，10 天为 1 个疗程。

【疗效】共治 86 例，治愈 59 例，有效 26 例，无效 1 例，总有效率 99%。

【按语】本方与胆黄散大同小异，疗效都显著，以资参考应用。

方中胆汁味苦，入阳明、太阴、少阴等经。苦能泄热通便、逐瘀通络，亦能补虚泻实；绿豆具有清热解毒、消炎散结和扩张通络的功能；大黄含有大黄酸，具有泻下作用，能刺激大肠，增加肠蠕动。现代药理还表明，其兼有清热解毒、活血化瘀、疏肝利胆等多种功能。

诸药合用可疏肝利胆，清热利湿，行气活血，通瘀止痛，加速松弛奥狄氏括约肌，促进胆内郁结的胆汁、沉积的胆泥及结聚的有形物质排出，从而达到治愈胆囊炎、胆石症的目的。

2. 秘方四味汤

【组成】玉米须 60g 茵陈 30g 山栀子 15g 广郁金 15g

【主治】慢性胆囊炎时轻时重，缠绵日久。

【疗效】此方为一秘方，曾治疗多人，疗效显著。

【验案 1】某女患慢性胆囊炎多年，时轻时重，缠绵日久，久治不愈。1992 年偶得上述秘方，服 3 剂即疼痛消失，服 6 剂后症状全无，至今未再复发。

【验案2】陈×，男，患胆囊炎3年多，曾经住院治疗，但一直未愈。后来服用本方治疗半个月而痊愈。

三十二　肾炎

1. 黄芪灵脾饮

【组成】黄芪12g　仙灵脾12g　白术9g　防风9g

【主治】隐匿性肾炎。

【用法】水煎服，每日1剂。

【加减】气虚较甚，或偏阳虚者，去防风，加桂枝、党参、仙茅、肉苁蓉、菟丝子；偏阴虚者，加白花蛇舌草、桑椹、知母、黄柏。

【疗效】治疗36例，基本缓解30例，无效6例。对治疗尿红细胞、尿蛋白的有效率分别为90.9%、83.3%。

【按语】方用黄芪、防风、白术强卫固表，加仙灵脾补中益肾，重在外护内固。诸药具有增强机体免疫功能，有双向调节作用。本方名和剂量由笔者所拟。

2. 复方核葡萄方

【组成】核葡萄20g　透骨草20g　松萝茶20g　麻黄20g　大枣7枚

【主治】急性肾炎水肿。

【用法】水煎服，每日1剂，分2次口服。

【疗效】临床应用，效果显著。

【验案】李××，女，30岁。患者一个月前患感冒、扁桃体炎。近日突然面目浮肿，不到3日遍及全身，伴有发热，恶风，时有咳嗽。肢体酸痛，小便不利。因病情进展迅速，急来就诊。即用上方，服1剂，浮肿渐消，身觉轻快。服完3剂，浮肿全消。后来信告之，从未再发。

【按语】本方为长春中医学陈玉峰教授治急性肾炎、水肿经验方。方中核葡萄、透骨草疏风解表；麻黄、松萝茶宣肺利水。若无松萝茶，可用花茶代之。无核葡萄可用白葡萄代之，方名为笔者所拟。

3. 二白二草汤

【组成】白花蛇舌草　白茅根　旱莲草　车前草各 9～15g

【主治】急性肾炎。

【用法】上药水煎，分 2 次服，每日 1 剂。

【疗效】用上药治疗急性肾炎患者 50 例，其中治愈 40 例，好转 10 例。浮肿一般在 27 天内完全消退。

4. 玉米须三草汤

【组成】玉米须（柱头）15g　车前草（带籽）15g　旱莲草 15g　小青草 15g

【主治】急性肾炎。

【用法】上药水煎服，每日 1 剂。5～7 日为 1 个疗程。

【加减】镜检红细胞"＋＋＋～＋＋＋＋"者，旱莲草可增加至 30g；全身浮肿明显，尿检蛋白"＋＋＋～＋＋＋＋"，透明管型或颗粒管型"＋＋＋～＋＋＋＋"者，车前草、小青草可增至 30g；高血压者，玉米须可增加至 30～60g。

【疗效】用上药治疗急性肾炎患者 50 例，痊愈 46 例。轻者 1 周，重者 2 周即可获痊愈。随访 1～2 年未见复发。

5. 逐水消肿方

【组成】二丑各 63g　红糖 120g　老姜 300g　大枣 60g

【主治】上药制成软膏或丸剂，等量分开，于 2 天半服完。每餐空腹服，忌油、盐 3 个月。

【疗效】治疗 6 例，疗效显著，水肿消退，尿量增加，管型减少，血压正常。

【按语】本方对肾病综合征、水钠潴留引起之水肿有逐水消肿之功能。待水肿消退后尚需投以益气活血、健脾补肾之中药进一步治疗，待机体免疫功能调整后，病情方能真正稳定下来。

6. 黑丑丸

【组成】炒黑丑 100g　盔沉香 5g　生姜汁 15g　红糖 150g

【主治】水湿性肾炎。

【制法】先将炒黑丑、沉香共研细末，与生姜汁、红糖混匀，用蜂蜜 200g，炼蜜为小丸。

【用法】每次服 15g。

一般服药 2 小时排稀便 3 次，以后即可泄水，势如暴注，水肿得以迅速消退。不泻者，服药如前法，得水泻后，小便亦往往随之通畅。当水肿消退接近正常时，按"衰其大半而止"的法则，给予胃苓汤扶脾利湿调理之。倘病人不泄水便，只泻稀便则停服，改方治疗。

【疗效】本方治水湿性肾炎疗效显著。

【验案】李×，女，成人。患者得肾炎，经中西医两法治疗未效，发汗利水法多次用过，不但水肿未消，腹胀甚，水肿较甚。再用前方发汗、利小便已不济事。只有先行通下以逐水，随治随调补，期望治愈。

此为水湿壅盛所致，乃以自制黑丑丸给患者服之，每次 15g。服药 3 次后，患者先泻稀便，继而水泻如注。经一天后，水肿消失，腹部柔软如常，已无胀闷之感。但觉疲乏无力，可喜的是小便亦随之畅通。又按衰其大半而止的法则，给予胃苓汤挟脾渗湿以调之。以后二药酌情服用，经半月治疗，患者之症状、体征完全消除，尿检正常，痊愈出院。以后随访 3 次，病未复发。

【按语】水湿型症见肢体水肿，按之有明显凹隐，甚至如按泥中，指痕缓缓消失，小便不利，身体困倦，舌质胖嫩，舌苔白腻，脉沉缓。甚者水湿久聚，出现胸闷腹胀，小便短赤，大便干结，尿闭或伴气喘，卧则呼吸困难，脉象沉实，舌苔黄腻。病势已急，但正气未衰，可按急则治标之原则，采取逐水及利湿交替之法治之。

水湿久聚之证，用下法往往收效显著。如只利小便，往往适得其反而尿闭更甚。因病邪盛，常导致肾功能减退，不能发挥其化气行水作用，泻大便正是因势利导。水湿由肠道排出体外，不仅水肿很快消失，肾主水之功能亦得以恢复，小便亦通畅矣。

7. 黄芪鲤鱼汤

【组成】鲤鱼一条（250g） 黄芪 30g 赤小豆 30g 砂仁 10g 生姜 10g

【主治】肾病综合征。

【用法】先以适量水煎药，30 分钟后将去掉内脏并洗干净后的鲤鱼放入锅内，鱼药同煎，不得放盐，开锅后文火炖 40 分钟，取出即得。喝汤食鱼肉，每日或隔日 1 剂。慢性肾衰终末期水肿者勿用。

【加减】肿甚，应同时服用利水中药，一旦肿消或留有微肿时，则可单用本方以调理。方中黄芪在水肿明显期以生者为宜，转入恢复期则用炙黄芪。

【疗效】临床观察，服用本方后消肿可分为 3 个阶段，用本方 5～10 日，虽尿量增加不明显，但肿渐消；用本方 10～20 日，尿量骤增而水肿基本消退；用本方 20 日后，尿量正常，实验室检查有所改善。

【验案】曾治一中年女性肾病水肿患者，全身水肿，尿少 8 年余，并伴有神疲乏力，腹胀便溏，纳差呕恶之症。入院后经较长时间服用健脾利水方剂，尿量渐增，出院时仍有微肿、乏力。嘱其间断服用补中益气汤，并常服黄芪鲤鱼汤。后患者来信曰：出院后四个月中遵嘱服药，仅鲤鱼就吃了 20 余条。不但肿消神振，且体力恢复较好，复查有关血尿或肾功能指标亦转正常。

【按语】中医治疗肾病综合征水肿，极为重视水液代谢的自调能力，所以退肿虽缓，但一旦肿退则不易反复，且无副作用。

方选血肉有情之品鲤鱼利水健脾；黄芪补肺脾之气，既能启上源，又能助脾运，故能补气运阳以利水；赤小豆活血利水；生姜能温胃散水，和胃降逆；砂仁醒胃化浊。诸药合用共奏益气、活血、利水、和胃之功。部分患者服用本方后，尿蛋白减少，与黄芪的补气升阳作用有关。因脾肺之气得补，升降复常，清者升，浊者降，各行其道，肿势得消。

8. 鲫鱼利水汤

【组成】陈皮15g　砂仁15g　紫皮蒜8～10瓣　松萝茶（或好红茶）30g　鲫鱼（或鲤鱼）一条（约250g）

【主治】水肿。

【用法】去除鱼鳞及内脏，将上药装入鱼腹中，用线扎好，置砂锅中，清水煮熟去药，可加少许白糖及米醋。吃鱼，饮汤，每日1剂。

【疗效】本方利水消肿，健脾益气，用于凡由心、肝、肾病患者以及营养不良所致的低蛋白血性水肿、腹水、小便短涩不利者，均可应用。对黏液性水肿效果不佳。

【注意】服此药时应忌盐。

9. 鲤鱼汤

【组成】鲜鲤鱼一条，重约250g（刮鳞，去肠杂）。
有风水者，配桑白皮、茶叶、葱白。
脾阳不振者，配党参、白术、干姜等。
肾阳衰者，伍附片、肉桂等。

【主治】慢性水肿病。

【用法】将鲤鱼刮鳞，去肠杂，加药加水同煎煮约15分钟，去药渣，温服汤汁，食鱼肉。

【疗效】鲤鱼汤是张兆智老中医的经验方，张老执医60余载，积累丰富经验，对水肿治疗，常用鲤鱼，每收桴鼓之效。

【验案1】吴××，男，32岁。自述3天前，始觉头痛不适，畏风发热，全身酸痛；继则颜面浮肿，并波及四肢，肤色鲜明；气促胸闷，舌略红，苔薄白，脉浮滑而紧。尿检，蛋白"＋＋"，红、白细胞少许。证属风水泛滥，肺气失宣。治宜宣肺利水。处方：

鲜鲤鱼一条（刮鳞，去肠杂）　茶叶 30g　桑白皮 30g　葱白 8 根

四药加水同煎 15 分钟去渣，温服汤汁，食鱼肉。7 剂后，浮肿大减，但觉疲乏无力，再续原方 7 剂，浮肿消退，尿检正常。

【验案2】罗××，男，12 岁。全身浮肿已历时 4 月余，神疲体瘦，纳食不振，食则脘胀，肿以腰以下为甚。溲少便溏，舌淡，苔白滑，脉沉软。尿检：蛋白"＋＋＋"，红细胞、白细胞、脓球各少许。证属水湿浸渍，脾阳不振。治宜温脾助阳，通利水湿。处方：

鲜鲤鱼 1 条（去鳞、肠杂）　党参　炒白术　赤小豆各 15g　干姜 5g　炙甘草 3g

服 20 剂后，症状好转，浮肿大减，仅晨起略有浮肿，再以归脾丸调理，巩固疗效。

【验案3】倪××，女，47 岁。遍身浮肿半年，面色㿠白，心悸胸闷，肢体不温，肩背腰部冷痛不适。晨起便溏，舌淡肿，有齿痕，脉沉弱。证属肾阳虚衰，拟以温肾壮阳、化气行水。处方：

鲤鱼约 250g（刮鳞，去肠杂）　淡附片 10g　肉桂 3g　生姜 5 片　炒白术　茯苓各 15g

服 15 剂后，四肢转温，胸闷心悸减，浮肿稍退，舌质转微红，拟原方去肉桂，加赤小豆。

再服 10 剂后，浮肿明显减退，诸症好转，食欲增，病去，以济生肾气丸调治善后。

10. 化气利水汤

【组成】花生仁 90g　辣椒 30g　蒜头 60g　赤小豆 120g　红鲤鱼（去肠杂）250g　无鲤鱼可用牛肉 250g 代替。

【主治】水肿、肝硬化腹水。

【用法】鲤鱼与药用煲煮极烂（约1小时），以不甚辣为度，空腹温服。

【疗效】用此法医治正虚邪实的严重水肿病人，屡收良效。

【验案1】萧××，女，46岁。1958年患水肿，治疗半年不愈，病情加重。面色青白，晦暗无光，目合神疲，腹胀如鼓，下肢肿胀，脉沉细欲绝，3天未大便，小便亦很少，卧床不起。服上药1剂，水肿即消退大半，能坐立。再服1剂，水肿消，行动自如。续服加味理中汤。处方：党参30g，白术24g，炙甘草9g，炮姜9g，肉桂6g，陈皮9g，3剂即痊愈，恢复劳动。

【验证】用本法炮制用于小儿肾病综合征所致的严重水肿，疗效甚佳。

【验案2】李××，男，4岁，1987年10月12日入院。症见面部及四肢高度浮肿，呈指凹性，有大量腹水，体重20kg，腹围75cm。伴恶心、呕吐、低热等症。尿量一昼夜约80ml，舌红苔薄黄，舌中间苔厚腻。

即给上方一剂，2天内频食服。3天后尿量始增，伴有水泻，量多，浮肿渐退。第6天又给原方半量，尿量一昼夜达1700ml，体重降至13kg，腹围正常。又给温阳利水、健脾补肾之品20余剂善后，临床治愈出院，随访1月未复发。

11. 商陆鲤鱼汤

【组成】商陆10g　半边莲30g　虎杖30g　赤芍15g　鲤鱼或黑鱼1条（约500g）

【主治】慢性肾炎。

【用法】上药同煮鱼，喝汤食鱼肉。

【疗效】本方治慢性肾炎，历试有奇效。

【按语】对于慢性肾炎，沉疴入羔，虚处恋邪，邪正杂处，治疗非纯补纯泻所能奏效，须正确把握补正和祛邪的分寸。泄毒化瘀之药，必用商陆、半边莲、虎杖、赤芍，盖四药性非峻烈而建功卓著。经多年的体会和筛选，对慢性肾炎特别相宜，尤其商陆一味，凡苔腻者必用。《本草求真》曰："功专入脾行水……湿热、蛊毒、恶疮等症服此即能见效。"可见不唯行水有力，且擅泄热毒。我发现不少民间治肾炎的单方以此为主药，历试有效。

本方寓伐邪养正之中，屡用有良效。或取商陆一味研细末，每用2g，纳入鸡蛋（去黄留白），隔水清炖，每日服1~2次；或用商陆、甘草（2:1）研细末，每服1~2g，每日服2次。

若尿素氮、肌酐偏高当加倍用量或用人参粉与商陆等量服之，每有殊效。

12. 清解尿毒茶

【组成】土茯苓 30~60g　防己 15~30g　穞豆衣 30g　甘草 10g

【主治】尿毒症。

【用法】水煎30分钟，每日1剂，频频温服代茶饮。

【疗效】临床应用，疗效显著。

【验案】边××，男，36岁，医生。慢性肾炎尿毒症，化验尿蛋白"＋＋~＋＋＋"，红细胞不多，但经常有管型出现。非蛋白氮 57.1mmol/L，血红蛋白 70g/L，下肢浮肿Ⅱ°。患者一般状况尚可，但面色苍黑少泽，腰痛无力，有泛恶少食、头晕等症状。脉略涩，舌淡暗有少量黄白苔。用本方加味治疗4个月，尿蛋白"－~＋"，红细胞、管型均消失。血红蛋白上升至120g/L，浮肿完全消失，亦无其他症状，舌脉转为正常。至今观察6年，情况良好。

【按语】方中土茯苓可解诸毒，对无机毒性物质及体内代谢的有毒物质都有解毒作用；防己泄邪解毒；穞豆衣解毒益肾，平肝利水；甘草具有多种解毒作用，并能补脾和中。四药合用，解毒祛邪，兼有扶正之效。

13. 复方牵牛汤

【组成】牵牛子 9g　甘遂 9g　肉桂 10g　车前子 30g

【主治】肾病综合征之严重水肿。

【用法】水煎服。

【疗效】曾用此方治疗慢性肾炎、严重水肿者 8 例，皆全部治愈。方中剂量不可增减，服用后有时出现上吐下泻的现象，随之尿量增多，水肿消退而愈。

【按语】此方为峻下逐水剂，用以治疗肾病综合征以及慢性肾炎、小便不利而致全身水肿，按之凹陷，面色苍白，百药不效者，可获奇效。本方利水峻猛，一般身体较壮者可用，但中病即止；身体极度虚弱者应慎用。

三十三　肾盂肾炎

乌蕨茅根汤

【组成】乌蕨 30g　茅根 30g　车前草 30g　白花蛇舌草 30g

【主治】肾盂肾炎。

【制法】上四味药均用干品，加水浸泡 30 分钟，再煎煮 30 分钟，每剂煎 2 次。将 2 煎混合后，浓缩为 80ml。

【用法】每日 1 剂，分 2 次服。体壮症急者，可日服 2 剂。

【加减】若下焦湿热壅盛者，加柴胡 18 ~ 30g，蒲公英、地丁各 30g，一日夜可服 2 剂；若少气困倦，头晕乏力，舌淡脉细者，加黄芪、党参或太子参；若手足心热，口干不渴，心烦少寐，舌红，脉细数者，加生地、女贞子、龟板、丹皮、泽泻；阳虚明显者，可加熟附子。

【疗效】20 世纪 70 年代初，以本方制成水剂，进行大样本病例的临床观察，疗效显著。急性肾盂肾炎患者服后，症状一般在 3 ~ 5 天内得到控制。服药 20 天左右，尿培养一般可转阴。转阴后须继续服药，以巩固疗效，否则，仍有复发的可能。

【验案】李×，女，21岁，1974年10月14日入院。患急性肾盂肾炎，恶寒发热、腰痛、尿频、尿急、尿痛、溲短黄赤、苔薄白，脉浮数。尿培养：白色葡萄球菌15万/ml。予上方加柴胡、蒲公英，日进2剂，3天后，热平症减，病情得到控制。继续服药20余天，每日1剂。尿培养3次阴性，遂告愈，出院。10年后随访，未见复发。

【按语】乌蕨，别名小野鸡尾，属蕨科，金粉蕨。产于我国长江流域至南部和西南各省，多生长于山坡、林下、沟边，阴湿岩草丛中，根茎和全草入药，性寒味苦，无毒，解各种毒，清热，利湿，止血；白花蛇舌草性寒味甘苦，清热利湿解毒，现代药理研究证明其有抗菌消炎的作用；车前草甘寒清热利水；白茅根味甘性寒，凉血止血，清热利尿，药理研究证明有抗菌、利尿作用。综观全方药味，一派寒凉，具有显著的清热解毒、利水作用。适用于因热毒蕴结所致的尿频、尿急、尿血等泌尿系炎症。脾胃虚寒者慎用。

三十四　泌尿系感染

1. 马齿苋合剂

【组成】马齿苋 100~120g　蒲公英 30g　车前子 30g　白茅根 15g

【主治】急性泌尿性感染。

【用法】上药均用鲜品，洗净后加水 2000ml，煎至 800ml，每日 1 剂，分 3 次服。

【疗效】治疗 110 例，全部治愈。服 2 剂愈者 53 例，3 剂愈者 31 例，4 剂愈者 16 例。

【按语】本方马齿苋辛寒，清热解毒，为治热淋、血淋之要药，对大肠杆菌、葡萄球菌有显著抑制作用；蒲公英、车前子、白茅根有抗菌消炎、清热除湿解毒之功。四药合用，治疗急性泌尿系感染效果颇佳。

2. 二黄栀蒺散

【组成】姜黄150g　黄柏9g　栀子120g　蒺藜150g

【主治】泌尿系感染，症见尿频、尿急、尿中带血、膀胱刺痛症状。

【用法】上药共研末，混匀，每次用5g，每日1～3次，水煎服。

【疗效】临床上用本方治疗湿热下注型泌尿系感染，疗效满意，未见明显副作用。

3. 二花茶

【组成】金银花50g　菊花25g　瞿麦25g　白茅根25g

【主治】蜜月性膀胱炎，以尿急、尿频、尿痛为主要症状者。

【用法】将上药放入保温杯内，灌满沸水，加盖壶盖，每次浸泡30～40分钟，以水代茶频服。每日1剂，每剂药可冲泡3～4杯。

【疗效】新婚期间，女方易患蜜月性膀胱炎，本方一般连服3～5剂即可治愈。临床观察本方有明显的清热解毒及利水通淋作用，无副作用，可以放心服用。

4. 凤瞿海草汤

【组成】凤眼草10g　瞿麦6g　海金沙6g（包）　灯心草6g

【主治】各种原因引起的血淋、尿血。

【用法】水煎服。

【疗效】本方为已故名医尚古愚老先生验方，经临床验证，治疗各种原因引起的血淋、尿血，疗效甚捷。

三十五　泌尿系结石

1. 金珀硝石散

【组成】海金沙 100g　苏琥珀 40g　净芒硝 100g　南硼砂 20g

【主治】砂石淋（泌尿系结石）。其症轻微者，尿中常见沙粒，细小而易出或偶感微痛或排尿不畅；严重者则屡发或突发腰部剧烈绞痛，下掣少腹，痛不可耐，小便癃闭或尿中带血。

【用法】以上诸药共研极细末，密罗筛过后，装瓶备用。每日 3 次，每次以白开水送服 5～10g。

【疗效】本方为黑龙江中医药大学马骥教授自拟经验方，药专力猛，能治疗泌尿系结石，疗效颇著。

【验案】陈×，男，45 岁。素体健康，唯近日来腰部时发绞痛，不得仰俯，经 X 线摄片诊断为尿路结石，阴影约 0.5cm×0.8cm，嵌于右侧输尿管中段。因种种原因，患者拒绝手术。予上方治疗，服 2 日，腰腹缓痛顿止，身体俯仰如常人。嘱继服以资巩固。至 3 周，复摄片查之，结石消失，至今 10 年未复发。

【按语】方中海金沙甘寒，利水通淋，为治疗淋证之要药；琥珀甘平，活血散瘀，利尿通淋，既可排石，又可止痛；芒硝咸、苦、寒，能逐实化石；硼砂甘、咸、凉，因其为碱性，口服用于尿道杀菌，特别是尿为酸性时，可使之成为碱性，这对于排石和防止继发尿路感染都是有益的。

2. 化石散（一）

【组成】六一散 50g　鸡内金 50g　硝石 50g

【主治】肾结石。

【用法】六一散与硝石共为细末，备用。鸡内金煎汤，取 200ml，冲服 0.35g 药末，早晚空腹各服 1 次。

【疗效】治疗肾结石，疗效颇佳。

【验案】李××，男，29岁。经 X 线摄片显示右侧输尿管相当于 3~4 腰椎间有 0.8cm×0.5cm 的结石阴影。腰及右腹部阵痛，茶色尿。尿检：蛋白"＋＋＋"，红细胞满视野，白细胞"＋＋"，经注射吗啡、阿托品等痛减，但仍钝痛时作。经用小蓟、茅根、石韦、鸡内金煎汤冲服化石散，5 剂后血尿止，又服 5 剂，症状消除，尿检正常，摄片结石已消失。

【按语】本方为著名老中医周鸣岐主任医师自拟验方，方中六一散清热治疗石淋；硝石破坚利尿，治水肿五淋，《中国医学大辞典》称其能"柔五金，化七十二种石"；鸡内金有助运化、磨砂石之特长。诸药配用清湿热，化砂石。

应用时注意硝石主要成分为硝酸钾，有毒，应严格掌握服用剂量，孕妇忌服。

3. 化石散（二）

【组成】硝石 30g　鸡内金 20g　滑石 25g　生甘草 5g

【主治】肾结石。

【用法】上药共研细末，口服，每次服 3~5g，每日 3 次，空腹服之。

【疗效】治肾结石，疗效卓著。

【验案】李×，男，36 岁。3 月前患肾结石入院。症见腰痛阵作，痛引少腹及股阴部。面色苍白，额出冷汗，排尿淋沥涩痛，尿色黄赤浑浊，尿中含有少量细砂样沉渣，舌暗红，苔薄白微黄，脉弦细。拟用此方加减，口服一周后，先后排出砂石 20余块，继服六味地黄丸以巩固疗效。

【按语】本方与上方都是著名老中医周鸣岐主任医师自拟经验方，临床应用，疗效卓著，读者可参考应用。

4. 附金汤

【组成】熟附子 12g　金钱草 30g　泽泻 10g　熟地黄 20g

【主治】肾结石合并肾盂积水。

【用法】水煎服，每日 1 剂。

【疗效】治疗肾结石，疗效颇佳。

【验案】刘××，男，46 岁，1977 年 6 月 15 日初诊。

右肾下盏结石年余，反复服排石药，并配合"总攻"，多次未效。因有轻度积水，别院动员手术治疗，但病人要求再攻，患者头晕，眼花，面部虚浮，右腰重坠，小腹及双下肢有冷感，小便浑浊，夜尿多，唇舌淡白，脉浮虚而迟。临床诊断为肾结石并肾盂积水。

服"附金汤"20 剂后，体力渐复，同年 9 月照片复查，结石已降至输尿管上段。间有小腹坠痛而胀，小便不利，按原方加冬葵子 12g，肉桂 3g，连服 25 剂，最后排出 0.9cm×1.4cm 结石一颗，拍片已不见结石，诸症得除。

【按语】治石如何佐以温热？柯韵伯云："肾中有火，始能治水。"结石嵌顿引起肾盂积液似多属阳虚，温运肾阳为施治之大法。特别是一些久病阳虚的患者，对附子耐受量较大，出现双下肢冷感是肾阳虚的表现，这是可用附片的指征。腰痛、尿脓血用附子，桂枝辛温大热，似难解释。须知腰痛、尿脓血是结石从属症状群。据小腹冷痛，喜热喜按，金钱草化石通淋，得附子之大热，则寒性散而通利之性存。一寒一热，一通一塞，升降通用，相辅相成。用金钱草、冬葵子等苦、甘、寒之品，少佐肉桂以助附子之力，气化行，热解邪出，乃不固之固，不利之利。通阳不在利而在温，肾阳振奋，精藏则正复。用意不仅在于治疗少腹冷痛，更主要的还在于改善肾之功能，所以结石得以顿下。

附方　内金胡桃膏

【组成】胡桃仁（烤或蒸，轧碎）500g　鸡内金 250g（炮、研细末）　蜂蜜 500g

【主治】泌尿系结石。

【制法】将蜜熬开，入胡桃仁、鸡内金粉搅匀，再熬 5 分钟即得，装瓶备用。

【用法】每次1汤匙，每日3次，饭前服，服后多饮温水。

【疗效】本方为山东中医药大学周凤梧教授自拟验方。本方药简而功效专，治疗泌尿系结石，常取桴鼓之效。

【验案】郭××，女，53岁。突发肾区绞痛，伴呕吐。尿检红细胞、白细胞各"＋＋"，经 X 线摄片发现右输尿管下段有 0.3cm×0.4cm 结石阴影。经多方治疗，绞痛变为持续性隐痛，呕吐缓解。予服上膏半月，腰痛缓解，胃口大开。摄片显示结石已下至膀胱右下方。再服至第 17 日，突感尿道不适，继而重坠，随尿排出绿豆大灰黑色结石 1 枚，告愈。

5. 复方益母草汤

【组成】益母草100g　枳壳12g　泽泻12g　大黄6g

【主治】尿路结石。

【用法】每日1剂，分2次温服，2周为1个疗程。1个疗程结束后停药3~5天，再行第二个疗程。

【加减】腰腹绞痛甚者酌加三棱、莪术、红花、丹参、赤芍，伴小便频数短涩，滴沥刺痛者，加八正散；缓解期，结石滞留不下者，重在补肾。阳虚者，合济生肾气丸；阴虚者，合六味地黄汤，酌加续断、狗脊、怀牛膝、巴戟天等壮腰健肾之品。

【验案】邓××，男，44岁。右下腹胀痛伴尿后疼痛10天，脉弦滑，苔黄。尿常规：红细胞"＋"。1982 年 6 月 23 日腹平片"右输尿管下段近膀胱处可见 0.6cm×1.2cm 的结石阴影"。诊断：右输尿管下段结石。服上方 3 剂后，于 1982 年 6 月 27 日排出结石 1 粒，有 0.6cm×1.2cm 大小。

【按语】本方选用活血化瘀，兼利尿的益母草为主药；配以大黄助其行瘀之力；配用泽泻增强利尿之功；加用枳壳理气行滞，增强其活血化瘀之力。四药合用，体现了活血化瘀、利尿排石的治疗原则，增加了中医药治疗尿路结石的手段。

三十六 癃闭

1. 神效通闭汤

【组成】补骨脂20g 石韦30g 皂刺30g 元胡30g

【主治】各种原因引起的尿潴留。

【用法】水煎2次，取汁200ml，根据病情1次或2次服。

【疗效】本方治疗33例，其中急性尿潴留14例，慢性尿潴留19例；其中前列腺增生所致者24例，泌尿系感染所致者5例，膀胱结石者4例，发病最短者1小时，最长者15年。其中有23例曾先后服过乙烯雌酚、前列康、呋喃坦啶，或经过针灸、热敷治疗，6例患者反复进行导尿疗法。

结果33例经治后均获痊愈（排尿通畅，残余药量少于10ml）。4例服1剂痊愈，其余服药30分钟左右均有小便排出或尿量较前增多，经B超检查膀胱残余尿量均在60ml以上。但继续服用神效通闭汤，均获痊愈，服3剂而愈者21例，服4~10剂而愈者6例，服11剂以上痊愈者2例。1年后随访，再次发病者4例。

【验案】周×，男，54岁。1982年10月7日初诊，患者每因过度饮酒或着凉后，即小便淋沥，点滴难出，日十余次，如此反复发作已7年。经某医院膀胱造影诊断为"前列腺肿大"，经用乙烯雌酚、呋喃坦啶，或导尿缓解。但病情屡次发作，并逐渐加重。7天前又因着凉排尿困难，点滴而出，不能排尽，时有自遗，自服上述药物不见好转。突然小便点滴不出，小腹胀满不适，急来我院诊治。

给予神效通闭汤1剂，急煎取200ml，1次服下。约1小时许，患者自行排尿约600ml，B超检查膀胱残余尿量少于10ml。另取10剂为粗末，嘱其发病时用开水泡服，1年后随访，病未再发。

【按语】急、慢性尿潴留，属中医"癃闭范畴"，临床并不少见，但治疗很棘手。中医认为本病的发生与肺、脾、肾、三焦有密切关系。其中尤以肾为关键。本方中补骨脂温肾助阳为君，现代药理研究证明，此药有兴奋平滑肌作用，可促进排尿，对神经因素造成的尿潴留尤为适宜，并且有抗菌和雌激素样作用，和其他药配合使用，对前列腺肥大引起的尿潴留亦获捷效；石韦利水通淋；皂刺取其搜风、拔毒消肿之功，用以治小便不利者每获良药；元胡活血散瘀、理气止痛，助石韦、皂刺消除尿路梗阻而止痛，使小便通利。

四药配合，相得益彰，肾气充实，气化正常，湿热得清，小便通利，诸症自除。

2. 验方通闭散

【组成】蟋蟀3枚　蝼蛄3枚　蝉蜕9g　浮萍9g

【主治】尿闭。

【用法】前2味药焙干研末，用蝉蜕、浮萍水煎10分钟。每日1剂，早、午、晚冲服。

【疗效】临床应用，屡获捷效。

【验案】黄××，男，57岁，患者因急性肺炎入院。肺炎将愈之时，突患尿闭，腹部膨隆如鼓，服西药无效，每日靠导尿管导尿，痛苦异常。服本方1剂，即可自行小便，2剂痊愈。

【按语】方中蟋蟀、蝼蛄为虫类药，素喜走窜钻营，挖寻地阴孔穴，取之以通水之下源；蝉蜕、浮萍轻扬外浮，有开郁通闭之能，可通水上源，水之上下源得通，气行水行，三焦水道通利，则尿自遗。本方为中国中医科学院赵锡武教授经验方，屡用效捷。

3. 外敷验方

【组成】葱白2根　肉桂3g　木通1g　黄柏1g

【主治】憋尿而解不出，下腹坠胀，坐卧不安。

【用法】先将肉桂、黄柏、木通研成细末，与葱白一块捣烂如泥，外敷在肚脐中（神阙穴），比脐眼大1cm，上撒少许细盐末，用热毛巾敷上，或用热水袋，然后喝几口热开水。

【疗效】此方是先师周骥老中医经验方，具有引火归原、通阳利水、解毒杀菌的作用。实践体会本方对药物性尿潴留、神经性尿潴留、压迫性尿潴留，或部分堵塞性尿潴留效果好。既方便，又简单。但要注意避免烫伤。

4. 葱矾熨法

【组成】生葱（细葱）250g　白矾20g　丁香10g　肉桂10g（丁桂散20g）

【主治】癃闭。

【用法】先将生葱洗净，切碎，和入白矾末、丁桂散，共捣如泥，敷于神阙、关元、水分穴上，敷料覆盖，再加热水袋热熨30分钟。每日换药1次。

【验案】陶×，男，78岁。有前列腺肥大史，经常小便淋沥不畅，近因劳累而致尿闭1天，少腹胀痛。平素体弱，腰痛怕冷，脉细，苔白，证属肾阳不足，膀胱气化不利。嘱用葱矾熨法，30分钟后觉热气入腹，1小时后小便通利，免除了导尿之苦，举家欢庆。

【按语】前列腺肥大而致癃闭为老年人常见多发病，一般多因肾阳不足、气化不利而致水湿潴留。本方用大葱辛散温通，丁香辛热香窜，肉桂温阳逐寒，配以治大小便闭之白矾。用热熨法，将辛香走窜、温肾化气之药物，通过经穴转输，使潴留之水湿得以宣化而从小便排泄。

三十七　遗尿

1. 遗尿奇效方

【组成】巴戟天 30g　白术 30g　益智仁 9g　肉桂 3g

【主治】遗尿，症以畏寒喜暖、面黄体怯者。

【用法】水煎服，每日 1 剂。

【疗效】本方有暖肾缩尿、益阳消阴、温经散寒的作用。主要用于肾虚不以温化水液引起的遗尿。一般服 1 剂止，4 剂不再遗尿。

2. 补肾功阳散

【组成】巴戟天 20g　肉苁蓉 100g　覆盆子 100g　黄酒适量

【主治】夜尿症（尿床），各种原因引起的遗尿及小便短数失禁者。

【用法】将上药研为细末，每服 3g，1 日 2 次，用黄酒送服，小儿酌减。

【疗效】本方对肾阳不固引起的遗尿症疗效确切，不论小儿、老人、成人均可应用本方。

3. 牛鞭遗尿方

【组成】白果 6 枚（炒熟去壳）　覆盆子 10g　牛鞭（雄牛的外生殖器，包括睾丸）1 具　生姜 3 片　食盐少许

【主治】顽固性遗尿。

【用法】水适量，文火炖熟，于下午 5～7 点，1 次服完，1 日 1 剂。

【疗效】以此方治疗十余例顽固性遗尿患者，无论老小，年龄小者 7 岁，大者 69 岁，经上方治疗，病皆痊愈。

4. 外敷验方

【组成】 芡实 30g　桑螵蛸 15g　硫黄 90g　大葱 10 棵

【主治】 遗尿。

【用法】 先将大葱 10 棵洗净，与三味药共捣为泥状，存放在洁净玻璃瓶内备用，一般存放 7 天。每晚睡前不管成人与小儿，先用 75% 酒精棉球将脐周围腹壁消毒，然后将药膏摊在肚脐周围，再用绷带绕腰缠紧固定，次日早晨取下。第二天晚上，仍按前法使用。

【疗效】 一般 5 次可愈。

附方　加糖遗尿散

【组成】 浮小麦 60g　黄荆子 60g　白（红）糖适量

【主治】 遗尿。

【用法】 先将前二味药晒燥，炒至爆，共为细末（糖后入）。口服，每日 2 次，每次 20g，连用 3 日，效不显著时，继续用之，用量加大。

【验案】 余友新婚之夜即发生遗尿，往日亦然。结婚后夫妇为之不和，友甚为苦恼。余知后即告友服用加糖遗尿散，其照方服之，病得以除，夫妇转合。

所用之黄荆子以霜降后采者为佳。

三十八　贫血

1. 乌金枣丸

【组成】 大枣 500g　皂矾 30g　面粉 50g　红糖 60g

【主治】 钩虫性和缺铁性贫血。

【制法】 面粉先加水和成面团，将皂矾包入，放火烧透，至焦黄为度，待冷后，共研细末，将大枣用水煮熟后去核；再把所有的药物放在一起合和，制成绿豆大丸药，风干备用。

【用法】每日 3 次，每次服 6～10g，温开水送服。

【验案】王××，女，26 岁。1962 年春初诊。婚后身体虚弱，全身黄肿虚胖，月经量少，有时隔月不潮，婚后 5 年不孕。经检查，诊断为缺铁性贫血。先用归脾汤治疗，后改服本药，服药一个月后，食欲大振，面色转红润，黄肿尽退，月经量较前多且色红，停药半年后怀孕。

【按语】缺铁性贫血，可由钩虫病引起。本方为民间验方，方以大枣、面粉、红糖益气健脾养血；妙在皂矾一味，功能为养血杀虫，后世以皂矾为主治疗钩虫病和贫血的案例屡见不鲜。现代药理试验证实，皂矾含有硫酸亚铁，为治疗缺铁性贫血之要药。故四药相合，有强力补血作用，并能杀灭钩虫。用于钩虫病和其他原因引起的缺铁性贫血颇为适合。

服用本方应忌茶和荞麦面。

2. 三黑大枣散

【组成】黑矾　炒黑豆　炒黑芝麻　大枣肉各 120g

【主治】各种原因引起的贫血。

【制法】取馒头 120g，将馒头上方开口取心、包入黑矾，火烤至黑矾熔化为度。另将炒黑豆、黑芝麻研末放入，用大枣肉拌匀诸药，压成饼状，晒干研末，均分 80 包，备用。

【用法】口服，每次 1 包，每日 2 次，白开水送服。忌茶水。

【疗效】本方治疗各种原因引起的缺铁性贫血患者，效果显著，一般服 1 料药即可痊愈。

3. 鲜藕大枣粥

【组成】鲜藕 100g　大枣 7 枚　红糖　粳米各适量

【主治】贫血。

【用法】上药加水适量，同煮粥法，常煮粥喝。

【疗效】本方以藕为主，临床服用无任何副作用，临床屡用均效。

4. 四合粉

【组成】徐长卿　紫河车　小叶鸡尾草　生甘草各等量

【主治】再生障碍性贫血。

【用法】将上药共研为细末，装入瓶内备用。用时，每次口服 2～4g，每日 2～4 次，1～4 个月为 1 个疗程，以饭前服用为宜。

若服药期间病情危重时，可输少量鲜血，或予其他对症治疗，使病情稳定，但不必停药。服药期间，忌食生冷辛辣及白萝卜、南瓜等。

【疗效】用四合粉治疗再生障碍性贫血患者 20 例，其中男 8 例，女 12 例；年龄最大者 42 岁，最小者 12 岁。结果：基本治愈者 8 例，缓解者 5 例，无效者 7 例。总有效率为 65%。此方男女老幼均可服用，没有任何副作用，具有药源丰富，制作方便的优点，值得推广。

【按语】再生障碍性贫血属中医虚劳血证范畴。脾为后天之本，气血生化之源，有生血、统血之功；肾为先天之本，主骨生髓。脾肾虚弱，则化源不足，精血亏虚，骨髓造血功能衰退。所以治疗再生障碍性贫血，应从脾肾着手。气血、阴阳并补，四合粉正是根据此意而设，对治疗再生障碍性贫血有一定的疗效。

三十九　蚕豆病

1. 茵陈黄花汤

【组成】生地 14g　茵陈 30g　黄花草 20g　枸杞 9g

【主治】因吃蚕豆或蚕豆制品所诱发的血管内急性溶血性贫血，即蚕豆病。

【用法】水煎服，1 日 1 剂。如呕吐，加法半夏 9g，陈皮 9g，重症当静脉补液。

【疗效】治疗25例中，8例经服中药2～4剂而愈。7例重症患者配合适当补液，给服中药2～4剂治愈。

【按语】蚕豆病是一种进食蚕豆后引起的急性溶血性贫血，少数病例也可在接触蚕豆花粉后发病。以发病急，贫血，黄疸，重度血红蛋白尿为主要临床表现，重者尚有酸中毒及氮原质潴留，多发于3岁以内的儿童。

2. 茵陈白凤草汤

【组成】茵陈15g　白头翁60g　凤尾草30g　车前草30g

【主治】蚕豆病。

【用法】将上药水煎当茶饮，也可按上方比例，制成100%的注射液，小儿1次用量10～15ml，加10%葡萄糖生理盐水100ml，成人1次用量25～45ml，加10%葡萄糖生理盐水100～200ml。

【疗效】用上药治蚕豆病84例，均获得治愈。其中口服本方者42例，加用静脉滴注者42例，合并输血者25例。

四十　血小板减少性紫癜

1. 仙紫红枣汤

【组成】仙鹤草30g　紫草10g　红糖20g　大枣12枚

【主治】血小板减少性紫癜。

【用法】每日1剂，水煎，分3次服。症状消除后，再服一周以上。

【疗效】本方为山西省中医研究院已故名老中医靳文清经验方，本方可增加血小板，并可提高血小板的功能，用治各种类型血小板减少性紫癜均有效。笔者在本方基础上辨证加减，治疗40例患者，痊愈34例，好转5例，无效1例，治疗后，血小板数量提高。

2. 参芪归枣汤

【组成】 人参 25g　黄芪 25g　当归 15g　红枣 10 枚

【主治】 重症血小板减少性紫癜。

【用法】 浓煎，频饮。

【验案】 徐×，女，12 岁，于 1981 年 4 月来诊。全身皮肤散在青紫斑块，无斑块处稍加按压即可出现斑块。两唇红赤肿胀，齿龈、鼻翼等处血迹斑斑，气短无力。诊断为血小板减少性紫癜，虽多次输血，病情日渐恶化，验之血小板 10×10^9/L。用上方 3 剂血止，投以八珍汤等，调服月余，面色红润，皮下紫斑已不再出现。验血小板 40×10^9/L。复以八珍汤加龟板胶、胎盘粉等血肉有情之品，血小板升到 100×10^9/L。继服归脾丸，以善其后，随访至今未见复发。

【按语】 本病病情重，出血范围广，故投以大剂补气之品，以益气摄血。

3. 复方益血散

【组成】 还阳参 100g　大鹿衔草 100g　紫丹参 50g　鲜猪肝 50g

【主治】 血小板减少性紫癜。

【用法】 将上药洗净晒干，共为细末。取药散 10g，鲜猪肝 50g（或鲜瘦肉剁细），拌匀后入白蜜一茶匙，加水半小碗，隔水蒸熟后服用。可视病情轻重，每日一次或隔日一次，10 次为 1 个疗程。一般患者在服完第 1 个疗程后，自觉症状有明显改善，血小板计数都有不同程度上升。

在使用本散剂的过程中，可根据辨证论治，结合服用滋阴益气、养血清热、活血祛瘀的中药汤剂，可进一步提高疗效。

【疗效】 共治本病患者 44 例，痊愈 31 例，有效 13 例，治愈疗程最长的服药 16 个疗程，服药最短者 2 个疗程。

【验案】 曾××，女，30 岁。常发衄血，双下肢出现紫斑及出血点。血检：血小板 2 万/立方毫米，血红蛋白 4g/dL，确诊为原发性血小板减少性紫癜。经几家医院治疗 3 年多，输血 16000ml，未见明显好转，来我院要求中草药治疗。嘱服本散 2 个疗程，临床症状大部分消失；查血小板 75000/立方毫米，血红蛋白 7g/dL。服用 10 个疗程后，查血小板 11 万/立方毫米，血红蛋白 95g/dL。至今 5 年多未见复发。

四十一　白细胞减少症

1. 秘方黄芪母鸡汤

【组成】生黄芪 50g　鸡血藤（碎）30g　山楂 10g　陈皮 10g　大母鸡（乌骨、乌肉、白毛者最佳）1 只

【主治】白细胞减少症。

【用法】将健康母鸡杀死，取其血与黄芪、鸡血藤二药拌和均匀，并将其塞入去净鸡毛及肠肚（留心、肝、肺及洗净的鸡内金）的鸡腹腔内，而后缝合腹壁，以水适量加入山楂、陈皮，不加任何佐料，文火煮之，以肉熟为度。去药渣，吃肉喝汤，用量因人而宜，每隔 3~4 天吃 1 只。

【疗效】黄芪母鸡汤原系治疗虚劳诸症的祖传秘方，近年来，试用于治疗白细胞减少症，取得了良好的效果。诸药合用具有补气补血，甘温除热，增长白细胞，提高机体抵抗力等功能。

2. 当归生姜羊肉汤

【组成】壮羊肉 1000g　当归 30g　生姜 60g　黄芪 100g

【主治】白细胞减少症。

【用法】先将羊肉煮熟，然后捞起羊肉，汤中放上药再煎。吃肉喝汤。

【验案】1982 年余治一男性患者，48 岁，腹泻半年，一日泻 3~4 次，腹胀且痛，头昏腰痛，倦怠乏力，面色㿠白，颜面及下

肢浮肿，舌苔白腻，脉濡细。白细胞在 2000～3000/立方毫米，中性粒细胞 20%～40%，经温肾助阳，运脾健中未效。

患者自喝羊肉汤一周后，胃纳大开，饮食亦增加，大便成形。以后汤肉连续服用，一月后白细胞增至 5000～6000/立方毫米，中性粒细胞 50%～60%，其余症状消失。

该方之所以能升白细胞，妙在羊肉为血肉有情之品，大补气血；当归温润养血活血，生姜醒脾，温中暖胃，加黄芪即当归补血汤意。此《内经》所云"形不足者，温之以气，精不足者，补之以味"的道理。

四十二　白血病

生生丹

【组成】青黛（4/10）　　花粉（3/10）　　牛黄（1/10）　　芦荟（2/10）

【主治】慢性粒细胞白血病，症见发热，形体消瘦，口舌溃疡，大便干结，肝脾肿大，胁肋胀痛，胸骨、胫骨压痛。

【用法】按比例共为细末，制成水丸，每日服 3g，分 2 次口服。

【验案】刘××，男，56 岁。1988 年因腹痛就医。症见：腹痛便结，纳差乏力，舌质红，苔薄黄，脉弦滑。西医检查，左颌下淋巴结 1.5cm×1.5cm，固定无触痛，肝剑突下 6cm，肋下 3cm，脾肋下 7cm，质中等硬，胸骨、胫骨压痛（＋）。血象：白细胞 $150×10^9/L$，幼稚细胞占 40%。骨髓象：有核细胞增生极度活跃，粒细胞:红细胞＝8.9:1，粒系增生以中晚幼为主，染色体核型分析 46×YDH。遂予上方治疗，2 个月后，白细胞至 $7.6×10^9/L$，幼稚细胞消失，症状好转。

【按语】方中青黛清热凉血为君；牛黄清心、开窍、解毒为臣；佐以芦荟泻火、泻肝、解郁；花粉清热生津。研究表明，青黛具有增强网状内皮系统功能，提高机体免疫能力，抑制白血病毒的作用；花粉对肿瘤细胞有较明显的抑制作用；芦荟有较高的抗癌效用。四药合用，疗效显著。

四十三　疲劳综合征

1. 抗疲劳散

【组成】人参90g　刺五加150g　北五味子140g　茶叶180g

【主治】疲劳综合征。

【用法】上药共研细末，备用。口服，早、中各服5g，晚服3g。用适量蜂蜜水冲服。5周为一个疗程，可连服3个疗程。

【疗效】治疗134例，显效63例（自觉精力充沛，疲劳感消失），有效42例（精神较前好转，疲劳感减轻），无效29例。

【验案】伍×，男，43岁，系服装个体户。常去外地推销，自觉疲惫，体力不支。经服用抗疲劳散一个半月后，精力充沛，疲劳感全消。其后隔二三天服数次，以巩固之。

【按语】现代研究认为：人参、刺五加、五味子均有"适应原"样作用；能增强机体的非特异功能性防御能力，强壮体力，改善智力；茶叶含咖啡因和茶碱，能兴奋高级神经中枢，振奋精神，消除疲劳。四药合用，有较显著的抗疲劳作用。小量久服，功效自著。对于生活在当今快节奏社会中的人们，抗疲劳散的适应人群不在少数。

2. 长春膏

【组成】人参100g（为细粉）　　鹿茸20g（火酒燎三毛，为细粉）
生地500（另熬汁）　　砂仁20g（为细粉）

【主治】元气不足，形体羸弱，诸虚百损，五劳七伤，精竭气短，腰痛耳鸣，四肢酸软，老人精寒，阴囊冷汗，少年先天不足，遗精滑泄，一切损伤元气之症。

【制法】先将生地加水熬汁，除去药渣，浓缩成黑色稠厚的半流体，加入蜂蜜752g炼稠，再兑入人参、鹿茸、砂仁三药的细粉，搅匀，再煎熬成膏。

煎药最好用铜器或砂锅，火力不要太大，或时间过长，防止焦化，导致损害有效成分，失去药效。

【用法】每日早饭前空腹服用，晚饭后睡前用温开水或温酒化服1~2匙（最好不用凉开水或凉酒服；如患有重感冒时，可暂停服膏，先治感冒为宜）。

【验案】刘××，男，57岁，工程师。用药前主要表现四肢发冷，时有头晕，记忆力明显减退，全身疲劳，夜尿每晚4次以上。经多方检查未发现任何阳性体征。近2年来有明显性功能减退，有性要求，但出现阳痿（性交中断），头发全白。因工作无暇煎药，乃嘱服男科长春膏，一个月后头晕逐渐消失，记忆力显著增强，已无疲劳感，四肢感到温暖，能在夜间熟睡，多年入夜尿频影响睡眠的困扰解除。性生活现在每月一二次，可持续3分钟，并出现性高潮和晨间勃起。其间未经任何其他药物治疗，服膏2个月后完全恢复正常。

【按语】本方具有填精益肾，补气健脾，养血益心的功能。有病者服之除疴去恙；无病体弱者服之，健体强身，抗衰防老。

3. 抗衰酊

【组成】制首乌150g　枸杞子150g　五味子50g　30度白酒2000ml

【主治】疲劳征、衰老症状。

【用法】将上药共放入玻璃瓶或瓷皿中，用30度白酒2000ml浸泡，密封，放置阴凉处一个月，滤汁。早晚各服1次，每次10ml。

【疗效】观察30例，有效率达98%以上。两目昏花27例，基本恢复18例，占66.7%；明显改善者9例，占33.3%。记忆力减退者28例，明显恢复者20例，占71.4%；明显改善者8

例，占28.6%。

四十四　衄血

镇衄三两三

【组成】生地30g　桑白皮30g　白茅根30g　党参10g

【主治】用于治疗除阳虚以外的各种衄证，如鼻衄、耳衄、齿衄、眼衄、唇衄、肌衄（血小板减少）、精衄（精索炎症）、胸衄、乳衄等。

【用法】水煎服，每日一剂，可随症加药味。

【疗效】临床上用镇衄三两三，每服一副，可提高血小板数量，一般七副，衄血可止。

若阳虚者可用甘草干姜汤（甘草6g，炮干姜15g），五副即可，再用附子理中丸善后。

【按语】"镇衄三两三"是全国著名老中医高济民主任医师于1964年，在汨罗为了治急性血吸虫病导致顽固性鼻衄，中西药皆疗效不佳时，创制了此验方。临床应用治疗各种衄血，疗效卓著。

四十五　头痛

1. 曙光血管性头痛方

【组成】生石决明30g（先下）　　川芎9g　白芷45g　北细辛45g

【主治】血管性头痛。

【用法】水煎服，每日1剂，日服3次。

【加减】如病程长的慢性头痛，可加枸杞子12g，青皮、陈皮各4.5g，以养肝扶正，保护胃气。有利于久服。

【疗效】治疗 100 例，其中典型血管性头痛 40 例，普通血管性头痛 52 例，群集性头痛 8 例。结果近期治愈 53 例，好转 46 例，无效 1 例，总有效率达 99%。

【按语】本方为上海曙光医院经验方。马氏云："20 多年临床应用于大批头痛病人，确实效果好，而且无副作用。"本方不但对血管性头痛有良效，而且对高血压性脑瘤性及炎症头痛也均有良效。个别病人服药期间出现舌麻现象，可继续服药，不必停药，未见不良后果。

本方用生石决明平肝镇痛；川芎辛温，入肝经，能活血止痛，近代药理研究发现，川芎含挥发油及油状生物碱，能抑制大脑皮层活动及扩张周围血管，故有良好的镇静止痛作用；白芷能祛风、散寒、止痛，可兴奋血管运动中枢，调节血管的舒缩功能；细辛散寒止痛，并有局部麻痹、镇痛作用。药仅四味，配伍相得益彰，力宏效捷。

2. 三生祛痛方

【组成】生乌头　生南星　生白附子　连须葱白 7 茎　生姜 15g

【主治】偏风头痛，久治不愈者。

【用法】前三味药共为细末，每次用 30g，把葱白、生姜切碎，共捣烂如泥，入药末和匀，用软布包好蒸热，包敷在痛处。每 1~2 日换药 1 次。

【疗效】屡用效捷。

【按语】本方为蒲辅周老中医治偏头痛经验方，收效颇捷。方中三生不经炮制，药力迅猛，有较强的祛寒止痛作用；葱、姜辛辣，温以通络，不仅有散寒之功，而且能助"三生"药效的发挥。热敷患处，药力直达病所，故能解除患者头痛之苦，获效于顷刻之间。

3. 祖传验方芷芎止痛散

【组成】香白芷30g　北细辛6g　川芎9g　茶子壳9g　龙脑冰片1.5g

【主治】凡因风挟诸邪引起的头部痛证，如偏正头痛、眉棱骨痛、三叉神经痛、牙痛等。症见胀痛，或酸痛，或剧痛，或时痛时止，牵引作痛，或伴表证，且与气候、情绪变化及过食辛辣之物等因素有关，凡遇之每多诱发。

【用法】先将前四味药晒干研细末，再放入冰片同研极细，和匀，贮瓶备用，勿泄气。外用，每日吹3次，每次取本散少许吹入鼻中（左痛吹右鼻，右痛吹左鼻，正头痛交替吹一鼻中），每次吹2下，以打喷嚏为度。一般每日吹1次，最多3次，无不立验。

【加减】牙痛加荜茇、高良姜各9g；眉棱骨痛、偏头痛加蔓荆子9g，柴胡6g；头痛加藁本9g；久痛不愈，反复发笔者（慢性）加蜈蚣2条，元胡15g。

【疗效】1975～1990年外治456例，其中头痛93例中，痊愈59例，显效31例，有效2例，无效1例；偏头痛217例中，痊愈152例，显效57例，有效7例，无效1例；眉棱骨痛57例中，痊愈38例，显效15例，有效3例，无效1例；牙痛89例中，痊愈69例，显效17例，有效3例。总有效率为99.35%。

本方为程氏祖传验方，据临床观察，本方对于上述各种痛证均有较好的止痛效果，近期止痛有效率在99%以上，远期止痛效果为67%。

本方对于因肿瘤、外伤或器质性病变引起的上述痛证则无效。用药期间至少一个月内忌烟、酒和油炸、辣椒及一切辛热之物，以免影响疗效。

4. 偏头痛方

【组成】炙全蝎15g　明天麻20g　紫河车10g　广地龙15g

【主治】血管神经性头痛（偏头痛）。

【用法】上药共研极细末，和匀备用。发作时，每次服4g，1日2~3次。疼痛缓解后，每日或隔日服4g，以巩固疗效。

【验案】陈××，女，31岁。右侧头痛5年，经常发作。发则头痛剧烈，呕吐，甚则晕厥。曾服麦角胺、咖啡因及其他中西药乏效。诊见：舌苔滑腻，舌质微红，脉弦细，予上方一料，另用石斛、枸杞子各8g，煎汤送服，药后头痛即趋缓解。2日而定。后服药量减半，以巩固疗效。

【按语】本方辨证要点为：头痛每于气交之变或辛劳、情志波动之际发作。头一侧疼痛，并伴眩晕、呕吐、畏光心烦、疲不能支。方用全蝎祛风镇痉以止痛，天麻平肝息风，紫河车补气养血平肝，地龙清热镇痉，行经通络。全方药虽四味，但药简力专，合用则有养血平肝、祛风止痛的功效。如见舌质红绛，阴虚明显者，可另用枸杞子、石斛各8g，泡水代茶送服药粉。另外头痛缓解后，可每日或隔日服本方4g，此后再取杞菊地黄丸服用，每次6g，1日2次，持续服1~2个月。

5. 通络活血汤

【组成】全当归10~30g　川芎15~50g　细辛3~9g　蜈蚣1~3条（研末冲服更佳）

【主治】血管神经性头痛、三叉神经痛、良性颅内压增高症等病。症见剧烈头痛，甚则泛恶呕吐，用止痛药或麻醉剂难以止痛，舌偏淡紫，舌下脉络多呈淡紫而长，脉弦或涩，妇女常在经前发作。中医辨证属于风痰血瘀阻滞窍络脉所致之偏正头痛顽症。

【用法】（1）先将药物用冷水浸泡15分钟，浸透后煎煮，首煎沸用后文火煎30分钟，二煎沸后用文火煎20分钟。煮好后两煎汁混匀，量以200ml为宜，每日1~2剂，早晚分服，或6小时服1次。

（2）宜在头痛发作时服药，效果更好。

（3）患感冒时不宜服此药。

（4）服此汤剂，一般不需服用其他止痛剂。

【加减】头部冷痛加白芷；头部热痛加甘菊、苍耳子；头痛如锥如刺如灼加僵蚕，生石膏，蜈蚣研末冲服；三叉神经痛加生白芍、白芥子、白芷；妇女经期头痛，当归量大于川芎；后头痛加羌活；前头痛加白芷；偏头痛加柴胡；巅顶痛加藁本。

【疗效】本方是全国著名老中医李寿山主任医师临床积几十年经验悟出一方，在芎归散基础上加蜈蚣、细辛二味，名曰"通络活血汤"。本方药虽四味，但量大力专，对寒瘀头痛颇有效验，有注射杜冷丁头痛不解者，服本方霍然而愈。

因方中药物多辛香燥烈，故阴虚血亏者不宜用之。

【验案】黄×，男，32 岁，1979 年 3 月 5 日来诊。

1978 年秋，因头部外伤住院，昏迷 1 天，伴恶心呕吐，苏醒后头昏晕痛，住院月余，无显效而出院。出院后头痛时剧时缓，按之不减，心悸健忘，失眠多梦，针药并施，其效不佳。近日被某医院诊断为"颅脑损伤综合征"。查其舌质淡紫，舌边有紫纹，舌下络脉青紫粗长，脉细涩。处方：

当归 50g　川芎 20g　细辛 5g　蜈蚣 2 条（研末冲服）　日 1 剂。

【复诊】服药 6 剂，诸症悉减。偶有纳呆，原方加砂仁 3g。

【三诊】继进 6 剂，头痛锐减，纳增寐佳。每因劳累则小痛时作，偶有失眠，余无所苦。原方增减又服 10 剂，日渐益安，头痛告愈。追访至今未复发。

6. 全蜈川南散

【组成】全蝎 9g　蜈蚣 3 条　川芎 18g　天南星 9g

【主治】各种顽固性偏正头痛。

【用法】上四味药共研细末，分成 9 包，每次服 1 包，1 日服 3 次，以引经药（前头痛用白芷；偏头痛用柴胡、黄芩；巅顶痛用藁本、吴茱萸）煎汤送服。

【疗效】治疗 62 例头痛，其中治愈 20 例，显效 22 例，有效

14 例，无效 6 例。总有效率为 90.31%。

7. 芎七神效散

【组成】川芎60g 三七30g 天麻60g 朱砂5g 麝香1g

【主治】血管神经性头痛（偏正头痛），惊厥抽风以及因多种原因引起的经年不愈的顽固性头痛。

【用法】上药研成细末，成人每次服 3～4.5g，1 日 2 次，黄酒或白开水送服。

【疗效】治疗患者数以百计，屡用屡效。

【按语】芎七神效散是李氏应用多年之经验方，以其药精效宏为特点。临床上凡遇此病证，每以本方投之则屡用屡效，无不应手取效。李氏数十年中用本方治愈本病证者数以百计，实践证明，"芎七神效散"治疗血管神经性头痛等病证，有其独特的疗效。

8. 头痛塞鼻散

【组成】川芎 白芷 炙远志各50g 冰片7g

【主治】偏头痛。

【用法】上药共研细末，瓶装密贮勿泄气。外用时用消毒纱布一小块，包少许药末，塞入鼻孔，右侧头痛塞左鼻，左侧头痛塞右鼻。

【疗效】用本方治疗偏头痛百余例，疗效满意。一般塞鼻 3～5 分钟后，头痛即逐渐消失。有的塞鼻得嚏后，自觉七窍通畅而痛止。复发时再用仍有效。

【验案】顾××，女，43 岁。患偏头痛年余，每月发作 1～2次，每次持续 3～4 天。发作时不能工作，因畏服煎药，单纯给予头痛塞鼻散一瓶，每次取少许用绢包裹塞鼻，塞后即可止痛。痛发时再塞又可取效，连用 2 天即完全痛止。半年余未再复发。

【验案】冯××，男，47 岁。1982 年 9 月因偏头痛半月余而前来就诊。患者素有牙痛史，偏头痛时轻时重，经服中西药疗效欠佳。心烦不安，昼夜难眠，目露血丝，口苦，苔薄，脉弦数。证为肝火上攻所致，经投用头痛塞鼻散，几分钟头痛渐止，牙痛亦愈。另包药散5g，装小瓶备用，连续用药2天，随访年余未见复发。

此外，据笔者管见，若将原方冰片由7g加至10g，川芎、白芷、炙远志由50g改为30g，并加入细辛7.5g。经观察，对偏头痛、前额痛、牙痛疗效尤捷。

9. 三虫南星散

【组成】全蝎　蜈蚣　地龙各20g　制南星30g

【主治】房事后引起的头痛。

【用法】上药共研细末，过7号筛，贮瓶备用。口服，每次5g，每日2次，淡盐开水送服，7天为1个疗程。同时服六味地黄丸，每次6g，每日2次。

【疗效】治疗12例，痊愈8例，好转3例，无效1例。

【验案】赵×，男，44岁，1980年10月3日来诊。半年来同房交接后即感头痛难忍，需服止痛片方可缓解。曾服天麻丸、正天丸等无效。伴头晕耳鸣、腰膝酸软、舌红苔薄黄。予三虫南星散5g，六味地黄丸6g。早晚各1次，淡盐水送服。5天后，头痛未做，续用7天，巩固之。

【按语】交接后肾水不足，肝风夹痰乘之上僭，故作头痛。方以全蝎、蜈蚣、地龙平肝息风，南星化痰浊，更得六味地黄丸滋水涵木，相得益彰，故头痛息矣。

10. 四逆散

【组成】柴胡15g　白芍30g　枳实15g　炙甘草10g

【主治】房事引起的头痛。

【用法】水煎服，每日1剂，7天为一个疗程，观察2个疗程。一个疗程毕后试行房事以观其效。在愈后的2个月内，每次房事前均服该方1~2剂，以巩固疗效。

【疗效】本组 25 个病例中，治愈 21 例，好转 2 例，无效 2 例，总有效率为 92%。一个疗程治愈 12 例，好转 10 例，无效 3 例。二个疗程治愈 9 例，好转 2 例，无效 2 例。一个疗程之后试行房事以观其效。在愈后的两个月内，每次房事后均服该方 1~2 剂，以巩固疗效。

【按语】房事引起的头痛男女均可发生，但以女性为多。医学上称为"性交性头痛"。笔者根据"性交性头痛"的病因、病理，辨证论治，应用四逆散中的柴胡疏解郁结，枢转气机，使气血调、阴阳和为主药。枳实行气解热、调和脾胃；柴枳相配，有调和肝脾、畅通中焦、升清降浊之功，开上导下之能。芍药益阴和里为辅，炙甘草为佐使，调和中焦，以运四旁。芍草同用，有酸甘和阴，柔肝理脾，缓急止痛之效。在服药期间，严禁房事。

11. 白芷乌头散

【组成】白芷（炒）7.5g　川芎（炒）　炙甘草　川乌（半生半熟）各30g

【主治】偏正头痛，诸风、火、寒头痛。

【用法】上药炒炙好后，共研细末，每次服 3g，每日 2~3 次，用青茶（半发酵的乌龙茶）与薄荷煎汤送下。服药期间忌食生冷油腻之物。

【疗效】本方治偏正头痛有特效。

【验案】何×，男，2001 年 3 月头部剧烈疼痛，吃头痛粉、止痛片无效，住院 7 天，病情不但未好转，反而逐渐加重。后来用本方治疗，吃药 3 天见效，服完 1 剂药，仅 10 天就彻底治愈了，至今已近 2 个月未复发。

12. 四代秘方治头痛

【组成】香白芷30g　细辛6g　冰片0.6g　茶子壳6g

【主治】偏正头痛、眉棱骨痛、牙痛等。

【用法】上药共研极细末，贮瓶备用。每次取本药末少许，若头痛交替吹入两鼻孔中；若偏头痛、牙痛、眉棱骨痛，左边痛吹右鼻，右边痛吹左鼻。每日吹3次。

【加减】牙痛者加荜茇3g，眉棱骨痛者加蔓荆子9g。

【疗效】治验颇多，曾治头痛310例，眉棱骨痛5~7例，牙痛89例，总有效率达95.8%，其中痊愈率为87.5%。对寒凝及寒郁化热之证，疗效尤佳。本方为四代祖传秘方，治疗头痛、牙痛，眉棱骨痛，疗效颇著，但对火热、风热性头痛应慎用。

13. 外用秘方四生散

【组成】生白芷　生半夏　生川乌　生南星各等量

【主治】顽固性头痛，虽按症治疗但取效不理想者。

【用法】上药共研细末，用时取10g药末调凡士林或面粉少许，晚间敷于患处，直至翌晨取下。

四十六　三叉神经痛

1. 四味芍药汤

【组成】白芍30g　生牡蛎30g　丹参15g　甘草15g

【主治】三叉神经痛。

【用法】水煎服。

【加减】在通常情况下，夏氏治疗三叉神经痛均首选此方，或以此方为主进行加减运用。

兼见烦躁易怒、口苦、面赤、大便干结者，酌加龙胆草、大黄、黄芩。

若鼻塞、鼻窦部胀痛则颜面疼痛（三叉神经痛）加重者，加辛夷、苍耳子、白芷、薄荷。

兼见牙龈红肿疼痛或龈缘溢脓，渗血者酌加葛根、生石膏、生黄芪、蒲公英。

兼见牙龈红肿而见舌体肿胀、舌苔滑腻者，加葛根、苍术。

兼见腹胀纳呆者，酌加神曲、藿香、茯苓、白术、党参。

兼见前额或眉棱骨痛、项背强、恶风者，酌加防风、白芷、桂枝。

兼见胸闷、咳嗽、口流涎沫者酌加茯苓、苍术等物。

兼见潮热、心烦、咽干、口燥不多饮、舌红少苔、脉细数者，酌加生地、鳖甲、丹皮、栀仁。

【验案】彭××，男，75岁。

患者自1978年4月开始感觉左侧牙床及左颜面部间发性疼痛。以后疼痛逐渐加剧，发作次数逐渐增多，甚则剃须、刷牙、洗脸、进食、讲话均可引发。痛如电击，锥刺，常伴同侧面肌抽搐，每次疼痛时间为数秒至数十秒，痛止则如常人。曾到某医院就诊，诊断为"三叉神经痛（左Ⅱ、Ⅲ度）"。经治无效。于1986年10月23日来我院三叉神经专病门诊室就诊。

患者表情苦楚，精神萎靡，候诊时发作2次，发作时锁眉闭目、张口呼吸、舌淡红、苔白、脉小弦。此系肝阳化风上扰，治当平肝潜阳，和络息风，以四味芍药汤加味。

白芍30g　生牡蛎（布包）30g　丹参15g　甘草15g　龙胆草10g

服上方5剂后，左额面部剧痛明显减轻，已能轻轻刷牙，饮食增进，精神转佳。上药加减53剂后疼痛基本消失，患者及家属要求延长服药时间，以防复发，而服药至136剂后停药。

【按语】本方是湖南中医学院夏度衡教授通过多年临床实践，总结出其治疗三叉神经痛的经验方，即四味芍药汤。夏氏认为，三叉神经痛主要系肝阳化风上扰所致，系指一段规律而言。少数病例有出现"阳明风热""瘀血阻络""寒凝经脉"等其他证型出现，临床上亦会有兼阴虚、兼肝火、兼胃热、兼外风（外风引动内风），挟瘀，挟痰者。临证中，应始终坚持辨病与辨证相结合，若病证为肝阳化风上扰（三叉神经痛患者属此病证者为多），则投以四味芍药汤；若夹杂其他症状，需兼而治之时，则在四味芍药汤的基础上，再辨证加投相应药物；若其他疾病上升为主要矛盾（包括重感冒等），则又需暂停四味芍药汤，而改用其他方药。

2. 克面痛散

【组成】荜茇 5g　木鳖子 5g　藿香 3g　冰片 1g

【主治】原发性三叉神经痛。

【制法】荜茇、藿香漂洗、烘干（80℃），木鳖子去壳取仁，四药混合精研约 1 小时，过 180 目筛，贮瓶备用。

【用法】痛时，取如火柴头大体积的药末搐入痛侧鼻孔。隔 10 分钟再吸，以后隔 3 小时 1 次，每日 4 次，4 天为 1 个疗程。

【疗效】用上方治疗原发性三叉神经痛 62 例，总有效率为 91.9%，尤以 Ⅱ、Ⅲ 度者疗效为好。

3. 白乌膏

【组成】生川乌　生草乌　白芷各 15g　黄丹 100g

【主治】三叉神经痛。

【用法】将前三药用 100g 香油浸泡 24 小时，然后用火煎药，炸焦去渣，在油中徐徐加入黄丹成膏，再将药膏倒入冷水中浸 24 小时（祛火毒）备用。亦可将前三味药煎成汤剂，加水 2000ml，煎至 60~80ml 盛瓶备用。

【用法】发作频繁疼痛剧烈者，将中药汤剂用纱布折叠数层湿敷患处，一般 1~2 天疼痛可减轻。继将膏剂少许加热摊在纱布块上，贴在患处，每 5 日换药 1 次。

【疗效】几年来，使用本法治疗三叉神经痛，取得满意效果。

【验案】李××，男，51 岁。秋季右侧面部阵发性、闪电样、刀割似疼痛，诊断为三叉神经痛。用多种药物治疗无效，后改用白乌膏外贴，1 年余未复发。

【按语】川乌、草乌有镇静、镇痛的作用；白芷有止痛作用。通过香油的渗透对末梢神经麻醉而起到止痛作用。

附方　马钱子膏

【组成】马钱子 30g　川乌　草乌　乳香　没药各 15g

【主治】三叉神经痛。

【用法】上药共研细末，用香油、清凉油各适量调成糊状，贴患者太阳、下关、颊车或阿是穴，每次 1 ~ 2 穴，2 天换药 1 次。

【疗效】用本方治疗三叉神经痛 134 例。结果：痊愈 98 例，好转 36 例，一般用药 3 ~ 4 次可愈。此药有大毒，切勿入口。

4. 颅痛宁

【组成】川芎 50g　荜茇 50g　白芷 50g　川椒 50g

【主治】三叉神经痛。

【用法】水煎服，每日一剂。

【加减】证偏热者，可加胆南星 10g，山栀 15g；证偏寒者，可加细辛 5g，制川乌 15g。

【疗效】自 1967 年起，用颅痛宁加减观察治疗 200 例三叉神经痛患者，平均疗程为 2 周，大部分患者得以治愈或明显好转，总有效率为 90%。追访一年以上者 150 例，除有 18 例有复发外，其余均疗效巩固。

【按语】在服用"颅痛宁"期间，病人应停用其他治疗方法，一般 4 ~ 6 天即能收效。服药一周疼痛无明显好转者，川芎量多加至 75g，经十多年临床观察，川芎如此重用，未见有副作用发生。

实践证实，上方对治疗血管性头痛、心绞痛、末梢神经炎等亦有一定的疗效。

四十七　周围性颜面神经麻痹

1. 吊线风方

【组成】桂枝 10g　防风 15g　羌活 10g　黄酒 0.5kg　清水 200 ~ 300ml

129

【主治】周围性颜面神经麻痹。

【制法】将桂枝、防风、羌活共为粗末，用纱布袋盛装封口，然后拨入预先制备好的黄酒及水中浸泡15分钟，用文火煎20～30分钟，可将布袋取出，拧去水。

【用法】将纱布垫在患侧，用药袋热敷，每日3～4次。药袋凉时，可回锅热之，将水拧去，再敷。

【验案】赵××，男，35岁。突发口眼歪斜，左颊麻木，左眼不能闭合，左鼻唇沟变浅，饮水时嘴角漏水。用上法热敷3日，口眼歪斜基本消失，5日后，恢复正常。

【按语】周围神经麻痹为常见病，临床上多有明显的受风病史，而后出现口眼歪斜、口角流涎。究其病因病机，乃外感风寒之邪，阻于经脉，而致经遂不利、筋脉肌肉失养，治法当祛风散寒、疏通经络。

此方为先师所传，用桂枝温经散寒以通络；羌活、防风祛风寒使邪外出，配以黄酒加强温通经络之力。四药共奏祛风散寒、温通经脉的功效。本方采用局部热敷的方法，使药力直达病所，更好地发挥祛邪之效。

治疗期间注意保暖，勿感风寒，以免影响疗效。另外，本病愈早治疗，疗效愈好。

2. 玉圣散

【组成】当归7g　肉桂10g　元胡7g　全蝎3g

【主治】面神经炎。

【用法】水煎服，每日一剂。

【验案】张××，女，28岁。于1980年4月来诊。患者自述病史已有20余年，8岁时因一次感冒后口眼向一侧歪斜，当时治疗一段时间不见效果，即来再治。至今来诊见其左侧面部肌肉松弛，鼻唇沟消失，鼓腮漏气，眼睑闭合不紧，口角向对侧歪斜。证系所受风寒之邪久留，经脉瘀阻。治当祛风散寒，温经通络。余即投以玉圣散方。配合针灸治疗，常用之穴为地仓、下关、颊车、耳门、攒竹、太阳、风府、曲池、百会穴等。取药 6 剂，针刺月余，有时通以微弱电流，所患诸症皆除，五官复正，久疾得愈。

3. 附乌散

【组成】熟附子 90g　制川乌 90g　乳香 60g　生姜末适量

【主治】面神经炎。

【用法】上药共研细末，分成 8～10 包，每日 1 次，每次一包。临用前加生姜末 3g 放入药末内，用开水调成糊状，即可使用。敷药前嘱患者用热姜片擦患处至充血为好，将上糊状药外敷患侧（上至太阳穴，下至地仓穴），宽约 3cm，用纱布敷盖，胶布固定。然后用热水袋热敷片刻，一天换药一次。至症状消失为止。

【疗效】观察治疗 15 例，发病半年者 1 例，二个月者 1 例，其余均在 15 天以内。其发病在 15 天以内者，连续用药 5～10 天均痊愈。发病时间长者 2 例，连续用药 15 天痊愈。

【验案】王××，男，23 岁。1975 年 10 月 6 日，感觉左面部不适，未引起注意，次日症状加重，活动不灵，眼睛闭合不全，伴有流泪、口角流涎、语言不清，经某医院诊断为面神经炎。经治疗 3 天，未见好转，于 9 日收治。

左面部表情动作消失，无额纹，眼裂扩大，鼻唇沟平坦，口角偏向右侧，不能做皱眉、皱额、闭眼、鼓腮、吹口哨等动作。住院后曾用过针灸，口服维生素 B$_1$、维生素 C 以及水杨酸钠等治疗 10 天而无效。余给以外敷上方 4 次，痊愈出院，随访未见复发。

4. 乌附星香汤

【组成】制川乌 10g　制白附子 10g　制南星 10g　木香 10g

【主治】面瘫、面痛、中风偏瘫、痹证等。

【用法】水煎服，1 日 3 次，饭后服。制川乌、制白附子、制南星应先煎 1 小时，待药液不麻口后，再加其他药煎 10 分钟即可。

【加减】血虚者加当归、川芎、生地、白芍四物汤，以养血祛风。

有瘀血阻滞者，加桃仁、红花、赤芍、丹皮以活血祛瘀。

筋脉痉挛抽搐者，加僵蚕、全蝎、蝉衣、蜈蚣以息风止痉。

有热者，加银花、连翘、黄芩、黄连等以清热。

有气虚者，加黄芪、党参、白术等以益气。

眩晕者加钩藤、桑叶、菊花、草决明，以清利头目。

大便秘结者，加酒大黄、火麻仁、蜂蜜等，以润肠通便。

【疗效】本方多燥烈，对寒痰瘀血、痹阻经络者有卓效。然燥烈之剂多伤正气，故对体质虚弱者不宜用之。

5. 皂角蜈蚣散

【组成】大皂角 18g　蜈蚣 10g　朱砂 2g　蜂蜜适量

【主治】面瘫、面神经麻痹。

【用法】将前三味药研成细面，过罗用蜂蜜调成糊状。将此膏外敷面部患侧，约 24 小时后取下洗净，隔日再敷 1 次，1 剂药膏可敷 2 次。

【疗效】此方治疗该病患者甚多，均获良效。若能同时配以针灸，则疗效更佳。

【按语】本方是山西省大同市名老中医王星五老先生治面瘫的经验方。方中大皂角、蜈蚣解痉息风、通络行痹；朱砂、蜂蜜解毒润肤，防止药物之毒刺激皮肤，延长药效。

四十八　面肌痉挛症

丹白葛龙汤

【组成】丹参 10～30g　白芍 10～15g　葛根 10～30g　地龙 12g

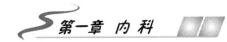

【主治】面肌痉挛症。

【用法】将上药水煎，分2次服，每日1剂。

【加减】若头晕头痛加川芎6g，天麻10g；恶心纳差者加法半夏10g，陈皮8g；腹泻者加苍术8g，广木香10g；咽干耳鸣者加灵磁石30g，熟地黄15～30g，砂仁6g，知母15g；抽搐者加全蝎2～10g，蜈蚣2～10g，蝉衣2～15g。

【疗效】用上药治疗面肌痉挛患者115例，其中服药2剂而愈者24例，6剂而愈者58例，10剂而愈者24例，无效者9例。在有效的病例中，其中有9例复发，重复用药仍有效。

四十九　癫痫

牛黄镇痫散

【组成】牛黄（人工牛黄亦可）25g　胆南星50g　全蝎100g　蜈蚣100g

【主治】癫痫。

【用法】上药研极细末，和匀，装瓶备用。每次服1～3g，每日服2～3次。

【加减】若兼头痛头晕者，可另用天麻10g，钩藤15g，煎汤送服；眠差或多梦易惊者，用丹参15g，夜交藤30g，煎汤送服。

【验案】马××，女，20岁。患癫痫8年，屡治不愈。予上方，每次3g，日服3次。2周后发作次数减少，继服3个月后，癫痫停止发作。减为每次1g，日3次，继服2月，后减为每次1g，日服2次，3个月后停药，随访一年未见复发。

【按语】本方为中国人民解放军总医院陈树森主任医师的经验方。本方适用于风火挟痰、上蒙清窍之痫证反复发作，久治不愈者。患者除有痫证的临床表现外，尚可见舌红苔白腻或黄腻，脉弦滑数。治疗此证当以豁痰开窍、清热镇痉、息风定惊为大法。方中牛黄豁痰开窍、清热息风定惊；胆南星清化痰热、息风定惊；全蝎、蜈蚣祛风镇痉，两药有明显的抗惊厥作用。四药合用，治癫痫疗效显著。

运用本方时应注意，若发作频繁者用量宜大，服药次数宜多。发作停止后则减药量及服药次数。3~4个月未复发者，可考虑停药。治疗期间应避免精神刺激及疲劳过度，忌浓茶、咖啡、烟、酒。

五十　神经衰弱

1. 补脑汤

【组成】制黄精30g　生玉竹30g　决明子9g　川芎3g

【主治】神经衰弱者属气阴虚者。

【用法】先把上药用水浸泡30分钟，然后煎30分钟，每剂煎2次，将2次煎出液混合。每日1剂，日服2次。

【加减】阴虚精亏明显者可加入枸杞、首乌等补益肝肾之品；烦躁失眠较重者，加酸枣仁、龙骨、百合、琥珀粉等养心安神之品。

【验案】张×，女，23岁，1975年2月10日初诊。2年来，每于看书写字后，感头晕目眩，肢体疲软，眠差或乱梦纷扰，记忆力明显减退，精神不振，情绪不宁。诊见舌苔薄白，脉细。予上方加酸枣仁12g，枸杞子12g，制首乌15g，生龙骨12g（先煎）。服药7剂后，夜寐转安，头昏明显减轻，但仍精神疲乏。拟去龙骨、酸枣仁，续进7剂。嘱患者安心静养，切勿焦虑。

【按语】本方证以精亏损、髓海空虚为其本，虚火上扰为其标。方用黄精补气益阴、补脾气以充其化源，益肾精则补其不足；玉竹养阴润燥、除烦止渴，助黄精益阴填精；决明子益肾阴而清虚热；川芎行气活血、祛风通络，因此兼有气滞血瘀，脉络瘀阻，风邪外侵者，本方亦可运用。现代药理研究证实，以上四味药均具有降压作用，因此高血压病辨证属肾精亏损，痰火上扰型者，运用本方亦较为适宜。如见舌苔黄腻、纳差、尿赤等湿热内蕴见证者，本方不适用。

2. 加味百合地黄汤

【组成】百合 15g　生地 12g　知母 20g　滑石 15g

【主治】神经衰弱。

【用法】水煎服，每日 1 剂，分早晚 2 次口服。

【验案】曾×，男，56 岁。患者精神恍惚多年，中西医治疗不效。症见心慌不宁，劳动时情绪不定，欲动不耐动，欲行不耐行，心神涣散，情绪低落，烦躁易怒，睡眠不安，口苦而渴，小便黄，舌红赤少苔，脉弦略数。西医诊断为神经衰弱。据证审因，中医属心肺阴伤，里热偏盛，为百合病之典型者。方用加味百合地黄汤，服药 10 剂，诸症消失。

五十一　失眠

1. 加味半夏汤

【组成】法半夏 12g　夏枯草 10g　干百合 30g　紫苏叶 10g　高粱米 30g

【主治】神经衰弱，失眠。

【用法】水煎服，每日一剂。

【疗效】本方治失眠而收捷效。

【验案1】伍××，男，51 岁。于 1966 年 7 月 16 日初诊。患者自述夜卧不寐已近一年，日渐加重，乃至通宵不眠，耿耿残灯，辗转待旦，且伴有自汗，纳食不香，时吐涎沫，周身乏困，耳鸣头晕，脉沉，舌苔正常。曾服用"温胆汤""养心汤""桂枝龙牡汤"等，均未获效。余窃思"胃不和则卧不安""阳不入于阴故目不瞑"。此证不食，头晕，而吐涎沫乃痰浊中阻，胃不和降之征。自汗乃系卫气不得入阴，阴阳不交之象，于此可见不寐之因系阳不入阴，阴阳失调。治当调和脾胃，引阳入阴，交通阴阳，故投以加味半夏汤。服药一剂，当晚即能安睡。唯汗出较多。再于方中重加茯苓，其汗亦止，纳食增加，诸症渐平，精神日益振作。

【验案2】杨××，女，28岁。于1978年4月29日初诊，患者5年来，头晕不寐，反复发作。今已妊娠8个月，腰背酸痛，近月来，不能安眠，有时虽能入睡，但眠而不熟，梦寐多端，恍惚不安，伴口苦口渴，小便频数，大便干结，脉滑而数，舌苔无异。患者曾服中药数剂以及氯丙嗪，以期能够安睡，然效果不著。余诊后即投以加味半夏汤，再加入桑寄生15g，川续断12g，服药1剂，当晚即熟睡2小时许。翌日再服用1剂，入夜甚适，如若常人。自此不眠之症一扫而除。

【按语】方中半夏生于阳长之会，成于阴生之交，能使阳入阴而寐；夏枯草禀纯阳之气，补厥阴血脉，能以阳治阴；百合花朝开暮阖；紫苏叶朝提暮垂；高粱米治阳盛阴虚不得眠。诸药合用，共奏交通阴阳之功，故治其不寐而收捷效也。

2. 失眠四味方

【组成】炒酸枣仁20~30g　柏子仁12~15g　合欢花15g　夜交藤30g

【主治】失眠。

【用法】水煎服，每日1剂。

【加减】若失眠大便干者，柏子仁宜重用，因柏子仁除养心安神外，更有润肠通便作用；郁李仁通大便，有导火下行之功，可使安眠之功加强；若有瘀阻者，其中合欢花宜改合欢皮，因合欢皮有活血止痛作用；若失眠者，兼有入夜皮肤瘙痒者，宜重用夜交藤30~50g，不仅可加强安眠之功，更有良好的止痒作用；若失眠者咳嗽痰多，或痰浊多者，可加炙远志10g，要知远志非一般的安神药，但必须有痰阻方可用远志。

【疗效】在临床中凡遇失眠之患者，以四味为基本方，然后视其具体临床表现而加味治之，效果颇为理想。

【按语】本方是南京中医药大学孟景春教授经验方，验之临床，效果颇为显著。另有马有度教授的经验方"双粉双藤方"治失眠效果非凡。方用炒枣仁6g，醋元胡6g，研粉末，用夜交藤、鸡血藤煎汤送服。炒枣仁配延胡索，用于失眠患者，效果颇佳；若兼头痛，身痛者，更为适宜。

3. 手心敷药

【组成】生龙骨末20g　珍珠粉4.5g　琥珀末5g　鲜竹沥少许

【主治】失眠。

【用法】以上药末和匀，每日取3～4g，加鲜竹沥少许调湿，分为2份。用两层纱布包妥，于午睡和睡前分置于两手心，外用胶布固定，并用手指轮流缓慢按压药包30～50分钟，每分钟40～60次，夜间可留药至翌晨取下。

【加减】邪热内扰加黄连末5g；痰多加半夏末10g；阴虚火旺加黄连末6g，肉桂末1g；气虚加朱砂5g；气血两虚加服归脾丸。

【疗效】治疗54例失眠患者，结果显效23例，有效27例，无效4例，治疗天数7～30日。

4. 丹硫膏贴脐

【组成】丹参　硫黄　远志　石菖蒲各20g

【主治】失眠。

【用法】上药研末，以白酒适量调成糊状，贴于脐中，胶布固定，每晚换药1次。

【疗效】治疗失眠患者29例，结果痊愈15例，显效11例，无效3例。

附方　枸杞枣仁茶

【组成】枸杞子30g　炒枣仁40g　五味子10g

【主治】失眠。

【制法】上药 3 味和匀，分成 5 份。

【用法】每日用药 1 份，置于茶杯中，开水浸泡，代茶频频饮之，或日饮 3 次，每次至少 50ml。

【验案】宁××，男，45 岁。患心动悸，发作无时，夜寐不安，倦怠乏力，面色微黄，形体消瘦，舌无苔，脉结代，每分钟心脏早搏八九次。予上方，嘱当茶饮。3 天后脉律转齐，睡眠亦安，服药 1 月，诸症皆除。

【按语】本方为辽宁中医药大学彭静山教授经验方。本方以药代茶频饮，既可免去煎药之劳，亦可达到治疗之效，且服用方便。其适应证为心血不足、肾阴亏损之失眠，可见虚烦心悸，夜寐不安，梦遗健忘，舌红少苔，脉细数。方用枣仁、枸杞子补肝肾、养心血；五味子敛心气、滋肾水。全方药少力专，滋补肝肾，养血安神。

运用本方可根据不同情况，适当调整用量或加减药味。如心律不齐，而失眠较轻者，枣仁、枸杞子量宜相同；单纯失眠者，枣仁量宜大；胃酸过多者，可去五味子，加白豆蔻 5g。服药时，可适当加入白糖或麦芽糖以调味。

附方　丹参安神汤

【组成】丹参 60～90g　夜交藤 50～60g　生地　百合各 30g　五味子 15g

【主治】顽固性失眠。

【用法】水煎服，将两次煎液掺和后分成 2 份，午睡前服 1 份，晚睡前 1 小时再服 1 份。

【加减】头晕加珍珠母 50g，钩藤 20g；心悸加磁石 50g，钩藤 20～30g；食欲不振加陈皮、香谷芽各 15g；精神萎靡加太子参 15g，党参 20g。

【疗效】治 26 例，治愈（睡眠完全恢复正常）23 例，好转（一夜入睡 4～6 小时）3 例。服药最少 2 剂，最多 9 剂。

【验案】公××，男，患顽固性失眠，经市人民医院治疗，吃西药和中药均无效。后服用本方，9剂告愈。

五十二 眩晕

1. 麻芎菊茶饮

【组成】天麻10g 川芎10g 杭菊花10g 茶叶10g

【主治】眩晕。

【用法】每日1剂，水煎分2次服，6剂为1个疗程。

【加减】肝阳上亢加石决明、川牛膝；气血亏虚加黄芪、当归；肾精不足加熟地、龟板；痰浊中阻加胆南星、菖蒲。

【疗效】本组108例，治愈（治疗6天症状全部消失，10年来随访无复发）52例；好转（治疗6天症状部分消失，治疗12天后，症状大部分消失，或1~5年又复发）；需再次治疗的45例；无效（治疗12天后症状大部分不消失，需改用其他方法治疗）11例，总有效率为89.8%。

【按语】本方中天麻平肝息风，为治眩主药；川芎祛风疗眩，行气活血，与天麻配伍，相得益彰；菊花祛中风，清肝热，养肝明目，对肝风上扰之头晕疗效显著；茶叶苦寒清上而降下，使升中有降。四药合用，清肝火、祛肝风、行气活血，故治眩晕有显效。近20年来，笔者用麻芎菊茶饮治疗美尼尔综合征收效满意，从中受到启示，用于其他原因所致眩晕，亦获满意疗效。

2. 菊牡枸芎汤

【组成】菊花30g 生牡蛎30g 枸杞子30g 川芎15g

【主治】头晕目眩，兼见口燥咽干，舌红少苔，耳如蝉鸣，手足心发热，脉细数。

【用法】水煎服，每日1剂。

【疗效】只要对症，本方2剂减轻，3剂眩晕停止。

【按语】本方重在滋阴潜阳，用于肝肾阴虚所致虚阳上越之头目眩晕。生牡蛎潜阳，枸杞子滋补肝肾阴液，菊花清虚热而宁头目，川芎行气调血，其性升散，上行头目。四药合用，治疗肝肾阴虚眩晕，效如桴鼓。

3. 钩藤竹茹汤

【组成】钩藤 40g（后下）　姜竹茹 30g　制半夏 12g　泽泻 30g

【主治】美尼尔综合征。

【用法】水煎服，每日一剂，分 2 次服。

【疗效】应用本方，共治 20 例，临床治愈 13 例，有效 7 例。服药在 1～5 剂之间。

【按语】本方用钩藤清热平肝，竹茹化痰止呕，半夏燥湿降逆，泽泻利水渗湿。四药同用，可收清热降火、化痰止呕之效。

临床上热甚者加龙胆草、栀子；痰湿盛者加苍术、白术、白茯苓；耳鸣严重者加生葱白、石菖蒲；气虚者加党参、黄芪。缓解后，根据辨证分别选用杞菊地黄汤、六君子汤善后。

4. 泽泻半夏止晕汤

【组成】泽泻 60～120g　法半夏 18～30g　白术 10g　钩藤 10g

【主治】以眩晕、耳鸣、恶心呕吐为主症的美尼尔综合征。

【用法】上药水煎服，每日 1 剂，1 剂药煎 2 次约 400ml，分 3 次服。

【疗效】治疗 28 例，治愈 23 例，好转 4 例，无效 1 例。服药 1～2 剂症状消失者 5 例，减轻者 16 例，最多服药 12 剂。服药期间，应注意休息，避免活动。

【按语】美尼尔综合征，是由于内耳膜迷路水肿所引起的以自身或周围景物旋转性平衡感觉失常为主要和突出症状的疾病。属中医学中"眩晕"的范围。本病的发病机制主要是痰饮内停，上蒙清窍所致。故方中重用泽泻，伍以白术，以祛除水饮之邪，而减轻内耳膜迷路水肿；重用法半夏降逆止呕，镇静安神；加入钩藤平肝。临床应用本方发现，泽泻用量低于 60g，法半夏低于 18g 效果不佳。

5. 泽泻桂枝甘草汤

【组成】泽泻 25g　白术 15g　桂枝 15g　炙甘草 10g

【主治】头目昏眩。

【用法】水煎服，每日 1 剂。

【验案】赵×，女，70 岁。头目昏眩已四年多，屡治不效。于 1964 年冬来诊。症见：面色晦暗，其形如肿，不能起立，起则头昏目眩欲倒，心跳欲得按，饮食尚可，苔白，脉弦细。观其脉证系清阳不升，浊阴上逆，故头昏目眩；又因心阳不足，故心悸欲按。治宜温通心阳，除饮止眩。方用泽泻桂枝甘草汤，三剂。服药后，诸症大减。继服三剂，能行动不昏眩。再服三剂，诸症悉除，能做家务劳动，病愈。

【按语】本方取桂枝入心助阳，甘草补中，二药相伍，辛甘合化，温通心阳；泽泻利水除饮；白术补脾，益气燥湿。药虽四味，但通阳化饮、止眩之力甚强，故投数剂而起显效。本方治美尼尔综合征亦有效。

6. 大黄薄荷酊

【组成】大黄 5g　薄荷 3g　青皮 2g　白酒 30ml

【主治】肝热或久服补药引起的眩晕。

【用法】将前 3 味药用白酒泡数小时，温服。

【疗效】本方对于肝热或久服补药引起的眩晕有很好的效果。

【验案】曾治一军人杨×，因服鱼肝油头晕如醉，心中急躁，脉弦数，用本方 1 剂，诸症若失。

附方　单味仙鹤草

【组成】仙鹤草 100g

【主治】美尼尔综合征。

【用法】水煎30分钟，每日1剂，分2次温服。

【疗效】治疗42例，均为突然眩晕、耳鸣、恶心呕吐、听力障碍、眼球震颤，排除其他疾病。42例均治愈（临床症状全部消失，追踪观察3年未复发）。治愈时间为1～6日，平均3.2日。

【验案】张×，男，34岁，1981年11月6日来诊。三年前因过度劳累后，常失眠耳鸣，一年前突然头晕目眩、呕恶而晕倒。发作间隔时间最短5天，最长2个月，发病时间最短12分钟，最长4天。曾在重庆、成都等大医院诊断为美尼尔综合征，中西药治疗效差。现晕扑在地，自觉天旋地转，不敢睁眼，呈恐惧状态，面色苍白出汗，觉恶心而吐不出，不愿说话。继用仙鹤草60g，加水500ml，煎至300ml，每用100ml，日服3次。3天后明显好转，继治3天而愈，随访9年，未复发。

【按语】仙鹤草，又名龙芽草。全草入药，性微温，味苦涩，功能止血。主治吐血、衄血、便血、尿血、崩漏等症。本品有强壮作用，民间常用治脱力劳伤，故俗称"脱力草"。全草含有仙鹤草素、鞣质、甾醇、有机酸、酚性成分及仙鹤草内脂等成分。治疗美尼尔综合征尚属首见，其机制尚未清楚，有待今后进一步研究。仙鹤草治眩晕，这又是仙鹤草拓展应用中新的发现。本方药简效宏，值得重视和推广。

五十三　中风

1. 化痰通腑饮

【组成】全瓜蒌30～40g　胆南星6～10g　生大黄10～15g（后下）　芒硝10～15g（分冲）

【主治】中风，若症见便秘，舌苔黄腻，脉弦滑者均可用之。

【用法】水煎服，每日1剂，日服2次。或改成冲剂。

【疗效】临床屡用，疗效甚著。用本方治疗中风急证患者158例，治疗半个月以内，结果痊愈者88例，显效者42例，无效者

28 例，总有效率为 82.3%。

【按语】本方为王永炎教授自创验方。本方系从大承气汤化裁而成，并以全瓜蒌、胆南星代替厚朴、枳实。方中全瓜蒌清热化痰散结，利大肠，使痰热下行；胆南星息风解痉，也有清化痰热的作用。二味合用清化痰结、散结宽中；生大黄苦寒峻下、荡涤胃肠积滞；芒硝咸寒软坚、润燥散结，助大黄以通腑。四药合用，共奏化痰通腑、清热息风之功，验之于临床，疗效尚属满意。

2. 大承气汤

【组成】大黄 12g　芒硝（冲服）10g　枳实（或厚朴）9g　甘草 6g

【主治】脑卒中后，大便秘结十天以上未解，脉弦滑或沉实，舌苔黄厚腻或腹部胀满，恶心呕吐，神志改变者。

【用法】煎汁 200ml，分 2 次服，每 2 小时服 1 次。一般服 1~2 次后，腑气可通，不通者再服。一俟大便得下，则停服。继以涤痰开窍，活血祛瘀，化湿祛痰，滋阴息风。

【加减】若神志昏迷、神志时清时蒙、舌謇短缩者，加牛黄中丸 1~2 粒，以清心开窍、泻下热结；若年迈体弱，或形气不足者，配黄芪或人参 40~60g。

【疗效】经本证治疗 72 例，均为急性脑血管病有腑气不通者，服药后 72 例均大便通下，其中腹部胀满 33 例，症状消失者 26 例，减轻 7 例。72 例均有舌苔黄腻，其中渐化 54 例，未变者 18 例。72 例中有 64 例脉弦滑或沉实，其中 52 例缓和，12 例未变。72 例中有 38 例恶心呕吐，其中 24 例中止，14 例缓解。72 例中有 18 例神志昏蒙，其中 10 例转轻，8 例无变化。

五十四　药物性溶血

四生汁

【组成】生地锦草2份　生旱莲草　生车前草　生荷叶各1份

【主治】药物性溶血。

【用法】将上四种生药洗净后捣烂用纱布包好，手挤取汁，每10ml加冰糖1g冲服，2岁以下每次服10ml；2岁以上儿童每次服30~60ml；成人每次服120ml。每天服6次，每4小时1次。血红蛋白60g/L以下者，配合输血。

【疗效】共治疗18例，其中服磺胺类药8例，服血防－846片4例，痢特灵5例，安乃近1例。其中男、女各9例，全部治愈。一般服药6~8次后肉眼血尿由红转清，2天后尿红细胞转阴。

【验案】冯××，男，41岁。1970年8月14日会诊。4天前因患血吸虫病而住院。口服血防－846片，于当天早上出现血尿，查尿红细胞阳性。面色苍白，神疲乏力，血红蛋白60g/L，血压22.4/13.3kPa。因血压高及有十二指肠球部溃疡，不宜用激素类药。输血又一时难找血源，而邀余去会诊。

用四生汁治疗，按上述方法服用，第2天，尿色转淡，第3天，尿红细胞呈阴性。在继续服四生汁的同时，输800ml血，第5天贫血症状消失，后以健脾益气、补血之药调理而愈。

五十五　各种内脏出血症

1. 三七止血散

【组成】三七粉30g　白及60g　血余炭30g　贡阿胶60g

【主治】各种出血症。

【用法】上药共研极细末，每次冲服2g，每日3次。

【疗效】本品止血作用非常好，治疗咳血、吐血、便血、衄血、功能性子宫出血、血崩以及无明显原因的出血，有效率100%。

【按语】在治疗各种出血症时，用本方止血的同时，一定要使用相应的治疗各种出血病证的药物。

【验案】林××，女，29岁，经血不止，在医院吃药、输液治疗一星期不见好转，后来用本方为其治疗3天，服药4剂，现已痊愈。

2. 复方黄桂止血散

【组成】生大黄15g　肉桂15g　五倍子10g　诃子10g

【主治】鼻出血、咳血、吐血等出血症。

【用法】上药共研细末，每次口服5g，每日2次，早晚温开水冲服。

【疗效】治疗74例，1次口服本药，立即完全止血者68例，占91.9%；其余6例经2～3次口服，全部达到止血目的，有效率达100%。其中5例在服本药后观察72小时，未见出血。以上病例用本药后，无不良反应。

3. 三炭粉

【组成】荆芥炭　蒲黄炭　五灵脂炭5～10g（三药1次量共15～30g），轻者每次各10g　蜂蜜适量

【主治】各种急慢性难治性出血症。

【用法】上药每次各10g（病轻者）。每日3次，连服1～3天，用蜂蜜调服。

【疗效】治疗患者56例，其中肺癌出血12例，肺结核咯血4例，支气管扩张咯血8例，上消化道出血13例，直肠癌出血6例，子宫出血12例，膀胱出血1例。首次服药后2小时止血者18例；3小时止血者18例；4小时止血者8例；服药2次止血者

8 例；服药 3 次止血者 2 例；服药 3 天后无效者 2 例。总有效率 96.4%。

4. 止血散

【组成】白及 10g　侧柏叶 10g　大黄 6g　田七 5g

【主治】消化道中小量出血。

【用法】上药共研成极细末，每次服一日 4 次。

【疗效】一般治疗一星期可愈，效佳。

【注意】服药期间，进食流质或半流质食品，注意卧床休息，动作不可激烈。

五十六　肥胖病

秘方外用减肥方

【组成】番泻叶 15g　泽泻 30g　山楂 30g　油麻槁（又名油草）50g

【主治】肥胖病。

【用法】上药共研细末，贮瓶备用。用时每取药末 15～20g，以红茶水（浓汁）调和成软膏状，外敷肚脐上，以纱布盖上，胶布固定。每日换药 1 次。

【疗效】治疗 50 例，连用月余，有效率达 100%。

本方为程氏祖传秘方，本去油麻槁，加干荷叶 50g，重用泽泻为 60g，验之临床效果尤佳。

五十七　糖尿病

1. 滋阴降糖膏

【组成】大生地 500g　肥玉竹 500g　枸杞子 500g　山萸肉 250g

若气虚者，加黄芪250g

【主治】糖尿病。

【用法】每100g生药加水500g，文火煎二小时，去药渣，静置一小时，去除杂质。再用文火煎药液成浓缩膏。每日服3次，每次一汤匙，饭前服。

若以汤剂用之，可取大生地30g，山萸肉30g，枸杞子30g，肥玉竹15g，每日一剂，水煎分2次服，效果亦佳。

【疗效】应用于临床，尤以用于40岁以上的轻、中型患者，疗效颇佳。

【验案】曾治男性患者郝×，服完一料后，经检验，尿糖由"＋＋＋＋"减至"＋＋＋"。服完2剂后，尿糖降至"＋"，血糖由280mg降至160mg。服完三剂后，多次检验尿糖均为"±"或"－"，血糖降至90mg至112mg。多饮、多食、多尿、四肢无力等症消失。

【按语】本方清热养阴，涩清补肾，三焦兼顾，三消同治，应用于临床，尤其用于40岁以上的轻、中型患者，疗效颇佳。

2. 黄连降糖散

【组成】黄连1份　人参1份　天花粉2份　泽泻2份

【主治】糖尿病。

【用法】将上药共研极细末，每次服3g，每日3次，温开水送服。

【疗效】用上方治疗糖尿病患者65例，其中男36例，女29例；显效62例，无效3例。总有效率为95％。

【验案】王××，男，41岁。于1989年7月8日就诊。患者口渴多次，多食易饥，尿量频多，消瘦乏力，四肢酸痛，全身瘙痒，已2个月。检查舌红苔黄，脉细数。空腹血糖26mg/dL；尿糖"＋＋＋"，胆固醇200mg/dL，血压21/14.67kPa（160/110mmHg），心电图显示心肌劳累。处方：

川连10g　人参（或党参）10g　泽泻10g　天花粉20g

共研细末，每次服 3g，1 日 3 次，开水送服。

服上方 10 天后，尿糖"＋＋"，一个月后诸症基本消失。

上方服用半年（方中人参可以用党参代之）。

经 1 年后复查，空腹血糖 110mg/dL 左右，尿糖阴性，血压 16/10.67kPa（120/80mmHg），血脂正常，心电图正常，基本治愈。近期疗效满意，远期疗效有待进一步观察。

【按语】本方既有肺胃燥热，又有气阴亏损。治疗若用苦寒清热，势必重伤气阴；若用滋阴清热，又易阻遏阳气，益气温补则必致阴耗热灼。方中首用黄连苦寒之品，直清肺胃之热；继以天花粉甘酸、微寒之性，清热而生肺胃之津，二味共为主药。辅以人参甘温益气，使气生而津化；佐以泽泻甘淡而寒，导热下行，从小便而解，又能利水化气，致气化而津布。方中黄连配泽泻，苦寒泻利，燥热得除；人参佐天花粉，益气生津，肺胃得润。四药合用，共奏养阴益气增液之功。

3. 芪山玄苍饮

【组成】黄芪 30g　山药 30g　玄参 30g　苍术 30g
【主治】非胰岛素依赖性糖尿病反复不愈者。
【用法】水煎服，1 日 1 剂。
【疗效】本方具有健脾生津、清养肺胃的作用。主要运用于糖尿病的口渴、多食为主症者，有明显的降糖作用。

4. 胜甘方

【组成】山萸肉 30g　五味子 20g　乌梅 20g　苍术 20g
【主治】肾虚型糖尿病。
【用法】上药加水 2000ml，煎至 1000ml，分早、中、晚 3 次饭前温服。

【疗效】治疗 110 例，显效（34 小时尿糖定量在 5g 以下，空腹血糖比正常值增高部分下降 60% 以上，或空腹血糖降至 7.15mol/L）25 例；有效（24 小时尿糖定量在 5～10g 之内，空腹血糖下降幅度虽小于 60%，但大于 20%）69 例；无效（治疗 3 个月，达不到上述标准）16 例。总有效率为 85.4%。

【按语】 本方重点治疗肾虚型糖尿病，具有滋肾生津作用，山萸肉、五味子、乌梅均为酸味，酸能生津敛肝；苍术健脾燥湿，动物实验有降低家兔血糖作用。四药同用滋而不腻，脾肾同治，以顾先后天，为治病之本。

5. 降糖素方

【组成】 兴安杜鹃 3~5g　丁香 1.5~3g　五味子 9~12g　干姜 1.5~3g

【主治】 心腹气冷，寒包火之消渴症。

【用法】 水煎服，或制成冲剂、片剂。1 个月为 1 个疗程服用。

【疗效】 治疗 153 例，治疗 3 个疗程。总有效率为 62.09%。其中 21 例轻型糖尿病，服药 3 个疗程。总有效率为 90.47%。

【按语】 本方配伍较为紧密，丁香、干姜均有温中降逆作用；杜鹃和血活血；五味子滋肾生津，有补元气之不足、壮水镇阳之功。四药配合，温而不伤阴，补而气化能通。本方对成年人非胰岛素依赖型糖尿病疗效较好，尤其对轻型糖尿病的疗效更好。

6. 消渴茶方

【组成】 生石膏 60g　生地 30g　天花粉 9g　石斛 9g

【主治】 糖尿病（属阴虚者）。

【用法】 每日 1 剂，水煎代茶服。

【验案1】 王××，男，40 岁。于 1978 年 5 月 11 日就诊。患者自述患糖尿病 5 年，经多方治疗无效。患者多饮，多食，多尿，形体消瘦，四肢疲乏无力，舌红无苔，脉沉细。经用本方 2 月后，病已痊愈，至今未复发。

【验案2】 吉××，女，38 岁。自 1988 年开始口渴多饮，饮水量逐日增加，小便量多而频数，月经量逐月减少，曾多方医治无效。于1989年5月30日就诊。患者当时大渴大饮，体重较病前已下降9kg，四肢乏力，月经断绝，面白颧红，舌质红，苔薄微黄，脉沉数，大便干燥，小便量多。化验检查：尿糖"＋＋"。嘱其慎食麦面、红薯、糖果等食物，并服用本方。一个月后，自觉口渴渐解，饮水量逐日减少，诸症较前减轻，身体舒适。尿检查：尿糖"＋"。效不更方，又坚持服原方2个月后，口已不渴，饮食及小便均恢复正常。尿检查：尿糖"－"。形体逐渐丰满，月经按期来潮，全身有力。消渴痊愈，已上班工作。

【按语】消渴一证，多因阳明燥热所生。方中生石膏甘寒，清阳明之火，兼解肌肤之热。其色白入肺，质重而含脂，具有金水相生之用；以生地滋阴清热，生津润燥，滋上源以生水，肺得水润而能如雾露之敷布津液，润全身。并能益其血而通血海，故月经如期来潮，肌肤亦丰满。据现代药性研究证实，生地具有较好的降低血糖作用，用时必须量大，并用天花粉、石斛以养胃阴。四药共奏滋阴清热之功，治消渴属阴虚者，疗效较好。

五十八　类风湿性关节炎

1. 中药膏外敷法（一）

【组成】生莪术3g　生草乌5g　生三棱3g　生酒糟适量

【主治】类风湿性关节炎。

【用法】把上述前三种生药研成粉末，均匀撒在酒糟面上，然后敷到患处，用胶布或绷带固定。隔日外敷1次，5次共10天为一个疗程。

在使用过程中，若干个关节肿胀痛，可先在2～3个患处关节外敷，待其治愈后，再对其他肿胀疼痛关节进行治疗。因一次外敷太多，会影响患者工作及活动。但关节红肿发热者慎用，个别病人用药后会有红疹出现，可马上将药取下，一般不用处理，红疹会自行消失；症状较重者，服用一些抗过敏药物即可，注意本方切不可内服。

【疗效】经临床治疗 56 例患者，其中治愈 26 例，显效 18 例，有效 9 例，无效 3 例，总有效率为 94.6%。

一般用药 3 次后，肿胀疼痛即可减轻，5 次后病人关节疼痛肿胀基本消失。多数病人用药 20 天后肿胀消失，活动基本恢复正常。

【验案】王××，男，48 岁。平日身体素虚，10 年来全身关节时有胀痛，服用中西药后疼痛减轻，亦未介意。近几个月来，两膝关节疼痛、肿胀，活动时疼痛加重，屈伸受限。经内服西药和中药，疼痛时好时差，效果不满意。诊见症如上述外，呈痛苦面容，纳呆，舌质淡，苔白，脉沉紧。两膝关节肿胀，表面光滑压痛，活动受限。实验室检查：类风湿因子阳性，西医诊断为类风湿性关节炎。遂予以使用上药外敷 5 次，3 次后疼痛胀肿明显减轻，双膝可屈曲，活动时稍微疼痛。外敷 5 次后两膝肿胀疼痛已基本消失，活动恢复正常，屈伸自如，随访半年未见复发。

【按语】类风湿性关节炎是人群中常见病之一，此病属中医"痹症"范畴的"尪痹""骨痹"病。其发病多因风、寒、湿邪侵入关节，气血运行不畅，从而引发关节疼痛、肿胀、晨僵、活动不利等症状。用中药外敷法治疗类风湿性关节炎 56 例，效果相当理想。该方具有温经祛风、活血化瘀的功效，能驱除侵入体内风、寒、湿邪，使关节气血流畅，筋脉通畅，从而达到病愈的目的。本方操作简单，无内服药的副作用及其他影响，药虽四味，疗效甚好，值得临床推广应用。

2. 中药膏外敷法（二）

【组成】白芥子 30g　川芎 20g　草乌 20g　蜈蚣 6 条

【主治】类风湿性关节炎渗出明显，关节肿胀者。

【用法】上方研末，以鸡蛋 4 个调匀成膏，涂关节肿胀处，外用纱布固定，24 小时后取下。

【疗效】本方最善止痛消肿，涂后数小时，局部出现烧灼隐痛，属正常现象。24 小时后取下，肿胀可消除，局部关节疼痛也明显减轻。

3. 龙马定痛丹

【组成】 马钱子30g　地鳖虫3g　地龙3g　全蝎3g　朱砂0.3g

【主治】 类风湿性关节炎、风湿性关节炎、风湿热、风湿性肌炎、坐骨神经痛、腰肌劳损、颈椎病、肩关节周围炎等。

【制法】 先将马钱子用土炒至膨胀，再入香油炸之，待有响爆之声，外呈棕黄色，切开呈紫红色时取出。与地龙、地鳖虫、全蝎共研细末，后入朱砂，蜜丸40粒。

【用法】 每晚临睡前用糖水送服1粒。服一周若不效，可于每晨加服1粒。

【疗效】 本方为国医大师颜德馨主任医师经验方，临床运用30余年，价廉效优，治愈病人无数。

【验案】 苏××，男，60岁。患类风湿关节炎多年，反复发作，四肢关节肿胀疼痛，游走不定，每逢天气变化及阴雨连绵，疼痛加剧，伴午后五心烦热，头晕气短，动辄乏力。经用阿司匹林、激素及中药补益肝肾、祛除风湿之品治疗，效果不显。

实验室检查：抗"O"1200单位，血沉40mm/h。脉弦滑，舌质紫，苔薄腻。投龙马定痛丹1粒，每晚1次。一周后症状由减轻而消失。1月后复检抗"O""血沉"、黏蛋白均已正常。继投上方一粒巩固，随访多年未复发。

【按语】 本方中马钱子性味苦寒有毒，入肝脾经，功能活血通络止痛，《外科全集》称之"能搜筋骨入骱之风湿，祛皮里膜外凝结之痰毒"，配以地鳖虫、全蝎搜剔祛风、通络止痛。佐以朱砂为衣，制约马钱子之毒性，且能护心神、通血脉。诸药合用，共奏活血脉、化瘀血、祛风湿、止痹痛之功。

【注意】 马钱子有大毒，必须如法炮制，按规定剂量服用。若误服过量，可用绿豆汤或甘草汤缓解。

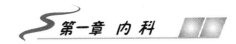

五十九 风湿病

1. 脊全丸

【组成】金毛狗脊30g 全蝎30g 土鳖虫30g 大茴香30g

【主治】风湿性关节炎。

【用法】上药共为细末，水泛为丸如梧桐子大，每次10g，日服2次。

【疗效】经门诊系统观察本病106例，痊愈20例，显效32例，有效43例，无效11例，总有效率89.6%。

【验案】谢×，男，23岁。1977年6月2日来诊。自述腰及双下肢发凉、怕风、疼痛，遇冷加剧，活动不能自如，伸屈时疼痛加重。检查：抬腿、盘腿、屈膝试验阳性，肌肉紧张。化验：血沉40mm/h，抗"O"1.200单位。X光拍片：无骨质改变及异常发现。临床诊断为风湿性关节炎。

治疗：嘱服"脊全丸"，服药三天后，疼痛明显减轻。7天后肢温，怕冷好转，肌肉、关节活动较灵活。经过20天治疗，症状基本消失。复查：血沉12mm/h，抗"O"降至400单位。经随访三年，未见复发。

2. 熨药袋

【组成】硫黄60g 白芷30g 川芎30g 乳没各10g

【主治】风湿性关节炎。

【用法】上药共为细粉，装布袋中，拍平，调整为0.3cm厚，以线纵横固定（如小儿尿片状）。同时取鲜姜片，以断面擦痛处，后将药袋放置上面，外加热敷，灼热则移之。每日一次，每用后密藏勿令泄气，可用两周。

【疗效】本方以硫黄为主，辅以辛窜透络、活血定痛之品，其热力能透达肌肉之深层，确有温经通络、祛湿镇痛作用。其方为"太乙""雷火"灸条化裁而出，但温熨面积更大、热力更深。

此"熨药袋"使用方便，价值低廉，可让病人自理。在临床应用中，体会到本药袋对于筋膜炎、肩关节周围炎、肥大性脊柱炎、软组织损伤等症，也有较好的疗效。

3. 姜辣汁

【组成】干姜60g　干辣椒30g　乌头20g　木瓜25g

【主治】风湿性关节炎。

【用法】将上药放入2000ml水中，煮30～40分钟。将煎好的药趁热熏患部，以后将药汁倒出，用干净毛巾蘸药汁热敷患处。如此反复2～3次，每日早晚各1次。

【疗效】本方治疗寒痹者，疗效显著。

【验案】王××，70岁。14年来膝关节刺痛，屈伸不利，遇寒痛甚，伴有脚趾麻木。用上方熏洗热敷，5日后痊愈，至今未复发。

3. 乌附星香汤

【组成】制川乌10g　制白附子10g　制南星10g　木香10g

【主治】痹证、面瘫、面痛、中风偏瘫等。

【用法】水煎服，1日3次，饭后服。制川乌、制白附子、制南星应先煎1小时，待药液不麻口后再加其他药物煎10分钟即可。

【加减】血虚者，加当归、川芎、生地、白芍四物汤以养血祛风；有瘀血阻滞者，加桃仁、红花、赤芍、丹皮，以活血化瘀；筋脉痉挛抽搐者，加僵蚕、全蝎、蝉衣、蜈蚣，以息风止痉；有热者，加银花、连翘、黄芩、黄连等以清热；有气虚者，加黄芪、潞党参、白术等以益气；头昏眩晕者，加钩藤、桑叶、菊花、草决明，以清利头目；大便秘结者，加酒大黄、火麻仁、郁李仁、蜂蜜等，以润肠通便。

【疗效】乌附星香汤是成都中医药大学李仲愚教授在长期的

临床实践中总结出来的自制验方，临床上广泛适用于面瘫、面痛、中风偏瘫、痹证等疾病，均能收到满意的效果。面瘫、面痛、中风偏瘫、痹证等疾病，其病因病机都是由于感受风、寒、湿邪或风、痰之邪壅滞经络，经脉不通，气血阻痹而发病。

【按语】本方中制川乌、制白附子、制南星都是辛温之品，有祛风通络、散寒止痛、燥湿化痰作用；木香以助理气通经。四药相伍，相得益彰，并可以此方作为基础，随症加减。

4. 四藤饮

【组成】鸡血藤 25g　海风藤 15g　络石藤 15g　石楠藤 15g

【主治】痹证。

【用法】水煎服，每日分 3 次服。

【疗效】治疗痹证，以四藤饮为基本方剂，临床使用三十多年来，功效显著，屡验不殆。

【验案】曾治一赵姓男患者，因长期在潮湿环境中作业，患风湿性关节炎已三载，治疗未曾中断，病情不见好转。症见其形消瘦，全身关节疼痛，尤以下肢为重，行动不便，肌肤麻木，皮色不红，舌质淡少苔，脉沉细而缓。四诊合参，证属风、寒、湿痹，治宜祛风散寒、通络行血。

方用四藤饮加木瓜 15g，防己 15 天，伸筋草 20g，独活 15g，薏苡仁 15g，熟地黄 15g，牛膝 15g。连服 6 剂后，患者诸症大减。后以上方加减，进十二剂后，痹证获愈。随访两年未发。

【按语】本方中鸡血藤舒筋活络、行血和营；海风藤祛风胜湿、通经活络；络石藤活络止痛、搜风蠲痹；石楠藤排风邪、逐冷气、强腰脚、补虚。四药合用具有和营卫，通经络，祛风胜湿，活血舒筋之效。

在临床应用时，还应注意药物加减。

上肢痛者，加桑枝、桂枝；下肢痛者，加牛膝、独活；腰背痛者，加桑寄生、狗脊；膝关节痛甚者，加木瓜、防己；全身关节疼痛者，加伸筋草、五加皮；风邪偏重者，加防风、羌活；寒邪偏重者，加附子、干姜；湿邪偏重者，加薏苡仁、萆薢；气血虚弱者，加人参、黄芪；肝肾不足者，加菟丝子、杜仲、熟地黄；热痹者，加菟丝子、杜仲、熟地黄；热痹者，加连翘、忍冬藤；关节肿大变形者，加乌梢蛇、穿山甲、地龙。

石楠藤不仅有祛风散寒、通络除痹之效，尚有强腰脚、补虚之功。既可祛邪，又可扶正。于治于防，两能兼之，确属治疗痹证佳品。故临证中的行痹、痛痹、着痹、热痹等，均以四藤饮为基础方。临床证明，确有良效。

5. 黑神丸

【组成】川乌头（去脐）150g　五灵脂（去砂土）150g　冰片1.5g　麝香1.5g

【主治】风、寒、湿痹关节痛及其残疾顽症。

【用法】先将川乌头、五灵脂共研细末，再加入冰片、麝香。混合为丸，姜汤送服。根据个人经验，为减少方中川、乌之不良反应，剂量上应慎重，每次应以3g为准，早、晚各1次。服后若无不适，可递增至每次6g。

【疗效】该方虽然药味少，但功效大，曾治愈数例风湿类疾患所致之足臂痿废残疾。

【验案】我亲眼见过张鹳一先生治疗一位少妇，因幼年抽风所遗左臂枯细、手指拘挛，经服上药后，渐渐恢复了上肢功能。

1958年夏，我在江苏泗洪县亦用此方先后治疗路×、胡×两少年，皆因风湿病致右足跟挛缩，足掌呈下垂形，行走艰难。服上方二三剂后，皆痛止挛舒，行走几如常人，方知此方疗效之神奇。

【按语】本方中川乌头大辛大热、气厚味薄，有温经止痛、祛风除湿之功；五灵脂甘温无毒，直入血分，有活血化瘀、散结止痛之功；冰片、麝香辛香走窜，引药直通络隧，搜剔顽邪，故获殊效。

6. 三乌酒

【组成】川乌 10g　乌梅 10g　乌梢蛇 15g　金银藤 15g

【主治】风湿性关节炎，以关节疼痛肿胀，甚则屈伸不利，随气候变化而增减为主要表现者。

【用法】以白酒 250g 浸泡上药，15 天后服用，1 日 3 次，每次服 10g。

【疗效】本方具有祛风通络、温经散寒、除湿止痛的作用，对风湿性关节炎有独特的疗效，且药味简单，服用方便。对类风湿关节炎和骨质增生也有一定的治疗作用。

7. 二草牛膝酒

【组成】豨莶草 30g　仙鹤草 30g　川牛膝 30g　白酒 1 盅

【主治】风湿性关节炎，全身关节疼痛，肢体功能障碍。

【用法】水煎服，1 日 2 次。

【疗效】该方具有祛风除湿、通上达下的作用，药少量大力专，治疗风湿性关节炎早期，关节无变形者有良效。

附方　全身冷痛方

【组成】生川乌 10g　生草乌 10g　桂枝 15g　生甘草 12g　金银花 20g　白酒 250g

【主治】全身或关节冷痛，畏寒恶风，夏天穿秋衣裤，冬天穿比常人厚棉衣裤或皮衣裤仍不能御寒。每遇天气变化，全身酸痛或关节冷痛加重，外观无异常变化，触之发凉，检查血象指标均正常，但患者痛苦不堪。

【用法】将五味药用 60 度白酒浸泡七天。取酒弃渣，装酒瓶备用，将药酒分为 30 份，每晚睡前服 1 份。饮后胃中灼热，吃一个水果或凉的食物即可。服药时因药性剧烈，要看患者的适应能力，先少饮，逐渐加量，饮后以舌尖麻为度。若满口发麻，头晕呕逆为药力过量。如饮后无任何反应为药力不足，应酌情加减。

【疗效】此方是风湿病专家北京中医院王为兰主任医师的经验方，余几十年用此方治愈数百人。

【验案】张××，男，16岁。1983年6月来诊，患者无明显诱因，于去年夏秋之间，全身冷痛恶风寒，遇寒加重，虽增加衣被而寒冷不止，逐渐加重。冬季穿棉衣、棉裤，仍觉寒风刺骨，不能出门；夏天穿秋衣、秋裤仍怕冷怕风。曾到2个医院检查治疗无任何异常，给予阿司匹林、强的松、维生素B$_1$，病情无明显缓解，来我院求医。

给予上方并嘱患者因药性剧烈，以舌尖麻为度，不可恨病服药过量，以免发生意外。起初患者怕中毒不敢服用，后因病情日渐加重，不能站立，需两人搀扶才能走几步，终日卧床不起，盖被啼哭，无奈才服用此药。服药三日后，冷痛大减。服完一个月，已能下床走路，参加劳动，与正常人一样。唯于阴天时肢体仍感拘挛发紧，再按前方服1剂，以巩固疗效。两个月后，完全恢复健康。

【按语】本方很简单，是专门治病的方剂，没有一味扶正药。生川乌、生草乌性味辛温有大毒，能祛风湿、散寒止痛；桂枝辛、甘、温，温通经脉走四肢，又能通阳化气达全身；生甘草甘、平、泻火，以解二乌之毒；银花清热凉血，协助甘草以解二乌之剧毒；白酒辛甘大热，导引药物散寒滞，开瘀结，通经脉，调营卫，使药力达到四肢百骸。

余体会二乌虽是毒性大的药，共计20g生药，酒泡一个月，毒性化解不少。如果能掌握住用药的剂量，只能治病，没有中毒的危害。

六十　重症肌无力

柔肝润筋汤

【组成】白芍15g　蝉蜕3g　葛根12g　丝瓜络10g

【主治】重症肌无力证属肝不主筋者，表现为阴虚，偏于热。症见口干、便结、舌质红。须与脾气下陷相鉴别，表现气虚，略偏于寒，症见口中和、大便溏、舌质淡。

【用法】阴亏明显者，加制首乌、桑椹；阳亢明显者，加石决明、天麻、钩藤；目疾加菊花、谷精草；盗汗加煅牡蛎；便结者，加草决明；关节僵硬、疼痛者，加木瓜、薏苡仁。

【验案】陈×，女，4岁。双睑下垂半个月，伴白眼时翻，磨牙，夜寐不安，盗汗，口干，舌质红。诊断为眼肌型重症肌无力。患者虽有双睑下垂，但伴有口干、舌红，乃肝阳上亢化热所致；夜寐不安，盗汗，乃因肝经虚热，热迫阴液外出；磨牙，白眼时翻，为阳亢而欲动内风之象。治宜平肝以息其风，清热以通其络，生津以润其燥。处方：

白芍9g　蝉衣3个　葛根7g　丝瓜络1.5g　煅石决明6g　煅牡蛎6g　菊花3g　谷精草3g　天麻0.5g　桔梗3g　水煎服。

服14剂后，眼睑下垂已不明显，诸症亦明显减轻，守上法，加甘草0.3g，以善后。

【按语】重症肌无力的病机一般认为以脾虚气陷为主，笔者主张用补中益气汤加减以升阳举陷。认为本病病机除脾虚气陷这一方面外，肝不润筋，亦是重要病机。肝主疏泄，具有主升、主动的生理特点，直接调节气机的升降出入，对脾胃之升清降浊起着协调平衡作用。如果肝之疏泄功能正常，则脾气得以升举，而肌肉亦有所主；若肝功能疏泄异常，则可使脾气之升清功能受到影响，从而出现胞睑下垂等现象。因而重视柔肝润筋，设立本方，临床应用，收效颇佳。

六十一　慢性铅中毒

铅中毒方

【组成】贯众24g　萆薢24g　党参15g　鸡血藤12g

【主治】慢性铅中毒。

【用法】将上药水煎 2 次，使成 200ml 药液。早、晚 2 次服。每日 1 剂，10 天为 1 个疗程，间歇 5 天，共用 4 个疗程。

【疗效】用上药治疗慢性铅中毒患者 11 例，其中显效 8 例，好转 3 例。服药期间，除有口干、口渴、尿多外，无不良反应。

六十二　疼痛

1. 延香乳没丸

【组成】醋炒延胡索　广木香　制乳香　制没药各等量

【主治】脏腑气机郁结，气血不和而致的疼痛。

【制法】上药共研细末，过 100 目筛，水泛为丸，如莱菔子大，晒干瓶装，密封。

【用法】每服 6g，1 日 2 次，早、晚饭前服，开水送下，或饭后随时服 1~2 次。

【验案】王××，男，40 岁。食欲不振，腹痛窜扰于脐周部，得嗳气或转气为舒，已延 4 日。大便调，舌苔薄，脉缓，此气机失调，郁结腹痛，宜理气止痛法。予延香乳没丸 30g，服用 1次，即痊愈。

【按语】本方具有调气活血作用，适用于气血不和所致之疼痛。延胡索活血利气止痛，凡气血瘀滞所致的胸腹诸痛及四肢疼痛，均可应用；木香行气止痛；乳香、没药活血止痛。四药成方，止痛效著。对疼痛应认真辨证，如系急腹症勿用。

2. 姜葛糖汤

【组成】生姜 50g　葛根 50g　红砂糖 50g

【主治】一切痛症。

【用法】将前二药水煎，泡红糖于睡前趁热顿服，取头煎，二煎不用，每日 1 剂。

【疗效】治疗各种痛症，每收捷效。

【按语】方中葛根发表解肌、升阳通络，得生姜之助，其力倍增，治之以气；红糖入血分，治之以血，使气血和，经络通，邪从表出而愈。用大剂量，趁热睡前服用者，药灌满肠，使药性温通透达而至全身。

凡痛症，无论胸背头颅、四肢、腰臀等部位不明原因之疼痛，均可用此法治之。若呼吸咳嗽加重者，尤为对症。

3. 冰砂酊

【组成】朱砂　乳香　没药各25g　冰片30g

【主治】癌肿疼痛。

【用法】先将上药捣碎后，放入盛有500ml白酒瓶中，密封浸泡2天后备用。经沉淀后，取少量澄清液装入小瓶内待用。使用时，用棉签或毛笔蘸药水搽于痛处，搽药范围宜略大些，稍干后，再重复3~4遍即可。

【疗效】治疗21例，其中肝癌10例，肺癌5例，胃癌4例，均收到满意效果。一般用药10~15分钟疼痛消失或明显缓解。止痛时间为2~4小时不等，如病人疼痛再发作，按上方搽药，可获同样效果。

【按语】用本方治标，不仅效果好，经济方便，而且无任何副作用。

六十三　汗证

1. 敛汗散

【组成】五倍子30g　黄柏15g　何首乌20g　醋适量

【主治】体虚汗症、自汗、盗汗。

【用法】上药共研细末，贮瓶备用。外用，取敛汗散适量，用醋调成稠糊状敷脐，外用敷料固定。盗汗者夜用昼取；自汗者昼用夜取；自汗、盗汗兼有者 24 小时皆敷。每日 1 次，6 天为 1 个疗程，休息 3 天可进行第 2 个疗程。

【疗效】治疗 84 例，痊愈 36 例，好转 47 例，无效 1 例。疗程最短 3 天，最长 4 个疗程，平均治愈天数 11 天。

【验案】杨××，男，36 岁，1991 年 10 月 8 日初诊。患者近一年来因房劳过度，出现盗汗，并逐渐加重，每夜汗出如洗，以躯干为甚，伴五心烦热，阳痿早泄，乏力头晕，纳差。曾服中西药物，收效甚微。来诊见：两颧潮红，少苔，脉细数。证属阴虚盗汗，用敛汗散药末敷脐，4 天后盗汗大减。嘱节房事，继续治疗 6 次，盗汗、阳痿、早泄等症消失。随访 1 年，疗效巩固。

【按语】敛汗散中，五倍子、醋收敛固涩；黄柏泻火坚阴；首乌滋阴养血，又得先天之结蒂、后天之气舍的神阙穴之力，对汗证之自汗、盗汗均有效，但对阴虚盗汗更为适宜。

2. 五蛎散

【组成】五倍子 15g　牡蛎 9g　辰砂 1.5g　食醋适量

【主治】汗证、自汗、盗汗。

【用法】上药共为细末，贮瓶备用。用时取本散适量，于临睡前用食醋调和外敷脐中，外以消毒纱布覆盖，胶布固定。第 2 天早晨起床时除去，每晚 1 次。

【疗效】治疗盗汗 55 例（其中小儿 21 例），连敷 2～5 次者均痊愈。半年后，有 3 例复发，用同样方法治疗，又愈。

3. 止汗散

【组成】煅龙骨　煅牡蛎　炒麦麸　糯米粉各等量

【主治】体虚汗出不止。

【制法】上药共研细粉，装入纱布袋中备用。

【用法】嘱患者脱去衣服，仰卧床上覆以薄被盖之，头和足露于薄被之外令冷，并用毛巾蘸冷水拧干，敷于头额部，旋以药袋从颈项至足，周身扑之，其汗自止。

【疗效】一般用药 1 次，最多 2 次即汗止而愈，效佳。

【按语】本方收敛止汗作用甚强，无论何种虚汗之症，验之临床，确有良效。

4. 手足多汗秘方

【组成】百部 150g　雄黄 50g　黄梅 50g　白矾 50g

【主治】手足多汗症。

【制法】将上药入 1500ml 食醋中浸泡 2 日即可。将药醋倒入盆中，备用。

【用法】每晚睡前先用温水洗净患处，擦干后，将手足浸泡在药醋中 30 分钟。让其自然干后就寝，配制 1 次可连用一周。

【疗效】一般连用 3～5 日，即自然无汗而愈。

【按语】本方为程氏祖传秘方。验之临床，本方不但对手足多汗有较好的疗效，而且对烂脚丫、趾端刺也有良效。

5. 参萸龙牡汤

【组成】党参 30g　山茱萸 30g　生龙骨（碎）30g　生牡蛎（碎）30g

【主治】气虚自汗，阴虚盗汗。

【用法】水煎服，1 日 1 剂。

【疗效】此方治疗气虚自汗、阴虚盗汗效果显著。具有药味少，药量重，药性平和，气阴双补的特点。酌减用量可用于治疗小儿自汗、盗汗。

6. 芪葛荆防汤

【组成】黄芪 30g　葛根 30g　荆芥 10g　防风 10g

【主治】手汗多之症。

【用法】上药用水 3 碗煎至 2 碗，热熏而温洗双手。

【疗效】本方出自《石室秘录》，原书以此方煎汤，"热熏而温洗，三次即无汗，神方也"。笔者屡用不爽。

7. 二黄二香汤

【组成】麻黄根 30g　黄柏 15g　公丁香 15g　广木香 15g

【主治】脚汗、脚臭、脚趾间脱皮瘙痒症。

【用法】水煎后洗脚，1 日 3~4 次，每次约 20 分钟，清洗 1 星期左右。

【疗效】本方有止汗除脚臭之功能，临床应用，效果颇佳。

【验案】本人过去曾患脚汗、脚臭之病，应用此方洗 5 天后逐渐出汗减少，脚臭味消除，已过十余年至今未复发。

六十四　红斑性肢痛病

外用浸泡方

【组成】乳香　没药各 30g　红花 15g　当归 30g

【主治】红斑性肢痛病。

【用法】上药加清水适量，煎沸，倒入盆内待温，浸泡患处。每次 20~30 分钟，每日 3 次。

【疗效】配用加味四妙勇安汤内服，相得益彰，疗效颇佳。治疗 4 例，均获痊愈。

附：加味四妙勇安汤：

玄参 60g　金银花 60g　紫花地丁 30g　当归 30g　连翘 12g　生甘草 15g

水煎服，每日 1 剂。

内外并治，奏效颇捷。

【按语】红斑性肢痛病是一种原发性或继发性血管疾病，病因多因素体脾虚，疹毒未尽，与湿热相合，蕴久化成热毒，湿热下注或旁达，日久气血凝滞，阻塞经络，不通则痛所致。症状：肢体皮肤发红充血，温度显著增高，同时有跳痛性或灼热性神经痛。

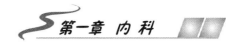

六十五 囊虫病

囊虫散

【组成】干漆炭 240g　芜荑 240g　雷丸 120g　朱砂 60g

【主治】皮下囊虫或合并脑囊虫。

【用法】上药共研极细末，每次 3g，一日 2 次，温开水送服。

【疗效】治疗 52 例，脑囊虫合并皮下囊虫 27 例中，治愈 16 例，明显减轻 11 例；单纯皮下囊虫 25 例中，治愈 19 例，症状减轻 6 例。

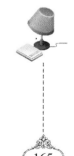

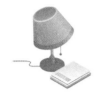

第二章 外 科

一 疮疖疔痈

1. 桑地汤

【组成】桑叶60g　生地60g　蝉衣20g　生甘草10g

【主治】头面部阳证疮疡初期。

【用法】先将上药用水浸泡30分钟，再煎煮30分钟，每剂煎2次，将2次药液混合。每日1剂，早晚各服1次。

【验案】李××，女，50岁。1978年3月12日就诊。上唇疔疮已四五日，上唇及鼻翼两侧均红热肿痛，自觉全身发热，心烦急，口干思饮，便秘，脉弦滑而数，舌苔稍黄。服上方4剂而愈。疔疮周围敷洪宝散（天花粉150g，姜黄50g，白芷50g，赤芍100g，共为细末，花茶水调敷）。

【按语】本方为甘肃中医学院王德林教授的经验方。头面部红肿热痛，多由风温、风热或温毒之邪引起。《疡科心得集》曰："在上部者，俱属风温风热，风性上行故也。"治疗当以散风清热为法。本方重用桑叶轻清疏散、祛风热之邪；温热之邪每致血热及阴液亏耗，故用生地以凉血，兼补阴液；蝉衣配桑叶，疏散风热之邪；甘草解毒。四药配合，使头面部风温热毒之邪得以疏散，红肿、焮热、疼痛等症得以缓解。

若毒邪重者，加金银花、野菊花、紫花地丁等清热解毒之品；便秘者，酌加生大黄，以通大便为度，切勿大泻。

2. 蜂房油膏

【组成】蜂房20g　血余炭15g　香油50g　白蜡10g

【主治】多发性疖肿。

【制法】将蜂房、血余炭瓦上煅，存性，研细末，香油煎沸，入白蜡熔化，再加入上药粉调匀，收贮备用。

【用法】病患处消毒后，油膏涂于纱布上，盖贴患处，日换1次。

【疗效】本方为北京中医药大学东直门医院施汉章教授经验方，本方应用多年，屡用屡效，为多发性疖肿之外用方药。

【验案】某年夏季治一儿童张×，头部生暑疖多个，曾用青霉素等药治疗近一个月疖肿，仍此起彼落。诊治时，问及十多个疖肿先后切开排脓，疮口已愈。但新的疖肿又不断发生，疖肿数个，有已溃、未溃，十分痛苦，患儿不愿服中药，故以外用药治疗。每日换药前先用野菊花叶或鲜蒲公英30g，洗净煎沸，待温，取药洗患处，后敷蜂房膏，十天后痊愈。

【按语】多发性疖肿即指在一段时间内，全身多处生疖。多由脏腑蕴热，内郁湿火，外感风邪，风火湿热之毒蕴于皮肤而生。消渴病患者及老年人患有慢性疾病者易发此病。该方药功用为解毒消肿，止痛生肌。其中，蜂房有祛风、攻毒、杀虫、止痛功用；血余炭可消瘀止痛。《苏沈良方》记载："乱发、露蜂房、蛇蜕皮，各烧炭存性，酒润，治久疮不合。"

用药期间注意：疖肿忌挤压，忌食鱼虾、羊肉等发物。若单外用效不显，病情较重者，可配合内服清热解毒药或扶正清热。

3. 蜂房醋液

【组成】蜂房10个　蛇皮1张　全蝎2个　食醋300ml

【主治】疖肿、毛囊炎、多发性疖肿、蜂窝织炎等。

【用法】将上药浸泡在300ml醋中，24小时即可使用。使用时用棉花或纱布蘸药液后敷患处，用绷带、胶布固定，每日

2 次。

【疗效】用上方治疗疖肿、毛囊炎、多发性疖肿、蜂窝织炎患者，共计 35 例，其中 1 ~ 3 天痊愈者 21 例，4 ~ 5 天痊愈者 12 例，8 ~ 14 天痊愈者 2 例。

4. 藤黄马龙膏

【组成】藤黄 10g　马钱子 6g　龙脑（冰片）6g　新鲜猪胆汁 100g

【主治】疖肿、多发性疖肿。

【制法】将马钱子用沙拌炒软，去毛，研成粉末。然后将藤黄、龙脑分别研成粉末。将上药末掺在猪胆汁中备用。

【用法】用时，以棉签或小毛刷蘸药汁涂在疖肿上，涂药范围要比红肿的范围大 0.5cm，每日涂 2 ~ 3 次。涂后需保持 24 小时以上，保留时间短，效果较差。重复涂药时，前次药液不要洗掉。

【疗效】治疗 108 例，其中多发性疖肿 61 例，单发性疖肿患者 39 例，外伤合并感染患者 8 例。其中有 18 例伴有发热等全身症状者，加用抗生素或中草药，其余均在涂药后 2 ~ 4 天痊愈。疖肿初期，涂布药后多自行消退；就诊较晚者，涂药后疖肿周围红肿很快缩小，中央化脓溃破，溃破后用药 1 ~ 3 次痊愈。涂药 4 小时后，多数患者疼痛明显减轻，在临床中应用本药外涂，未发现任何副作用。

5. 蜂房三黄膏

【组成】野蜂房 1 个　三黄（黄连、黄芩、黄柏各等量）末 5g

【主治】疔疮。

【用法】先将野蜂房烧存性（烧至外皮黑褐色，里面黄褐色为度，不可烧成灰烬），研末，与三黄末混匀调茶油敷患处。若敷上之药未干脱，则不必换药。

【疗效】用上药治疗疔疮患者（其发病部位均在面部）60

例，一般在敷药后 2 天内出脓，至第 3 天即可结痂痊愈。在使用本方期间，未配合任何药物治疗，全部治愈。

6. 三黄山栀散

【组成】雄黄　大黄　山栀　葱须　生姜各等量

【主治】疔疮。

【用法】将上药共研为细末，装瓶备用。用时，将上药末适量外敷手心，用白纸或纱布覆盖包扎，隔 1～2 天换药 1 次。

【疗效】用上药治疗疔疮患者，一般用药 1～2 次见效，再经用药 2～3 次即获治愈。

7. 甘遂芫花甘草散

【组成】甘遂　芫花　甘草　天仙子各适量

【主治】无名肿毒。

【用法】将甘遂、芫花放入铁锅炒干，研成末状，与天仙子末拌均匀，盛于小碗内，把甘草浸泡水煎沸，待凉后倒少许于小碗内，将药调成糊状。根据红肿、疼痛的范围大小，将药糊外敷在患处，外用敷料包扎固定。若药糊的水分被吸干后，又倒上少许甘草水，保持药糊呈湿润状态。

【疗效】应用本方外敷治疗无名肿毒 37 例，均治愈。

【验案】林××，男，42 岁。1988 年 12 月就诊。右侧臀部红肿疼痛 3 天，约酒盏大，经某医院肌注青霉素未效而求治于余。嘱停用西药，外敷甘遂芫花甘草散，以观疗效。3 日复诊，患部破溃，流出黄白色黏稠液颇多，病减大半。嘱再敷 1 剂，病遂痊愈。

8. 冰椒油

【组成】冰片　红辣椒　芝麻油　生白矾　黄蜡各适量

【主治】发际疮疖。

【制法】剪去辣椒柄蒂，除净籽瓤，椒尖朝下，纳入等量冰片、白矾、黄蜡粗末。余出 1/5 ~ 1/3 空隙，灌入适量香油，放在辣椒中部，点燃椒尖部，徐徐滴油于干净小容器中，立即使用或冷凝密封备用。

【用法】用时，以干净毛笔或其他用具蘸热油（若是备药、加热至熔化为度）涂点疖肿，每日 1 ~ 2 次。

【疗效】本方治疗发际疮疖百余例，疗效满意。后追访 30 例，治疗 1 次，痊愈者 9 例，2 次痊愈者 17 例，3 次痊愈者 4 例。但残存之硬斑须数日方消散。临床观察到疮疖一经涂药，疮疖肿即感微湿生痒，疼痛顿止，颈项部有舒适感。涂后，有脓者脓随凝固之油自行脱落，无脓者疖肿 1 日便可消退。

【按语】本方用于百余例患者，未发现有不良反应。药油愈热，辣椒愈辣，其效较佳。如疮疖范围大或有生疔先兆者，可扩大涂药范围。发际疮见脓为顺，注意切不可用手挤压和再污染，以免发生疔毒走黄之险症。

附方　红椒油

【组成】红色干辣椒　生桐油各适量（视患处大小而定）

【主治】疔疮。

【用法】如疔疮生在手足指（趾）末端，取完整的辣椒 1 个，除去蒂、籽，倒入适量桐油，将指（趾）套入，松紧合适，固定椒皮囊口，使油不外溢。如疔疮不在指（趾）末端，可将辣椒皮去蒂，纵剪成整片，置桐油内，浸泡 10 ~ 20 分钟后，敷在疔疮上面，亦可敷盖 2 层，1 ~ 2 小时更换 1 次。如椒皮干燥，可涂抹少量桐油，以保持油润。

【疗效】用上药治疗指（趾）疔疮患者 15 例，其中治愈 12 例，另 3 例虽然出脓，但消肿、排脓、愈合均较慢。经本方治疗后，多数患者感觉局部凉爽舒适，无疼痛及其他不适感。如无发烧等全身症状者，可不配合其他药物的治疗。

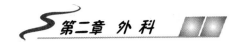

9. 胆蜂搽剂

【组成】猪胆 2 个　野蜂房 2 个　雄黄 9g　冰片 5g

【主治】疮疖。

【用法】先将野蜂房烧至外皮呈黑褐色，里面呈黄褐色（不要烧成灰）；再将蜂房、雄黄、冰片分别研末后混匀，加入猪胆汁调成糊状，外敷患处，用敷料或绷带固定。每日换药 1 次，一般 3~5 天可痊愈。

【疗效】本方治疗疮疖数十例，疗效明显。

【按语】本方猪胆、野蜂房、雄黄等具有清热、解毒、止痛、消肿的作用，外敷治疗疮疖，疗效颇佳。

10. 秘方拔疔散

【组成】苍耳虫 150g　明矾末 15g　朱砂 2g　黄升丹 15g

【主治】疔疮。

【用法】以明矾、朱砂末与苍耳虫研匀后阴干，或用石灰收干，再加黄升丹研细，点敷局部，贴膏药后，即有滋水流出，腐栓易出。

【疗效】此方来源于浙江民间一林姓草医，治疗极效，不肯外传。后经其亲属出示原方，试用后效捷，无不良反应。

【按语】苍耳茎中虫治疗疔疮的记载，首见于《本草纲目》，在鲍氏、梅氏两本《验方新编》中均有记载。此虫应在大暑后即行采集，一般在立秋时已破梗而出。本方特点是取虫以后，即用明矾末、朱砂拌匀研细阴干，较烘干法更能保存苍耳虫的药效。

林姓草医一般用两种配方：一方无黄升丹，一方加黄升丹。据告加用黄升后对走黄的疗效显著，应用中确如所言。余记之以应于流传。

11. 五倍子膏

【组成】五倍子 250g（炒微黄）　蜈蚣（焙）3 条　冰片 9g　蜂

蜜180g

【主治】痈疽。

【制法】先将五倍子、蜈蚣、冰片各研细末，将蜂蜜炼至滴水成珠，入五倍子末搅成硬膏，用250g的陈醋化为软膏，凉后入蜈蚣、冰片末搅匀即成。

【用法】先将患处用生理盐水或花椒水洗净，再将本膏摊在消毒敷料上，贴于患处。初起每日换药1次，腐肉脱落后，可隔2～3日换药1次，直至痊愈。

【疗效】本方不但治痈疽极效，试治褥疮、皮肤结核，亦有一定疗效。

【验案】曾治一位20余岁青年妇女，其面赤中夹青，唇红而焦，解衣见胸部膻中穴左寸余处有脓头数个，红肿焮热，上下径33cm，左右蔓延，过背只隔一右肩胛即将汇合，体温高达39.4℃，病起一周。近3日剧痛难忍，昼夜呻吟，不眠不食。

此乃膻中疽，为疽中险重之证。审证求因，乃春节前夕过食膏粱厚味，火毒湿热内盛，复因风邪外袭，营卫失和，气血瘀凝，经络阻滞而成是证。如此重证，寻常之方绝难奏效。河北《中医验方汇编》治"脑后发"，五倍子膏极有效验。因思"脑后发"亦为有头疽之一种，用其效方治此膻中疽或可奏效。乃连夜配制，如法敷贴，内服大剂清热解毒之药。

次日体温渐退，疼痛大减，红肿渐消。约一周后，于换药之时，如手掌大的腐肉随药膏脱落，露出深约1cm的创面，红活洁净，病人所苦十去八九。遂嘱其带药回家调养。

2年后随访，患者告示：当年回家调养十余日，所患即愈，今正乳子。余视原患处，见只留下一长约10cm的线状柔软瘢痕。

【按语】自此以后，屡用此方无不应手取效，一般单用此药膏即可。临床验证，凡对症之病，贴后药膏必然干燥；如贴后，药膏仍稀软如新调样，则不对症。用之无效，不必再贴。

本方以五倍子为君，其气寒，能散热毒疮中，佐以消痈肿之陈醋，专长祛风之蜈蚣，能解秽消毒之冰片，甘缓滋润之蜂蜜，外敷痈疽可聚敛疮毒，使红肿渐收聚一处，并可使已腐之肉速脱，免受刀割之苦。本方不但长于化腐，更善于生肌。用后可使新肉速生，愈合瘢痕极小。

多年来，余用此方不但治痈疽有效，试治褥疮，皮肤结核亦有一定疗效。后来为备不时之需，配制此方暂不加醋，制成锭剂，临用时再用烧热之醋化成软膏，其效不减于前。

12. 外用拔毒酊

【组成】大黄 15g　陈皮 12g　黄连 15g　甘草 12g

【主治】疗疮引起的急性淋巴管炎。

【用法】将上药浸于白酒 1000ml 中，浸泡一周，备用。用时取药棉少许，蘸外用拔毒酊少量，自红丝尖端自远心端方向搽之疗疮部位；疗疮处将蘸有外用拔毒酊的药棉敷于红丝处，每日 4～6 次。

【疗效】按如上法治疗急性淋巴管炎，一般在 24 小时内红丝即可消散。多数三天，局部疗疮即可痊愈。

【按语】应用拔毒酊治疗急性淋巴管炎时，若配合以内服内疏黄连汤则更为理想，处方如下：

　　栀子 9g　连翘 12g　薄荷 9g　黄芩 9g　黄连 6g　大黄 6g（后下）　当归 10g　赤芍 12g　丹皮 10g　紫花地丁 15g　僵蚕 12g　甘草 3g

水煎服，每日 1 剂。

13. 秘方四味散

【组成】川黄柏　蚤休　轻粉　雄黄各等量

【主治】疮疖肿毒。

【用法】共研细末，先用淡盐水将创面洗净后，再取本散适量，用菜籽油调匀涂搽患处，每日 1～2 次。

【疗效】本方为程氏祖传秘方，治疗疮疖 30 例，痊愈 28 例，有效 2 例。

14. 疮圣膏

【组成】芙蓉花叶 1000g　白及 150g　赤小豆 500g　樟脑 15g

【主治】各种痈疽疮疡、无名肿毒。

【用法】上药共研细末，用凡士林调和成软膏状，备用。用时取本膏涂搽患部周边（留顶头），每日涂搽 3 次。

【疗效】屡用极效。

15. 五倍冰糖散

【组成】五倍子 120g　红冰糖 120g　土蜂窝一块（如核桃大）冰片 12g

【主治】搭背疮、对口疮，不论已溃未溃。

【制法】本方药味忌见铁器。先将五倍子去把炒黄、红冰糖、土蜂窝研细过罗，然后置药钵内，兑入冰片研为细末。

【用法】用于醋调成糊状，敷于疮肿周围，顶部留空隙如铜钱大，以透毒气。每日夜抹十余次，药厚时洗去再抹。如疮已溃，只向周边抹药，勿使堵住疮口。

【疗效】疮未溃时，敷药中间突起，四周肿消，不久突起部分即自行剥离，此时不需再敷，仅用药膏贴住即可，待下面长平即愈。已溃者，敷后亦可化腐生肌，使疮口渐次愈合。

【验案】刘××，男，50 岁。患搭背疮，屡经医治无效，溃疡面如茶碗大，后用本方治疗，共历一个月的疗程，完全治愈。

16. 疮疡痈肿方

【组成】绿豆淀粉 30g　蜂蜜 9g　薄荷冰 3g　醋一大酒盅

【主治】疮疡痈肿，有脓无脓均可贴用。

【用法】先将绿豆淀粉炒成灰黑色，与其他药品合在一起搅匀即成黑膏，黏如胶质，摊在油蜡纸上，当中留孔，贴于患处。

【疗效】贴后有脓的拔脓，不用开刀；无脓的收回，肿消痛止。不打针，不吃药，不用药布缠，一帖药膏可贴五六天不掉。

此方治愈 30 余人，疗效显著。

【验案】傅××，腿根生痈，经市里两家医院治疗，历四个月之久，未见功效，后用此膏三次痊愈。

【按语】《本草纲目》谓："绿豆粉能解热毒，治痈疽疮肿。"实践证明，绿豆粉外敷炎症疮肿确有效验。有的医师曾用之治愈数年不愈的疮肿，湿重患者，疗效非常显著。今经石家庄市某中医师结合临床经验，佐以蜂蜜、醋、薄荷冰，其解毒消肿的效能更为完善。此方药味价廉易得，而用法亦甚简便，可以采用。

17. 秘方雄蝎蜈冰散

【组成】雄黄 3g　全蝎 2 只　蜈蚣 2 条　冰片 1g　新猪苦胆 1 个

【主治】指疗，手指头红肿疼痛，化脓腐臭。

【用法】除猪苦胆外，其余四药共研细末，装入猪苦胆内，然后将患指插入胆内，用线扎住（以苦胆不掉为宜，不可捆太紧）。

【疗效】本方为祖传秘方，此方清热解毒，通络止痛，防腐排脓。不但治疗指疗效果好，而且治疗指端骨髓炎也有较好的疗效。

18. 英白膏

【组成】蒲公英 15g　栀子 15g　白矾 20g　鸭蛋清适量

【主治】疮疡痈肿。

【用法】将前 3 味药共研细末，打入鸭蛋清搅入调成糊状，外敷患处，每日 1 剂。忌食辛辣刺激性食物。

【疗效】用该法治疗 60 例患者，其中痊愈 38 例，好转 15 例，无效 7 例，总有效率为 88.3%。

【验案】李××，男，54 岁。腹部正中线左侧腰带处生一脓肿，红肿热痛，直腰即痛甚，衣物不敢触及，全身发热，食欲不振，睡眠不佳。查体：体温 38.1℃，舌红苔黄燥，脐左侧约 2 横指处约有 5cm×5cm 大的肿块，中央有混白色脓性物，有波动感。曾口服红霉素药物治疗不见好转，遂以英白膏外敷，第 2 天肿胀、疼痛均明显减轻，睡眠安稳。晚间换药时见一脓栓拔出，第 3 日晚肿胀疼痛完全消失，全身轻松。查体：全身症状完全消失，肿胀消退，疮口修复愈合，已痊愈。

【按语】 应用英白膏治疗疮疡痈肿之类病证，效果极为显著。该方中栀子性味寒苦，具有泻火除烦，清热利湿，凉血止血之功；蒲公英性味苦、甘，有清热解毒，清肝明目，利尿除湿之效；白矾性寒，味酸涩，主收敛，有解毒杀虫，燥湿止痒，清热消痰之功用；鸭蛋清性凉，具有清热、泻火、解毒的作用。四药共奏清热解毒、消肿止痛、排脓生肌之功。

二 甲沟炎、指头炎

1. 土豆白糖面

【组成】 白土豆 2 个　白糖 30g　白面 50g

【主治】 指头炎肿痛难忍。

【用法】 将上药放在一起捣，直至捣成糊状，将药糊裹贴在患指上面即可。

【疗效】 上方为家传验方，治疗脓性指头炎疾患每获效验。后经临床反复应用，确有消肿止痛之效，屡用屡验。一般上药 10 分钟后肿痛减轻。

2. 紫甘油

【组成】 生甘草 4g　紫草 2g　蜂蜡 4g　麻油 60g

【主治】 脓性指头炎。

【制法】 先将生甘草、紫草放入 60g 麻油中浸泡 24 小时，然后用文火煎枯去渣，次入蜂蜡化开即可。

【用法】 用时将油温热，熏洗患处，每天 1～2 次，每次

20~30分钟。

【疗效】此方治疗脓性指头炎 21 例，其中属炎症早期者 16 例，全部未经切开引流而愈；属脓肿者 5 例，行切开引流术，熏洗后常规换药，减轻了痛苦，缩短了疗程。

【验案】马××，女，40 岁。洗鱼时不慎被鱼刺伤右手食指指腹而发病，指端红肿，跳痛，夜间痛剧，用紫甘油熏洗 1 次，痛减，4 天而愈。

3. 大黄栀子酒

【组成】大黄 30g　栀子 30g　红花 10g　75% 酒精 1000ml

【主治】甲沟炎。

【制法】大黄碎为豆粒大，栀子捣烂，与红花一起浸入 75% 酒精中，一周后滤渣，装瓶备用。

【用法】将患指浸泡在 100ml 的大黄栀子酒内，每天不少于 10 小时。

【疗效】一方治疗甲沟炎（未溃或指甲下有少量脓液者）200 余例，初起者 1~2 天即消，有少量脓液者用药后可自行吸收。

【验案】一位梅姓的中年妇女，34 岁。右手拇指红肿胀痛 2 天，经服抗生素及外涂碘酒无效。检查右手拇指红肿，指甲下有一绿豆大白点，舌红、苔黄、脉弦数。诊断为甲沟炎。用大黄栀子酒浸泡患指，每天不少于 10 小时，翌日热痛大减，第 3 天红肿及甲下白点消失。为巩固疗效，继用 1 天，第 4 天患指恢复功能而痊愈。

4. 黄倍散

【组成】黄柏 100g　五倍子 100g　藕节炭 50g　冰片 50g

【主治】甲疽。

【用法】将上述诸药分别研末，过 100 目筛，然后和匀装瓶备用。先用双氧水及生理盐水蘸湿棉球对患处做常规消毒，趾甲内嵌者，须剪除部分趾甲，然后将药末撒在甲沟及胬肉处，外敷消毒纱布包扎，隔日 1 换。

【疗效】治疗 40 例中，症状较轻者敷药 1～2 次即获愈。症状较重，胬肉高突，就诊晚者换药 2～3 周后痊愈。

【验案】李×，男，18 岁。患甲疽半年，经多方治疗未果。采用黄倍散外敷 2 周后即欣然告愈。追访 1 年未复发。

【按语】甲疽是外科常见病，以趾甲部红、肿、痛，继之化脓溃破，或流黄稠脓，或流淡黄水或清稀脓液等为主要症状。黄倍散经临床验证，治疗甲疽效果较好。方中之黄柏有清热燥湿、泻火解毒之效，可用于热毒疮疡、湿疹等症；五倍子收敛止血有解毒作用，可敛溃疡金疮；冰片性味苦寒，外用消肿止痛；藕节炭收涩止血。四药合用可奏收敛平胬、消肿止痛之功，用治甲疽，疗效满意。

换药时须注意以下几点：首先是局部不能用油膏，油膏会促进肉芽增生，以致胬肉高突。其次在剪除内嵌趾甲时要尽量避免出血，一旦出血，立即压迫出血，然后迅速撒上药末。另外，患处不宜水洗，鞋子宜宽松。

5. 蜈蚣散

【组成】蜈蚣 1 条　雄黄 1.5g　枯矾 1.5g　鲜鸡蛋 1 个

【主治】甲沟炎。

【用法】将上药共研成细末，再将鲜鸡蛋一端打破，如指头大小 1 孔，倾出部分内容物，将蜈蚣散倒入蛋内，搅拌均匀，然后患指插入蛋内，用小火焰沿蛋壳围烘 1 小时以上。每次烘区以患指的温热感为度。每日烘 1～2 次，烘治完后，可用无菌或干净纱布包扎即可。

【疗效】治疗 12 例，全部治愈。一般治疗 1～5 次，症状即可消失。

【按语】本方中蜈蚣有解蛇毒、疗肿毒作用；雄黄能解毒，疗疥癣恶疮；枯矾有解毒、止血、镇痛作用。用鲜鸡蛋围烘，能促进血液循环并加快局部炎症的吸收。

三 淋巴结结核（瘰疬）

1. 薄荷甘松散

【组成】薄荷250g 甘松90g 猫眼草250g 香油适量

【主治】淋巴结结核（已溃者）。

【用法】上药共为细末。上药末用香油调膏外敷，1日1换。并配合每日用白头翁30g水煎汤，分2次内服。

【验案】宋×，男，44岁。右颈瘰疬11个之多，大者如鸡卵1个，小如杏核、绿豆10个。右侧锁骨处溃口流稀血水不止，有时流白絮状物，历时5年之久。经多方医治，屡施针药，收效不大。于1977年6月23日来诊，用上方外敷，再内服白头翁汤。一个月后溃口愈合，治疗5个月，基本痊愈。

【按语】本方为袁氏自拟经验方。方中薄荷散郁解毒，药理实验也证明，其煎剂对结核杆菌有抑制作用；甘松收湿拔毒；猫眼草祛痰拔毒，药理实验证明，对结核杆菌有抑制效力。诸药合用，共奏祛痰收湿、解毒拔毒之功。还须指出，薄荷、猫眼草用鲜品捣烂如泥和药外敷尤佳。本药散还可用于一切无名肿毒，外敷后即刻感到患部冰凉舒适，疼痛可止，肿胀渐消。至于单味白头翁煎汤内服，内外合治，其效可增强泄热凉血、解毒消肿之功。

2. 验方结核散（一）

【组成】生大黄30g 三仙丹9g 冰片2g 蜈蚣5g

【主治】瘰疬溃后，脓腐未尽。

【制法】先用生石灰120g炒生大黄至焦黄色，去石灰；蜈蚣煅存性，与大黄、三仙丹、冰片共研极细末，收贮备用。

【用法】疮口大而浅者，可直接撒于创面上；疮口小而深者，将药末附于纸捻上插入，或用药掺于凡士林纱条上填塞。

【验案】梁××，男，44岁。1980年9月15日初诊。右锁骨上方肿物成脓，曾在某医院诊断为淋巴结核，经切开引流并肌注链霉素，治疗2月余无效，故来我院就诊。症见颈部疮口流稀薄脓液，量少，伴低烧（体温37.5℃），饮食较差，舌淡红，苔薄白，脉细数。检查：右锁骨下方创面有1.5cm×1.5cm，深7cm，肉芽色暗红，脓液稀薄挟败絮状物。疮口内有未脱落之坏死组织。以香贝养荣汤加减10剂内服。结核散纱条填充引流，外敷猪苦胆膏，共2个月左右，疮口愈合。

【按语】本方适于瘰疬后期溃破时外用，瘰疬即是西医的淋巴结结核病，此病多发于颈项部。此病多因肝郁气滞、脾虚生痰或阴亏火旺，灼津为痰，痰火凝结，结于颈项而成。后期破溃多为肝肾亏损，气血虚弱，故临床上阴虚者可服用六味地黄丸加减；气血虚者，服香贝养荣汤加减。外用结核散提毒祛腐，其中生大黄清热解毒、消肿止痛；三仙丹提脓祛腐；冰片清热止痛生肌；蜈蚣攻毒散结。

因结核散中含有三仙丹即小升丹，为汞制剂，对汞过敏者不宜使用。

3. 验方结核散（二）

【组成】蜈蚣30条　全蝎100g　白芥子15g　鸡蛋60个

【主治】淋巴结结核。

【用法】上药共为细末，分成30包，每包均分为2份，每份装入1个鸡蛋，搅匀，蒸熟后将药蛋共食之。如此药蛋，每日早晚各一枚，30天为一个疗程。

【疗效】应用结核散配鸡蛋，30年来治愈淋巴结结核患者100余例，一般用药一个疗程，肿大淋巴结即消失。

【验案】张××，女，20岁。右侧颈部起疙瘩三枚，一个如核桃大，两个如杏核大，已一年余，经县及专区医院均诊断为淋巴结结核。用异烟肼、链霉素等药物治疗半年多，效果不著，并有发展。后改用结核散配鸡蛋食之，治疗一个月，肿大淋巴结消失。已随访 10 年，而未见复发。

4. 秘方白玉膏

【组成】新出窑生石灰粉 60g　芝麻油 60ml　煅牡蛎 20g　食盐 1g

【主治】瘰疬破溃，久不收口。

【制法】先将生石膏、煅牡蛎、食盐共研成细面，置碗中，加入芝麻油合和成白糊状即可。

【用法】先将患处洗净，将药膏涂患处，再用消毒纱布敷上固定，1 日换药 1 次，一般 1～2 周即可收口。

【疗效】本方是河南中医药大学吕承全教授家传秘方，吕老用本方治疗结核性溃疡已数十年，疗效显著。

【验案】张××，男，20 岁。颈部淋巴结结核已溃年余，久治无效，并流脓水，用此膏敷之。治疗 2 月余，获痊愈，未再复发。

【按语】方中生石灰燥湿杀虫，蚀恶肉；芝麻油润肤生肌，黏滑解毒；煅牡蛎长于收敛；食盐解毒。四药合用，共奏清热燥湿、收敛生肌之功。适用于瘰疬破溃久不收口者，对于阴证疮疡，溃后不红、不肿、不痛，久不收口者亦可用之。

必须注意：对于疖痈等红肿高大者忌用。

附方　蜈蚣蛋

【组成】蜈蚣 2 条　鸡蛋 2 个　麻油 30g

【主治】（1）颈部淋巴结结核。摸之如豆大，或如杏核，一个或数个如串，此谓串珠瘰疬，不觉疼痛，逐渐增大，甚者破溃。

（2）肺门淋巴结核。症见干咳、疲乏、潮热盗汗、消瘦、颧红、纳呆。X 线诊断为：肺门淋巴结核。

【制法】先将蜈蚣研为细末，再将鸡蛋打入碗中，入蜈蚣细面调匀，再用铁锅加麻油炒熟即可。

【用法】每日 1 剂，日服 1 次，一个月为 1 个疗程，一般 1

个疗程即可痊愈。

【疗效】本方为河南中医药大学吕承全教授经验方，临床应用，疗效显著。药物简单，制作方便，特别适合服药困难患者和儿童。

【验案】徐××，女，4岁。时犯干咳，晚上低烧，微有汗出，身体消瘦，精神困倦。经 X 线胸片检查，诊断为肺门淋巴结核。因对抗结核药物过敏，吃汤药困难，改服此方，一个月后复查，肺门淋巴结核消失。

5. 化结散

【组成】全蝎　蜈蚣　僵蚕　浙贝母各等量

【主治】淋巴结结核。

【用法】上药共研细末，贮瓶备用，用时，口服，成人每日2次，每次服 1 ~ 1.5g，小儿酌减药量。每次用鸡蛋 1 个打入碗内，和药末搅拌均匀，用香油煎熟（以勿焦为度）服用。

【疗效】治疗 92 例，痊愈 82 例，好转 8 例，无效 2 例，总有效率为 97.83% 。

【按语】本方对淋巴结结核，未溃者或已溃者均有效，以未溃者效果为佳。其次是肺门淋巴结核，对浸润性肺结核也有一定疗效。服药期间忌烟、酒和一切辛辣刺激食物。

四　骨结核（骨痨）

1. 蜈硝散

【组成】蜈蚣 12g　全蝎 56 个　火硝 6g　甘草 6g

【主治】胸椎骨结核或其他部位的骨结核。

【用法】上药共为细末，分作 28 包，每日早晚各一包，用凉开水送下。

【疗效】用此方历年治疗多例胸椎结核患者，均收到满意效果。亦可用于其他部位的骨结核，有效率达90%以上。无明显副作用。

【验案】赵××，女，46岁。于1978年10月患背痛病。11月6日去省某医院就诊，做X光检查，第2~5胸椎体骨质破坏，椎间隙消失，呈楔形，第5椎体附件亦可见破坏，脊椎面突出畸形，并有脓肿形成。诊断为第2~5胸椎结核并发脓肿，经治疗不效。

1979年2月3日向余询治。诊断为"骨流痰"。拟用"蜈硝散"，病人连服两剂（28天）。二诊观察小便正常，背痛亦轻，食欲增加。又照原方服用2剂。三诊，观察病人有明显疗效，脊背疼痛消失，畸形不显，已能起床活动。照原方再服1剂。四诊，诸症消失，离床行动如常，经医院检查痊愈。愈后追访效果良好。

2. 骨痨散（一）

【组成】䗪虫120g 蜈蚣50条 穿山甲15g 全蝎30g

【主治】骨结核（骨痨）。

【用法】上药共为细末，每日2次，每次3g，以温白开水送下。

【加减】骨结核化脓形成窦道者，加斑蝥10g（去头、足、翅，放铁勺内火煅，烟尽为度）；白细胞总数增高者，加蜂房30g（炒焦）。

【疗效】用"骨痨散"在临床应用骨结核多例，均能取得良好效果。

【验案】郑××，男，35岁。患者5年前曾因一次挑担过重，背部疼痛，劳动时亦加重。近一年来病情更重，背部弯曲受限。去医院进行X线拍片，第7~9椎骨破坏，骨质不清，有脓液弥漫。确诊为胸椎结核，曾给予链霉素注射。近4个月来，下肢麻木，故于1973年8月21日前来诊治。

中医会诊见：颜面萎黄，全身乏力，下肢运动不便。饮食不佳，二便尚可，舌质红，苔白，脉细数，投以"骨痨散"加蜂房30g，服用30日，下肢麻木减轻，饮食增加。9月26日X光拍片，见脓汁有吸收现象，骨质清晰。继续第2料后，下肢麻木消失，自己行走出院回家。共服药4料，身体恢复健康。随访，已参加合作医疗站做调剂工作。

【按语】"骨痨散"重用䗪虫以破血逐瘀，具有"破坚逐瘀，疗伤止痛"之功效，亦是一味力猛之破血逐瘀、消癥散结之药；全蝎、蜈蚣之功能息风镇痉、解毒散结，对外科疮疡瘰疬有一定疗效，现代药理报道，蜈蚣对结核杆菌有抑制作用，并能促进人体新陈代谢；穿山甲活血通经，消肿排脓，引药直达病所。故"骨痨散"药虽四味，治疗骨结核多例，均能取得良效。

3. 骨痨散（二）

【组成】蜈蚣60条　全蝎30g　壁虎30g　炮甲珠30g

【主治】结核病（如骨结核、肺结核、淋巴腺结核等）。

【用法】上药共研成细末，过筛，分装入胶囊，每粒重0.5g。每次服6粒（即3g），每日2~3次。每3个月为1个疗程。

【疗效】屡用均有良效。

4. 结核散

【组成】蜈蚣30g　全蝎30g　地鳖虫40g　鸡蛋适量

【主治】骨结核。

【用法】上三味药共研细末，每日5个鸡蛋，开一小口，各装入药末0.3g，饭锅上蒸熟食之，1~2次食完，常服。

【疗效】本方治疗骨结核疗效颇佳，治愈患者多例，在众多医学杂志上屡有治愈骨结核的报道。

【验案】王×，男，43岁。因不能站立，背部脊椎疼痛而就诊于县医院。经X线摄片，诊断为脊柱结核（第7、8胸椎）。服上方42次，症状全消，已参加劳动，随访4年仍正常，一切如常人。

5. 白矾散

【组成】 白矾 50g 黄柏 1g 血竭 1g 豆腐渣 1 小碗

【主治】 骨结核。

【用法】 前 3 味药共为细末，每次用药末 15g，加豆腐渣 1 小碗，混匀后，敷于患处。24 小时换药 1 次。

【疗效】 本法经济方便，简单可行，尤适应农村患者。本法施用，轻者月余可收效，重者 3～6 个月可使死骨吸收，窦道愈合，不留痕迹。

【验案】 一女社员，左上下肢患有骨痨数处，疼痛难忍，并流脓水已 3 年余。用此方半年，其痛自止，窦道愈合。

【按语】 本方为长春中医学院夏德林教授个人心得验方，药简效捷，经济适用。

附方一 黄蜡巴豆丸

【组成】 巴豆（子仁饱满，去硬壳） 黄蜡（亦可用蜂蜡，纯净而不含杂质）

【主治】 各部位骨结核。

【制法】 取铜勺，放火上，勺内加黄蜡适量，使其熔化，后离火稍凉，使其不凝固。入巴豆仁后不爆裂为度，将巴豆仁入黄蜡后用竹筷搅拌，使每粒巴豆仁着蜡均匀。然后将巴豆拨出，摊于瓷盆上，粒粒分开，不使相互粘连，冷凝后，收入瓶内备用。

【用法】 每日 2 次，早晚空腹服用，每次 5～7 粒，温开水送下。须囫囵吞下，切勿咬破，免招腹泻。

【疗效】 经用"黄蜡巴豆丸"治疗各部骨结核 35 例，均获痊愈。

一般病人服至 3～5 日后，即感食欲增加，体力增强，患部疼痛减轻。服十余日后，患处情况可有明显好转，疼痛可基本消失。一般多数病例连服月余即可痊愈。总之，要坚持服用，此药无不良反应。坚持服至痊愈为止。

185

【验案】曹××，男，27岁。1978年3月10日诊治。患者骨瘦如柴，重病面容，卧床不起。其腹股沟及腋前均见溃破，常流脓水。第4、5腰椎溃破两口，脓水不断，周身皮肤甲错，舌体瘦不淡，脉细弱。患此病已七载，十分痛苦。曾经某医院X光摄片，诊断为4、5腰椎骨结核，多方治疗不见好转，病情逐渐恶化。

诊后，嘱其坚持服用"黄蜡巴豆丸"。月余后完全治愈，随访已能参加一般劳动。

【按语】巴豆辛温有毒，能补虚、排脓、消肿、毒杀虫疾；蜂蜡微温无毒，能补中益气、生肌生血、补虚。二药相辅，共收捷效。

附方二 老母鸡皂角刺

【组成】皂角刺120g 老母鸡1只

【主治】骨结核。

【制法】将鸡去毛及腹内脏器，洗净。将皂角刺（以新鲜者为佳），扎满鸡身，放锅中文火煨烂。

【用法】去皂角刺，食肉喝汤，2~3日一只，连服5~7只为1个疗程。

【验案】郭×，男，16岁。1979年5月16日初诊。患者在5岁时从草堆上摔倒在地，当即自感腰背疼痛，延至11岁时在某医院摄片为第12胸椎、第1腰椎结核，行手术排脓500ml。13岁时又一次排脓300ml及去1小块死骨，并经抗痨治疗，一直未愈。现步履艰难，腰臀及左侧腹股沟部有四处瘘管，流豆腐渣样清稀脓液，色白腥秽，舌质淡，脉沉细。

按上法吃到4只鸡时，瘘管不断流出大量脓液，后逐渐减少。第6只鸡吃完后，瘘管全部封闭。1年后随访已康复，并经摄片复查，病灶在缩小。

【按语】本方中用老母鸡补养气血、增补肝肾，促使精血旺盛，髓得以充，骨得以养，实乃治本之上品；皂角刺味辛，性温，有消肿排脓、治风杀虫之功，确为辛散温通，消肿托毒之良药。本方药仅二味，一君一佐，相须配伍，扶正祛毒，标本同治，故能获效。

以上二方均不属四味中药范围，但因其药物简单，制作方便，疗效卓著，故录之以供读者参考应用。

五　骨髓炎

花蜘蛛散

【组成】花蜘蛛8份　冰片1份　樟脑1份　公丁香1份

【主治】慢性化脓性骨髓炎。

【用法】上药分别研粉，拌匀，装瓶备用。应用时，按常规清洁创面，将药末塞入窦道内，再用伤湿止痛膏封闭，若有死骨先取出再塞药；如无溃破，用药末外敷，伤湿止痛膏封闭。一般2～3日换药1次，脓多者可每日换药1次，10～20次为1个疗程。

【疗效】本方治疗慢性化脓性骨髓炎很多例，其中明显死骨形成5例，病灶位于胫骨4例，尺桡骨2例，距骨1例，股、胫骨各1例，指骨4例，锁骨1例，均经抗生素、磺胺类药治疗无效，或经手术后复发而改用本方。治疗后，经3个月至5年间随访，5例痊愈，5例基本痊愈，3例有效，1例无效。

六　动脉栓塞性坏疽

四妙勇安汤

【组成】元参120g　当归60g　金银花90g　生甘草30g

【主治】动脉栓塞性坏疽（脱骨疽）。

【用法】以上四味药放在大砂锅内，倒入四大碗水，煎至一碗倒出，再用一碗水煎渣，至半碗倾出，与前煎混合，分2次温服。晚饭后服一半，次日早晨服一半。服后无任何反应。

【疗效】此方治愈多人，疗效显著。

【验案1】苏××，男，32岁。症状：两足青紫，有结节、明显阵发性疼痛，运动后尤甚，皮肤营养退化变脱，趾甲边缘有溃疡面，腘动脉及足背动脉均消失，脚寒凉。经封闭、电疗、组织疗法、针灸等法治疗均无效果。后服用本方5剂，疼痛完全消失，两足青紫亦逐渐消退，腘动脉可触及搏动。又继服20剂，趾甲边缘溃疡愈合，两足温暖，痊愈。

【验案2】祝××，男，43岁。症状：右足趾曾经截除，伤口不愈，脚面青紫寒凉，有阵发性疼痛，运动后加剧，足背动脉及腘动脉搏动消失。曾用阻滞疗法、针灸疗法均未见效。后服本方5剂，疼痛消失，伤口逐渐缩小，继而生痂，即停止上药，脚面青紫亦渐退。又继服本方20剂，痊愈出院。

【按语】本方见于《验方新编》手部脱骨疽部分。据临床观察，此方治疗动脉栓塞性坏疽症，一般服5剂后，疼痛感立即消失，其他症状亦随之好转。本方药味：元参滋补，能制虚火，大量使用有扩张血管、降低血压之效；当归为养血、活血必用之品，能使血脉充实，血行良好；金银花为疮科圣药，杀菌、消毒具有特效；甘草甘缓，生肌止疼，入凉药则泄热毒，入血药则养阴血。以上诸药，非重用不能建功。故本方均以重剂出之，用治脱疽有立竿见影之效。

七　丹毒

木冰散

【组成】木鳖子100g　朴硝100g　冰片10g　香油适量

【主治】丹毒。

【制法】先将木鳖子去壳研细，再入朴硝、冰片，三药共研细末，贮瓶备用。

【用法】 外用，每次用70g，以香油调匀后，外敷患处，敷料包扎。每天换药1次，3次为1个疗程，至愈为止。

【疗效】 治疗27例急性丹毒，痊愈26例。其中1次治愈6例，2次13例，3次3例，4次4例，无效1例。

【验案】 陈××，男，24岁。1983年10月14日急诊。患者2天前畏寒发热，全身不适，经服银翘片、阿司匹林无效。并感左下肢灼痛，皮肤出现小片红斑，迅速向四周扩大。血象：白细胞17600/立方毫米，中性90，淋巴10，体温39℃，舌红苔黄，脉滑数。左小腿肿胀有红斑，左腹股沟淋巴结肿大。

诊断为急性丹毒，用木冰散如法外敷患处，翌日即肿消痛止而愈，继敷2次巩固之。

【按语】 "木鳖子为散血热、除痈毒之要药"（《本草经疏》）。芒硝咸、苦、大寒，泄热软坚，消肿止痛。冰片清热、消肿、止痛，直接敷在病变局部，可收祛毒清热、消肿止痛之效，油调不易干，可使药力较为持久。

附方 苍术膏

【组成】 苍术1000g

【主治】 屡发性下肢丹毒。

【制法】 加水连煎3次，取浓汁，慢火熬成膏，另加蜂蜜250g，调成稠膏。

【用法】 口服，每日2次，每次1匙，开水冲服。

【疗效】 本方为中国中医研究院广安门医院朱仁康主任医师经验方，曾用本方治疗反复发作，下肢丹毒多例，确有良效。

【验案】 安×，女，36岁。右小腿丹毒屡发红肿焮痛已2年，2年前急性发作，后隔半年又发作1次，近2个月内已发作3次之多。诊时正值暂愈后间歇期，嘱服苍术膏，连续服药3个月。一年后追访，丹毒未再复发。

【按语】 丹毒是皮肤突然发红，色如涂丹的一种急性感染性病。发于下肢者又称流火，是为湿热下注所致，其病多由趾间皮肤破损引起，先肿于小腿，亦可延及大腿，愈后容易复发。常因反复发作，形成象皮腿。本方适用于下肢丹毒反复发笔者，乘其暂愈后间歇期服之，可防复发。

因为苍术善健脾燥湿，湿邪得祛，则无以流趋下肢，下肢无湿邪留滞，则热无所蕴，湿热之根即除，丹毒则无复发之源。

但须注意，丹毒正发作时，红肿热痛当用清热、利湿、解毒之剂，非本方所宜。在使用本方时，亦应坚持长期服药，避免下肢劳累。

八　下肢溃疡（臁疮）

1. 珠矾散

【组成】 三七20g　枯矾10g　冰片10g　珍珠10g

【主治】 下肢溃疡，其他非特异感染溃疡。

【用法】 上药研末混匀，过200目筛，贮瓶备用。外用，常规清洗伤口，将珠矾散撒敷伤口上，一般每平方厘米2～4g，药粉不宜过厚，以遮盖为度，忌用敷料包扎。用药初期使腐肉脱落，分泌物渐增。待有新生肉芽，则可见一层药痂覆盖疮口，故不需包扎。下次换药时，去掉药痂，换敷新药即可。每日1～2次。

【疗效】 治疗50例，痊愈48例，好转2例，愈合时间最长时间87天，最短5天，平均28天。

【验案】 赵××，男，56岁。1991年1月7日初诊。双下肢血栓性深静脉炎9年，双小腿下1/2内侧有多处溃疡，最大10cm×8cm，深0.5cm，溃疡周围皮肤表浅糜烂，双小腿可凹性水肿。分泌物培养，金黄色葡萄球菌。予珠矾散外敷，并内服清热解毒、通络利湿汤剂。16天后，溃疡大部愈合；20天后，右下肢溃疡痊愈；治疗28天，全部愈合。

【按语】下肢溃疡，中医称臁疮，俗称老烂脚，缠绵难愈。中药文献中方法虽多，然多含汞、砷等有毒物质，有的配制复杂。本方疗效满意，且无此类缺点，很有推广应用价值。

2. 枯矾猪甲膏

【组成】猪甲粉3份　枯矾1份　海螵蛸粉1份　冰片少许

【主治】下肢溃疡。

【制法】取新鲜猪蹄甲放锅中炒黄研成粉，诸药各研成粉，混合匀，装瓶备用。

【用法】用时，创面先用双氧水洗净，去除脓性物，用麻油或蜂蜜将粉末调成糊状，均匀敷于创面上，外用纱布包扎。一周后换药，此时可见新鲜肉芽组织。其后每3天换药1次，再后每日1次至痊愈。一般5～10次即可。首次敷药局部可感疼痛，不需作其他处理。

【验案1】张×，男，52岁，于1987年夏天上山砍柴跌倒，右下肢内踝骨上10cm处被一石头撞破，口不大，流血不多。回家敷青草药，表面结痂，自以为无事。5天后，伤口出现1小溃烂脓包，周围皮肤呈紫黑硬痛。经外用中西药，内服消炎抗菌药，并注射青霉素治疗年余，但创面反复，继续恶化，溃疡面积约20cm×5cm，腐烂渗液，恶臭，边缘不整。经人介绍来我处就医，采用该法治疗15天痊愈（未用其他药物），至今未见复发。

【验案2】冯××，男，55岁。患右下肢溃疡18年，经外用中西药治疗数次，未愈。1974年经县医院手术治疗，仍不能治愈。现右下肢溃疡面积20cm×10cm，深达骨膜，边缘不整，创面腐烂，恶臭，周围皮肤变硬，呈紫黑色。经用"枯矾猪甲膏"治疗，换药2周痊愈。追访6个月未复发。

3. 三叶汤

【组成】茶叶15g　艾叶15g　女贞子叶15g　皂角针15g

【主治】慢性溃疡、放射性皮肤溃疡。

【用法】上药加水 250ml，煎至 100～150ml，纱布过滤，取其煎液外洗或湿敷局部溃疡面，每日 3 次。

【疗效】本方治疗放射性皮肤溃疡 12 例，全部治愈。治疗时间最短 21 天，最长 480 天，平均 250 天。

4. 炉甘石膏

【组成】制炉甘石 60g　黄柏 20g　冰片 15g　密陀僧 60g　猪板油 200g

【主治】下肢溃疡。

【用法】先将四味中药研成极细末，再把猪板油（去油皮）捣烂成泥，然后合并调成软膏状备用。先将创面消毒，然后薄敷软膏，用纱布包扎固定，隔 7 天换药 1 次，21 天为 1 个疗程。

【疗效】治疗 37 例，痊愈 32 例，显效 5 例。其中 1 个疗程痊愈 23 例，2 个疗程痊愈 9 例。

【按语】本方用黄柏、冰片清下焦湿热，止痛；以炉甘石清热燥湿，收敛，祛腐生肌；配密陀僧以助收敛、消炎。

5. 红杏桃矾膏

【组成】红枣 7 个（去核）　杏仁 7 粒　桃仁 7 粒　黑矾少许

【主治】腿部臁疮。

【用法】将每个枣内填入杏仁、桃仁各 1 粒，黑矾少许，放火上微烧，烧至枣涨大为度。取出后捣烂如泥，摊在布上。先用淡盐水洗净患处，再将药膏贴上。

【疗效】本方组成药味简廉易得，有燥湿解毒、润肤、生肌之效。不但可治臁疮症，凡膝以下疮疡属于湿热性者，均可用之，疗效颇佳。

【验案】赵××，男，50 岁。两腿患臁疮已 2 年之久，经多方医治无效，于 1969 年 4 月 11 日就诊。用本方贴 8 次即愈。

6. 一效散

【组成】滑石粉 500g 炉甘石 15g 冰片 50g 朱砂 50g

【主治】慢性溃疡、疔疮、水火烫伤、淋巴腺结核、急性皮炎、湿疹、荨麻疹。

【用法】上药共研极细末，贮瓶备用，勿令泄气。外用，取本散适量，用麻油调和成糊状油膏，外敷患处，每日换药 1~2 次。急性皮炎、湿疹、荨麻疹，取本散涂搽患处，干则涂之。

【疗效】临床屡用，均有良效。

九　褥疮

1. 复方红花酒

【组成】红花 50g 黄芪 30g 白蔹 20g 75% 酒精 500ml

【主治】褥疮。

【用法】前 3 味药浸泡在酒精中 7 昼夜，去渣装瓶，外搽或用纱布蘸药酒罨包。

【疗效】治疗 2 例，用药 3~6 天痊愈。

【按语】本方以红花活血化瘀；以白蔹清热收敛消肿；黄芪生肌。此方不仅能治疗褥疮，而且能预防褥疮。

2. 三黄冰片粉

【组成】黄连 100g 黄芩 100g 黄柏 100g 冰片 5g

【主治】创面久不愈合的 Ⅲ、Ⅳ 期褥疮。

【制法】先将三黄打碎研末过 20 目筛，加冰片调匀后再过 20 目筛，装入瓶中保存备用。

【用法】应用时如渗液较多者，可撒三黄冰片粉覆盖创面，外用纱布固定，1 日换药 1 次。创面无渗液者，可将三黄冰片粉用香油适量调涂，1 日 1 次。

【疗效】治疗Ⅲ、Ⅳ期褥疮13例，全部治愈。渗出液多者，用药4天，分泌物可减少。12例患者平均用药14天，1例用药达34天。

【按语】Ⅲ、Ⅳ期褥疮治疗疗程较长，因患者抵抗力差，局部气血循环较差，故创面久不愈合。本方中黄连、黄芩、黄柏具有清热解毒、除湿作用；冰片清热止痛，使药透达病所，促进疮口愈合。

3. 一效膏

【组成】朱砂50g　制炉甘石150g　冰片50g　滑石250g

【主治】褥疮、乳头皲裂等。

【制法】先将朱砂、冰片研成细末，过100目筛。然后将炉甘石粉徐徐兑入研磨均匀，再将滑石粉兑入，使其色泽一致、均匀即得。再用香油调成膏状，收贮备用。

【用法】外敷患处，每日换药1~2次。

【疗效】屡用效佳。

4. 肉桂红丹酒

【组成】肉桂10g　红花10g　丹参10g　35%酒精200ml

【主治】褥疮及其预防。

【用法】将上药粉碎后，装入容器，加入35%酒精200ml，密封浸泡半月后，去渣密封备用。对褥疮进行消毒处理，再用此酒涂易患褥疮处。

【疗效】本方具有活血、散瘀、止痛功效。14年来，用于长期卧床病人1000余例，其中卧床时间长达2年，均未发生褥疮，效果满意。

附方　黄地矾散

【组成】黄柏1份　地榆2份　明矾1份

【主治】褥疮。

【制法】上药共研成细末，过筛后将细末装瓶密封，高温消毒后备用。

【用法】将此粉匀涂在创面上，以覆盖创面为宜，而后用消毒纱布覆盖固定。24 小时换药 1 次。

【疗效】经多名医师临床验证，本方治疗褥疮疗效颇佳。临床应用于三、四期褥疮，一般 5 天左右结痂脱落而愈，值得推广使用。

十 冻疮

1. 松香合剂

【组成】肉桂 500g　松香粉 15～20g　洋樟 5～7g（研末）　酒精 200ml

【主治】冻疮。

【制法】先将肉桂浸入 200ml 酒精中，7 天后滤出，制成10% 的肉桂浸液，再加入松香粉和洋樟木末即成。

【用法】在冻疮未溃前，每日用松香合剂在患处涂搽 3～4次，直到肿痛消失。

【疗效】用此方防治冻疮 78 例，一般 3～5 天即能消肿、止痛、止痒。

2. 冻疮油

【组成】干辣椒 100g　冰片 5g　樟脑 15g　95％ 酒精　水各 250ml

【主治】冻疮。

【制法】辣椒切碎装瓶内（80～90℃恒温）泡十个小时，过滤倒入 95％ 酒精，过滤澄清，倒入冰片、樟脑混合的液体，再加入甘油 10g 搅匀。

【用法】冻疮油外涂患处，每日 3～4 次。破溃者禁用。

【疗效】治疗 166 例，均治愈。次年大部分未复发。一般 3～5 日即愈。

3. 紫罂冻灼膏

【组成】紫草 25g　米壳 25g　黄蜡 15g　冰片 15g　香油 500g

【主治】冻伤、烧伤。

【制法】将黄蜡置于容器内备用。香油入锅内熬开达 150℃，加入米壳、紫草炸枯，以米壳炙酥为度。将紫草、米壳油过滤去渣，倾入黄蜡容器内，使黄蜡熔化，略加冷却并及时放入冰片，稍加搅拌，凝结后即得。

【用法】用药前先清洗水泡，消毒创面，再外敷本膏。

【疗效】本方治疗冻伤，烧伤百余例，均获治愈。

【按语】使用本膏药，在接近痊愈时不能间断，否则易形成瘢痕。同时须采取暴露疗法，勿用塑料薄膜包扎。

4. 白及樟脑糊

【组成】白及 15g　樟脑 0.3g　冰片 0.1g　95％酒精 30ml

【主治】冻疮。

【制法】先将樟脑放入酒精中熔化，再将白及、冰片分别研细，然后把上药混匀加温开水 100ml，搅拌成糊状待用。

【用法】使用时先用热水浸洗患部，擦干，再将上药涂于患部，然后在火炉旁充分烤干，按摩，揉捏，如此反复 3 遍，每日 1～2 次。

【疗效】54 例冻疮患者经上方治疗后，轻者 3 天，重者 1 星期，红肿痒痛即可全消，冻疮可获痊愈。

【验案】李××，女，28 岁。双脚患冻疮，外用冻疮膏等治疗，效果均不明显。查：双脚趾及脚跟有红肿斑，边界模糊，有痒、胀、痛感，两脚小趾及脚跟可触及黄豆大结节数个，压之易退色，得暖则舒，诊断为冻疮。即用白及樟脑糊涂抹患处，3 天后肿胀痒痛大减，继用一周获愈。

【按语】临床用白及樟脑糊治疗顽固性、复发性冻疮，疗效较好，方中白及性味辛苦，微寒而涩，可消肿止痒，收敛止血，逐瘀散结，祛腐生新。现代药理研究发现，白及含有挥发油和黏液质，这些物质能够消散冻伤的肿块病灶组织，并有效地促使创面、溃疡面以及皮肤愈合。方中樟脑性味辛热温散，可镇痛、防腐、止痒；冰片性味辛寒，可消肿止痛。此三药合用，共奏逐瘀散结、消肿止痛、防腐止痒之功。

十一 烫烧伤

1. 冰寒散

【组成】生石膏30g 寒水石30g 冰片5g 香油适量

【主治】烧烫伤。

【用法】上药共研极细末，贮瓶密封备用。外用用香油调成糊状，涂于创面，每日1~2次，至愈为度。

【疗效】治疗480例，均愈，无一例感染。对Ⅰ度、Ⅱ度烫伤不留瘢痕。

【验案】高×，男，4岁。1987年7月2日被稀饭烫伤右手及臂部，急用冰寒散涂于患处，患儿哭闹骤止。7天痊愈，未留瘢痕。

【按语】《肘后方》治烫火烂疮，用石膏捣末敷之；《卫生易简方》治烫火灼伤，用寒水石烧研敷之。两味合用，治烫伤言而有证，更加冰片清热、生肌、止痛之功，故疗效迅捷。

2. 乳没冰蜜膏

【组成】乳香20g 没药20g 冰片1g 蜂蜜150ml

【主治】烧伤、烫伤。

【用法】上药共研细末，用蜂蜜调成糊状，外敷受伤部位，每日1次，烧烫伤有水泡者，宜将水泡刺破一小孔，排完水后，再搽涂此膏。

【疗效】治疗40多例烧烫伤患者，多属Ⅰ度、Ⅱ度、烫伤面积为1%～2%。一般5～10天可痊愈，稍重者2周内可痊愈。

【按语】本方对Ⅲ度烧伤单独使用，效果尚不理想。冰片用量不宜过多，过量易引起患部疼痛。

3. 大黄地榆散

【组成】生大黄50g　生地榆50g　冰片3g　香油适量

【主治】烧伤、烫伤。

【用法】共研成细末，香油调敷患处。

【疗效】用此方治疗66例，烫伤54例，烧伤12例，全部治愈。

4. 复方紫草油

【组成】紫草片300g　黄连片90g　冰片3g　植物油500ml

【主治】Ⅰ度、Ⅱ度烧烫伤。

【制法】先将紫草片、黄连片放入植物油内，浸泡48小时后，以文火熬沸为度，勿熬焦煳，过滤去渣。稍冷后放入冰片即成，装入无菌瓶内备用。

【用法】视创面的情况和部位，采用暴露或包扎疗法。

（1）暴露疗法：对于头、面、颈、胸、会阴部Ⅰ度烧伤，创面按常规清创，用棉签或消毒毛刷将油涂患处即可。

（2）包扎疗法：适用于四肢Ⅱ度烫伤，用2～3层纱布包扎。

【疗效】本方对治疗烧伤、烫伤，疗效颇佳，且愈后不留瘢痕。

【验案】王××，男，24岁。1958年5月11日，因面部、胸部、臀部均被铁水溅灼，疼痛剧烈，烧伤面积30%，其中浅Ⅱ度15%，深Ⅱ度10%，Ⅲ度5%。来院时创面红肿，大部水泡已破溃。常规消毒，挑破水泡，涂以复方紫草油或紫草油纱布。每日换药1次，后隔日换药，10日内Ⅱ度烧伤部位创面干燥，清洁表皮新生。Ⅲ度烧伤部位分泌物较多，换药 15 次，经 25 天创面愈合，未留瘢痕。

【按语】本方有消炎润燥、生肌作用，故一般敷药后，即能解除疼痛，对表皮焦痂敷之能光润不燥。对有水泡，挑破后敷上，有消炎、生肌、止痛作用，可治疗烧伤、烫伤。本方紫草片凉血活血，黄连片清热解毒，冰片引火外出散热。具有清热解毒、凉血止痛之功。

5. 虎杖液

【组成】虎杖 30kg　黄柏 1.5kg　黄芪 1.5kg　冰片 1.5kg

【主治】Ⅰ度、浅Ⅱ度烧伤。

【制法】将冰片单研，其余药连续煎熬 3 次，每次煎 2 ~ 3 小时，然后过滤去渣，浓缩到 3 万 ml 左右，加入冰片，玻璃瓶灌装，高压消毒。

【用法】用时，清洁消毒创面，将药液直接涂于创面即可，每隔半小时涂 1 次。

【疗效】治疗 245 例（其中Ⅲ度烧伤 27 例），痊愈 230 例，占 93.88%；好转 13 例，占 5.31%；无效 2 例，占 0.82%。总有效率 99.18%。

【按语】本方剂量为一大料量，如需小料配制，可按比例酌减。本方对Ⅰ度、Ⅱ度烧伤疗效显著。对深Ⅱ度和Ⅲ度烧伤，外用可保护创面，防止感染，促进新生肉芽的生长，为植皮创造条件。

6. 儿茶方

【组成】儿茶 100g　黄芩 100g　黄柏 100g　冰片 30 ~ 50g

【主治】各种类型烧伤。

【制法】先将儿茶研成粉，然后与另 3 味药一起浸泡于 80% 酒精 1000ml 中 2 ~ 3 天，过滤、装瓶、密封备用。

【用法】使用前，先清洗创面，外搽 1% 达克罗宁液（总量不超过 1g）止痛，2~3 分钟后喷洒或搽本方。早期每隔 2~4 小时喷涂药液 1 次，并用烧灯或电吹风将创面烤干，促使药痂形成。待成痂牢固后，每日喷液 1~2 次即可。若痂下有感染或积液，需清理引流，反复涂药定痂。

【疗效】治疗烧伤 2179 例，治愈 2057 例，治愈率 94.4%。

【按语】本法系一种制痂疗法，有良好疗效。深度烧伤处理是烧伤处理中颇感棘手的问题。本方提供了一种简便方法，而且对Ⅲ度烧伤面积在 40% 以内的患者亦适用，对烧伤Ⅲ度 40% 以上的患者用此法可为分期、分批植皮赢得时间。

7. 桉黄煎剂

【组成】大桉叶 2000g　黄芩 1000g　薄荷 500g（后下）　白及 100g

【主治】小面积烧伤。

【制法】将上药洗净，适当捣碎，加水 4000ml，放置锅内煮沸至 300ml，取其液用 4~6 层纱布过滤 2 次，加适当的防腐剂，瓶装备用。

【用法】使用时将本药再煮沸 1 次，清除掉创面污物，用盐水冲洗，用 2‰新洁尔灭液消毒，水泡抽液，但尽量保持皮肤完整，用 2~4 层无菌纱布浸上药液覆盖创面，外面再用无菌纱布覆盖包扎。每天换药 1 次，如果创面有感染时，可每天更换敷料2 次。

【疗效】治疗小面积烧烫伤 198 例，面积最大 5%，最小1%，平均治愈天数 10~14 天，且多无瘢痕。

十二　地方性甲状腺肿

消瘿散

【组成】象贝母　煅牡蛎　广郁金　海藻各等量

【主治】地方性甲状腺肿。

【用法】上药焙干共研细末，贮瓶备用。口服，每次服 3g，每日服 2 次，黄酒送服。严重者可配汤剂同时服用。

【疗效】治疗 9 例，分别用药 2 个月左右，痊愈 6 例，观察 10 年，未见复发，显效 2 例，有效 1 例。

十三 炎性肿块

1. 大黄煅石膏水调散

【组成】大黄 100g　雄黄 50g　寒水石 100g　煅石膏 60g　淀粉少许

【主治】炎性肿块，急性淋巴结炎，急性腮腺炎，带状疱疹，外伤软组织肿痛等病。

【用法】上药共为细末，用温水调成糊状外敷患处，每日更换 1 次，7～14 日为 1 个疗程。

【疗效】本方治疗上述诸病 120 例，1～2 天使肿胀明显消退者 48 例；3～6 天明显消退者 50 例；7～12 天明显消退者 12 例；无效者 10 例。总有效率 90% 以上。

【按语】凡是创面已经破溃流脓者禁用此药。个别患者使用本药后，局部皮肤有过敏反应。其表现为局部出现皮疹、发痒，有的出现水泡。如出现上述情况者，应立即停药，局部涂甲紫（龙胆紫）或用雷夫诺尔纱布外敷，几天后过敏反应即可消失。

2. 大黄芒硝乳没散

【组成】生大黄末 20g　生硝末 60g　乳香末 8g　没药末 8g　冰片 8g

【主治】炎性肿痛。

【用法】将前四味药拌匀，醋调糊状，加热即成。用时先将药膏加热后，再将冰片纳入调匀，不可早下，以防冰片挥发。若治关节肿痛，可酌加马钱子末、细辛末于药膏中。

【疗效】用上药治疗炎症肿痛多例，敷药30小时左右，1次即可见效。一般均经敷药2次便可治愈。

【按语】一般用本方治疗1次后无效，可不再敷药。若患者皮肤过敏，敷药处刺痒，甚至稍有红肿，将药膏揭去后，症状自消。

十四　深部脓肿

1. 大蒜芒硝方

【组成】大蒜头120g　芒硝60g　大黄末30g　食醋60g

【主治】深部脓肿。

【制法】先将大蒜去皮与芒硝同捣为糊状，大黄末用食醋也调成糊状备用。

【用法】先在患处用凡士林膏涂搽，敷以蒜糊，敷药范围稍大于患处（高于皮肤约0.3cm厚），周围用纱布围成1圈，稍加固定，1小时后去掉敷药，用温水洗净；再把醋和大黄末调成糊状膏外敷原患处，6~8小时后去掉敷药，一般1次即可，如1次不愈，可再敷1次。

【疗效】治疗深部脓肿上千例，均有效。

【按语】本方用治肌肉深部脓肿，效果显著。如外敷于"阑尾点"，亦可治疗急性单纯性阑尾炎。据临床观察，本方孕妇慎用，本方名由笔者所拟。

2. 四妙汤

【组成】银花30g　北黄芪30g　皂角刺30g　甘草10g

【主治】深部肌肉脓肿。

【加减】病在上者加桔梗15g，病在下者加牛膝15g；痛甚者加乳香、没药各10g。兼有其他症状可随症加减。

【用法】水煎服，每日1剂。

【疗效】本文治深部肌肉脓肿，疗效显著。

【验案1】许××，女，25岁。左腿肿，表面不红，稍有酸痛感，已经四天不能行走。西医诊断为深肌脓肿，曾注射青霉素，口服土霉素等药而无效。患者本人被用板车拉来，见其面色苍白、忧郁，脉沉，舌无苔，证属肿毒偏阴者。投以四妙汤加牛膝15g，另外配冲和散调葱汤涂患处。服药3剂，肿消过半，继服3剂而获痊愈。

【验案2】黄××，男，43岁。右胸漫肿，痛彻背部而不能转侧。西医诊断为胸部深肌脓肿，曾注射青霉素、链霉素而无效，转来诊治。余用四妙汤加桔梗10g，乳香10g，没药10g，服用3剂，痛渐消退。又照原方服用，并用牛膝6g，研末冲服，又服四剂痊愈。

3. 消痈散

【组成】大黄50g　芒硝50g　蜈蚣10条　冰片2g　六神丸30粒

【主治】深部脓肿。

【制法】将大黄、蜈蚣研末过筛，六神丸、冰片研成细末，兑入芒硝，诸药混合均匀，贮瓶备用。

【用法】外用，视肿势范围，将药粉适量用凉开水调湿，兑入适量白酒，拌成糊状。将药糊摊在虎骨膏上，置于肿起病灶处，并固定之，每日换药1次。治疗期间根据病情酌加中药煎剂和抗生素。

【疗效】治疗13例，均痊愈。

【验案】程×，男，8岁。右侧大腿内侧肿痛3天，伴高热1天。于1988年8月19日住县医院治疗，诊断为急性蜂窝织炎。用大剂量抗生素治疗5天，肿势有进无退，持续高热，烦躁不安，X线摄片肢骨骨质正常。血象：白细胞 21×10^9/L，血沉15mm/h。8月24日请中医会诊，见大腿内侧腹股沟下5cm处，肿起4cm×7cm大小肿块，皮色潮红，按之坚而痛甚，触之灼手，体温 39.2℃，舌红绛，脉弦数。

　　证属热毒壅滞经络，加用消痈散外敷，内服仙方活命饮。2天后，痛势减，体温下降至 38.5℃。继用本法 5 天后，肿块缩小至 3cm×5cm，体温正常，痛势锐减。嘱停用西药，继敷消痈散，内服中药煎剂。10 天后，局部仅触及 0.3cm×0.5cm 之硬结，余无他症，痊愈出院。

　　【按语】深部脓肿为发生于肌肉组织的急性化脓性炎症，在中医为阳证，属"痈"的范畴。消痈散中大黄、芒硝泻火行瘀、消肿软坚；六神丸清热解毒、消肿止痛；冰片清热、消肿、止痛。在这一派凉药的基础上，加一味辛温的蜈蚣，不仅能攻毒、散结、止痛，且能增强药势，更有利于发挥全方的药效。

十五　急性阑尾炎

1. 红藤煎

　　【组成】红藤 100g　败酱草 15g　赤芍 20g

　　【主治】急性阑尾炎。

　　【用法】水煎服，每日 1 剂。

　　【疗效】红藤煎治疗急性阑尾炎百发百中。若病程稍长，病情复杂者，宜详细辨证加味。

　　【验案】前些日子我的一个堂妹逛街时突发上腹疼痛、呕吐，急到我诊所检查。按压麦氏点，压痛并有强烈的反跳痛，疼痛放射至脐周、胃脘部。询问并无病史，排除妇科一切能导致的问题，确诊为单纯性阑尾炎。即刻用抗生素、甲硝唑注射液 0.5g，林可霉素 1.2g 加地塞米松 10mg 静脉滴注。同时嚼服山莨菪碱 (654−2) 片 10mg，药后腹痛稍减，呕吐也止。商量愿服中药，并不详细辨证，即疏百效方红藤煎 2 剂。药后复诊，述腹痛已止，药后并无反应，只是大便稍多，还感腹部微胀，按压麦氏点轻微疼痛，反跳痛已无。原方加枳壳 10g，续服 2 剂，病愈。

2. 消炎糊

【组成】 大黄　玄明粉各等量　大蒜适量　食用醋50g

【主治】 急性阑尾炎。

【制法】 将大黄、玄明粉研极细末，大蒜去皮捣烂如泥，备用。

【用法】 先取少量食用醋涂搽疼痛部位（麦氏点）约5cm×5cm范围。然后将玄明粉末与蒜泥拌匀成糊状外敷其上，约0.5cm厚，以纱布覆盖，外用塑料纸覆盖脐布固定。待局部皮肤灼热时，去掉上述药糊，并代之以大黄末醋调成糊状外敷，同样以纱布、塑料纸、胶布封盖固定。约2小时后弃之。若疼痛未已，如上法反复进行到疼痛消失为止。

【疗效】 用此法治疗急性阑尾炎20余例，均获满意疗效。

【验案】 沈×，男，29岁。于1993年6月4日因恶寒，高热，右下腹疼痛呈阵发性加剧5小时来我院就诊。测体温38.9℃，查腹软，右下腹麦氏点压痛，反跳痛。苔黄糙，舌红，脉弦。血WBC13.6×10⁹/L，N82%，L18%。诊断为阑尾炎。患者因考虑一人在外，术后无人陪侍照料，且需卧床休息，耽误营业，故拒绝手术治疗。又有青霉素过敏史，遂嘱其调敷消炎糊，共换用3次，当夜即疼痛消失。翌日又正常营业，半年后随访，未再复发。

【按语】 阑尾炎乃阑尾局部积滞郁阻，肠腑传导失司，气血不得畅行。若不及时治疗则气滞血瘀，肉腐成脓，甚则穿孔形成阑尾脓肿或见脓肿破溃而致弥漫性腹膜炎等重症危候。

本法主要用于尚未成脓之急性期。用时先以醋外涂患处，以通经走络，开皮肤孔窍，拔病外出；再以玄明粉清热解毒、软坚散结，配以蒜泥下气导滞、引经散结。然蒜泥辛辣，久用恐对皮肤刺激太过，故待患者感局部皮肤灼热后即弃之。代以苦寒泄热，活血行瘀之生大黄，以米醋调糊状外敷，共奏泄热软坚、解毒行瘀之功。本方治深部脓肿亦有良效。

3. 乳没散

【组成】生乳香　没药各等量　陈醋　75%酒精各半

【主治】急性阑尾炎。

【制法】先把乳香、没药研细末，后用陈醋、75%酒精各半，将上药调如泥状。

【用法】先确定压痛点及范围，将上药敷于压痛点，厚约3cm，大于病灶范围，油纸、纱布固定，药干后随时调湿，至腹痛消失、体温正常为止，每日换药1次。

【疗效】用上药外敷治急性阑尾炎30例，一般1~3次可收获明显疗效或治愈，总有效率为93.3%。

如腹壁脂肪厚者或诊断为后位阑尾炎者，可在背部相应区加贴。

4. 清热散瘀膏

【组成】生石膏60g　芒硝50g　生乳香20g　冰片3g

【主治】急性阑尾炎。

【用法】共为细末，用黑桐油适量调成膏。将药膏外敷于右下腹麦氏点，干后再加黑桐油继续调敷。

【疗效】用上药治疗急性阑尾炎170例，阑尾脓肿18例，慢性阑尾脓肿包块12例。结果：显效158例，有效36例，无效6例（均行手术治疗），总有效率97%。

十六　肠梗阻

1. 大黄元明汤

【组成】生大黄12g（后下）　元明粉18g（冲）　枳实9g　厚朴6~9g

【主治】肠腔闭塞所致肠梗阻。

【加减】可根据病情需要，酌加甘草、茯苓、元胡索、槟榔等药。

【用法】将上药水煎，分 2 次服，每日 1 剂。

【疗效】用上药治疗因肠腔闭塞所致肠梗阻（包括湿热蕴结所致粪块积滞或蛔虫虫团梗阻）患者 11 例，一般服药 5 ~ 6 小时后，大便通畅，症状缓解，减轻药量继续服 1 ~ 3 剂治愈。

2. 大黄乌梅汤

【组成】大黄 30g　乌梅 30g　干姜 20g　蜂蜜 100g

【主治】蛔虫性肠梗阻。

【制法】先将干姜、乌梅用清水 300ml 先煎 10 分钟左右，再将大黄、蜂蜜入煎 2 ~ 3 分钟即可。

【用法】将药汁少量频频服，呕吐剧烈者，可经胃管灌入，每次 50ml 左右，每隔 2 小时 1 次。如 6 小时后一般情况未见好转，可将药液由肛门灌肠。

【验案】李××，男，12 岁。4 天前用山道年驱虫，服药后第二天，脐周出现阵发性腹痛，伴呕吐，肛门停止排气、排便，经中西医治疗无效。近 10 小时来症状加重。检查：腹部膨隆，可见肠型及蠕动波，腹肌张力略高，右脐旁扪及条索状包块，压痛而有移动，肠鸣音亢进。透视显示：结肠充气明显，可见阶梯样液体平面数个。诊断为蛔虫性肠梗阻，中度失水伴酸中毒。入院后给予纠正水、电解质平衡处理，予上方胃管灌服。4 小时后排蛔虫 20 余条，此后 42 小时内共排便 5 次，累计排蛔 200 余条，3 日后痊愈出院。

【按语】本方用乌梅以酸伏蛔，蛔虫遇酸则静；大黄味苦，解毒去积，并能促进肠痉挛的解除，从而使蛔虫迅速排出肠道；干姜大辛大热，温中达下，有麻醉虫体之功；蜂蜜具有润燥滑肠、松解蛔虫块及解毒、止痛作用。四药配合，酸辛苦温，共奏奇功。

3. 通结酊

【组成】 大黄 15g　木香 15g　芒硝 10g　甘遂末 0.6g

【主治】 肠梗阻。

【用法】 用 15% 浓度的酒精 60ml，浸泡大黄、木香一周后过滤，去渣装瓶。用时，将芒硝、甘遂末用上药汁冲服。此为 1 次剂量。每日 1～2 剂，每剂分 1～2 次服，胃管内注或口服，服药后若发生呕吐，可再服 1 剂。

【疗效】 用通结酊治疗肠梗阻 172 例，治愈 141 例，无效 31 例（改手术治疗）。成功病例中，服药最少 1 剂，最多 7 剂，平均服药 2 剂。住院天数最短者 1 天，最长者 30 天，平均 5 天。

【按语】 肠梗阻临床上以腹部胀痛，呕吐和便闭为主要症状，本方系在大陷胸汤的基础上加味而成。方中大黄苦寒，能攻积导滞，泻火凉血，行瘀通经；芒硝辛、咸、苦，大寒，能润燥软坚，泻下通便；木香辛、苦、温，行气止痛；甘遂苦寒，有毒，泻火逐饮，消肿散结。四药合而用之，共奏攻积导滞、泻下通便、行气止痛之功。

肠梗阻患者治愈后，应注意饮食调理，多食清淡，忌食辛辣刺激、肥甘厚味，注意情志调理以及劳逸结合。

附方　秘方沉蜜油

【组成】 沉香 6g　蜂蜜 120g　猪油 120g

【主治】 老年性肠梗阻。

【制法】 沉香加水 300ml，煎至 200ml，猪油、蜂蜜加热至沸。

【用法】 先饮沉香，后饮猪油与蜂蜜。

【验案】 童××，男，65 岁。于 1972 年 4 月 21 日急诊入院。患者 2 天来腹痛，呕吐，无大便，神疲乏力。检查见急性病容，腹软，肠型明显，脐右侧压痛。听诊肠鸣音亢进，X 光透视有多个杯状液平面。入院后输液，并抽出胃内容物。于晚 8 时先服下沉香药液，后服下蜂蜜、猪油，于翌晨腹部作响，大便 1 次，疼痛腹胀随之减轻。于早晨 9 时许又接连大便 2 次，随之症状消失，于第 3 天痊愈出院。

【按语】老年人肠梗阻，因年迈体衰，多不愿意接受手术治疗，而乐于接受中药治疗。本方为山东省名老中医李光耀老先生秘方。本方经实践证明，对于老年人肠梗阻，效果甚为满意，服用方便，安全可靠。

十七 痛风

消肿止痛散

【组成】木芙蓉 70g　七叶一枝花 15g　鱼腥草 15g　蜂蜜适量
此为 1 料剂量

【主治】痛风。

【用法】临用时视患处面积大小，按照比例配成一料，共研细末存放。每次用时取药末适量，用蜂蜜适量调成软膏，贴敷患处，外用纱布包扎，每日换药 1 次。一般无皮肤过敏者，可按上述方法连续使用。如红肿渐消，可隔 2 天换药 1 次。

【疗效】临床治疗 126 例，男 120 人，女 6 人，年龄最大 82 岁，最小 30 岁。一般用药 3～5 天后，肿痛逐渐见消，继续用药至愈。痊愈 118 人。

【按语】消肿止痛散外敷治疗痛风，消肿止痛比较理想，且简单、价廉，疗效好。本方不仅可治痛风，亦可外敷治疗其他红肿热痛的病证。

十八　瘘管

化腐膏

【组成】巴豆炭3个　三七9g　珍珠粉9g　麻油适量

【主治】各种瘘管。

【制法】巴豆去皮烧炭存性，与三七粉、珍珠共研细末，加麻油适量调成膏备用。

【用法】根据瘘管长短，取消毒药棉适量，搓成药线，蘸化腐膏后，用探针将药线徐徐送入瘘管中，每日换药1次，痊愈为止。

【按语】本方是已故吕承全教授的经验方，治疗各种瘘管，每收良效。方中巴豆性味辛热，能劫痰蚀疮，为主药；伍用三七性味甘温微苦，能祛瘀止血，行瘀止痛；珍珠粉性味甘、咸、寒，能清热解毒，收敛生肌；麻油有润肠生肌作用。四味药合用，具有化腐祛瘀、敛疮生肌之功。

附方　柏椿膏

【组成】侧柏叶　椿树叶各5kg

【主治】瘘管、窦道（漏）。

【用法】上药加水煎浓汁，文火收膏，贮瓶备用。临用时蘸药膏适量，涂于纱布上，敷贴患处，1日换药1次。

【疗效】本方是著名外科专家南京中医药大学许履和主任医师经验方，临床使用已达20余年之久，药源丰富，疗效可靠，可以推广使用。

【验案】张××，男，45岁。1年前因毛竹刺破胃壁，而致胃破裂，在×医院手术后，创口久不愈合，形成窦道。经该院再次手术，见创口与上腹腔相通，形成瘘管，仍不愈合。在上海、南京等医院多次扩创未效。

刻诊：上腹部瘘管呈垂直方向，深达 12cm，有少量淡黄色脓液，周围坚硬，有轻微疼痛。经用柏椿膏外敷，1 日换药 1 次，5 天后脓水干净，半月后瘘口闭合。观察 4 年，未见复发。

【按语】疮口流脓经久淋沥不止，名漏，包括西医称之瘘管和窦道。方中侧柏叶辛、苦，微温无毒，具有清热消肿、杀虫生肌之功；椿树叶苦、涩、寒，有清化湿热、止血收敛之功。用药后脓性分泌增多为正常现象，脓尽后可用 20% 黄连水冲洗管腔，然后再涂柏椿膏收功。

若疮周出现湿疹，可扑以青黛散（青黛 6g，石膏 12g，滑石 12g，黄柏 6g，共研细末，和匀）。

十九　阴茎痰核（肿瘤）

二橘半夏汤

【组成】化橘红 30g　橘络 18g　半夏 24g　烧酒（50°～60°）250g

【主治】阴茎痰核（肿瘤）。

【制法】将 3 味中药放入酒中密封浸泡 7 日，每天振摇数次，用棉花过滤，加蒸馏水 0.45kg，置砂锅内煮沸数分钟，使酒精挥发，待冷后加入碘化钾 5g，熔化装瓶内。用时振摇，勿使沉淀。

【用法】开始服用时，每天服 2 次，早晚饭后各服 1 次。每次服 2ml，再用 3ml 白开水兑服之，服后可多喝开水。服 1 个星期后，须停服休息 2 天。以后可每天服 3 次，早、中、晚饭后各服 1 次，服完第 1 瓶，再配第 2 瓶，可连续服 3 瓶。

【验案】陈××，男，49 岁。阳痿、阴茎疼痛，阴茎左边有核如黄豆大，右边有核如杏核大，均略圆而硬。面色黄暗，舌苔白，微黄而腻。脉左寸弱，左关弦而结，左尺虚而结。右寸虚，右关弱而无力，右尺虚弱而结。服完本药第 1 瓶，即感核小而软。服完第 2 瓶，左边核已消失，右边核已消 80%。第 3 瓶服至一半即痊愈。不但阴茎不痛不坠，阳痿也好了。

【按语】患者生殖器所生痰核，古代文献上鲜有记载。山东省名老中医刘惠民老医师，用化橘红、橘络、半夏三种中药，化痰核、活络，加西药碘化钾以防变质、解凝，所以服用后，病很快就痊愈。

二十　肌注后硬结

1. 黑药膏

【组成】五倍子180g　蜈蚣2条　陈米醋250g　蜂蜜50g

【主治】肌注后硬结。

【制法】先将五倍子、蜈蚣研成细末，再加陈醋和蜂蜜，共调成膏。

【用法】每次取药膏外敷患处2~3mm厚，每天换药1次。

【疗效】此方治疗肌注后硬结117例，均在5~7天内全部治愈。

【验案】吴××，女，35岁。患颈淋巴结核住院，肌肉注射链霉素6天后，臀部肌肉注射部位出现非感染性硬结，直径6cm大小，十余天未能消散。经用黑药膏10~20g摊于敷料上，外敷臀部硬结处，每天一换，2天后硬结缩小至直径2cm左右，5天后硬结消失。

2. 芙黄软膏

【组成】木芙蓉叶30g　生大黄30g　赤小豆30g　凡士林适量

【主治】肌注硬结，一切痈、疽、疮疡。

【制法】上药共研细末，过120目筛，以凡士林调成30%~40%软膏。

【用法】患处常规消毒后，将软膏涂布于敷料上，贴于患处，胶布固定，每日换药1次。

【疗效】本方为江苏省南通市中医院外科常备药膏，用以敷消一切痛、疽、疮疡，疗效显著，肌注硬结用之当然有效。

【验案】章×，男，15岁，学生。5天前发热咳嗽，肌内注射丁胺卡那霉素，右侧臀部产生硬结，红肿疼痛，随即用芙黄软膏外敷。日换1次，3天后红肿、疼痛消退，一周后痊愈。

3. 大黄芒硝膏

【组成】生大黄　芒硝各等量　冰片少许　食醋适量

【主治】肌注后硬结。

【制法】将生大黄、芒硝研成细末，后兑入少量冰片共研匀，用食醋调成膏状备用。

【用法】用时取少许药膏涂在纱布上，敷于患处，外以塑料纸包扎后，用胶布固定，每4小时换药1次，每日2次。

【疗效】用大黄芒硝膏治疗肌注后硬结患者38例，均获痊愈。一般用药3天左右硬结可消失。

【验案】陈××，女，72岁。每年开春时，每月至少要感冒2～3次。一感冒就到医院打针，结果形成了肌注后硬结，为治疗硬结，花费不少钱，但未见效。后用本方治疗4天，硬结消失。

附方　白萝卜贴敷

【组成】白萝卜适量。

【主治】肌注后硬结。

【用法】取鲜嫩白萝卜适量，洗净，横切成0.2～0.3cm厚的平整薄片，贴敷在硬结上，上面盖一层食用薄膜。然后用胶布固定，保留1天，每日1次。

【疗效】广州军区武汉总医院根据白萝卜具有渗透、吸收、排泄、镇痛等功效，用上法治疗肌注硬结500例，总有效率100%。

二十一　狂犬咬伤

狂犬灵

【组成】桃仁（去皮尖）6g　土鳖虫（去头足）6g　生大黄9g
蜂蜜（冲服）15g

【主治】狂犬咬伤。

【用法】水煎，早晚空腹服，每日1剂。

【疗效】近10年来，用本方防治狂犬咬伤百余例，有完整资料者45例，经治45例均治愈，随访2～10年未复发。一般服药5～10剂，重者服20剂。

【验案1】高××，男，5岁。1981年5月8日就诊。3天前被狂犬咬伤口唇；服上方15剂后，大小便转正常。至今未复发。

【验案2】王××，男，24岁，1981年4月5日就诊。右小腿被狂犬咬伤半月后，出现口唇绀，心慌手颤，舌淡紫，脉洪大，服上方5剂后泻下大量猪肝、鱼肠样黑色大便，症状明显好转。再服15剂，大小便正常，至今未复发。

【按语】凡狂犬咬伤者服药后，必泻下猪肝、鱼肠样黑色大便，小便如苏木水样，服药至大、小便正常为度。如服药后，二便正常，系非狂犬所咬，可做鉴别参考。

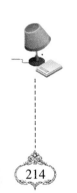

第三章 皮肤科

一 带状疱疹

1. 家传验方扫丹散

【组成】雄黄20g 白矾20g 蜈蚣4条 香油适量

【主治】带状疱疹（缠腰火丹）。

【制法】将蜈蚣焙干，三药共研细末，混合均匀，瓶装密封备用。

【用法】用香油调成稀粥状，涂于患处，每日2次。

【验案】张××，男，42岁。1981年2月6日初诊。右季肋至腰部起带状如粟粒样大小密集丘疹，高出皮肤，红赤灼热，似火燎样疼痛已5天。曾用青、链霉素治疗3天未愈，涂扫丹散2日，疼痛消失，连用3天病获痊愈。

【按语】本病是病毒感染所引起的一种常见急性疱疹性皮肤病，因好发于胸腰肋部，故称为"缠腰火丹""蛇丹疮"等名，西医称为带状疱疹。病起突然，剧烈疼痛，由此肝火妄动，湿热内蕴，外受邪毒诱发所致。

扫丹散中，雄黄、白矾为二味拔毒散，有燥湿、解毒、收敛、防腐之功效，配合蜈蚣止痛、消肿；香油润肌肤。本方系家传验方，临床应用40年，效果满意，无任何副作用，一般5日可治愈。

2. 大黄五倍子膏

【组成】生大黄2份 黄柏2份 五倍子1份 芒硝1份

【主治】带状疱疹。

【制法】上药共研细末，加凡士林调成30%的软膏备用。

【用法】常规消毒皮损，将药膏平摊于纱布或麻纸上约0.2cm厚，贴敷患处，隔日换药一次。

【疗效】用本药膏治疗带状疱疹，不但疗效满意，疗程短，且无后遗神经痛，是一种理想而简便的治疗方法。西安医科大学第二附属医院乔成林医生用此方治疗带状疱疹150例，全部治愈，最多用药4次。

【验证】牛鸿春氏运用上方治疗带状疱疹40例，治愈35例，显效3例，未愈2例，总有效率95%。

【验案】王×，男，46岁。右侧第9～10肋间簇集性不规则、大小不等的成群水泡，每群有5～11个，水泡基底有红晕、疼痛。诊断：带状疱疹。治疗予大黄五倍子膏外敷患处，隔日1次。第5天水泡基底红晕消退，疼痛明显减轻；第7天水泡消退，无疼痛感，仅有瘙痒不适感。

【按语】方中大黄、黄柏清热燥湿，泻火解毒，活血止痛；芒硝清热软坚；五倍子有解毒、消肿、收湿、敛疮之功效，以泻肌肤热毒，促进水泡的吸收。四药合用，可使炎症迅速消退，水液渗出减少，使疱疹吸收、干涸、结痂脱落。

3. 草蓝归胡方

【组成】龙胆草50g　板蓝根50g　当归100g　元胡50g

【主治】带状疱疹。

【用法】以上各药共研细末装入胶囊，每个胶囊含生药0.5g，每日服3次，每次2～6粒，儿童及病情轻者酌情减量。

【疗效】本方治疗69例患者，男性33例，女性36例，全部治愈（皮损全部消退，疼痛等症状消失）。服药后水泡停止发展平均为1.5天，水泡干涸平均5.4天，疼痛等症状消失平均为5天，治愈疗程平均为6.9天，无1例遗留神经痛症状。

【按语】本方中龙胆草清肝湿热；板蓝根清热解毒；当归、

元胡活血止痛。四药合用治疗带状疱疹，能迅速控制病情的发展，缩短病程，服用方便，又无副作用，可广泛应用。本方名由笔者所拟。

4. 定痛散

【组成】白芷20g　川芎20g　乳香15g　冰片6g

【主治】带状疱疹。

【用法】将上药研极细粉末，以水与甘油各半调成稀糊状，涂患处，上敷一层纱布后，再盖上一层塑料薄膜，用胶布固定，早晚各换药1次。疼痛减轻后，1天换药1次，后隔日1次，直到痛止。

【疗效】用该方治疗带状疱疹患者42例，其中治愈38例，有效4例，总有效率为100%。

【验案】江××，男，31岁。1月前患带状疱疹，痛痒难忍，曾外用药膏（名不详）涂抹无效。经用定痛散治疗3天后，痛感消失，继用3天即愈。

5. 双黄蜈蚣膏

【组成】蜈蚣3条　雄黄30g　黄柏10g　凡士林适量

【主治】带状疱疹。

【用法】将上述药共研细末，用凡士林调匀配成软膏备用。使用前先常规消毒皮损部位，按皮损面积大小将药膏涂患部，每日2~3次。

【疗效】53例用本方治疗，总有效率100%。治疗时间最长16天，最短1天，平均疗程7天。一般治疗24小时后症状明显好转；2天后灼热刺痛显著减轻，水泡红晕变浅，小水泡趋向萎缩；4天后，水泡干涸结痂，疼痛消失，一周后痊愈。

【验案】吴××，男，22岁。患者腰背部出现粒状水泡3天，疼痛，微痒，逐渐增多，且向背部蔓延，周围皮肤微肿胀，灼热。曾用抗生素类药物治疗，效果不佳，且有继续发展趋势。予经双黄蜈蚣膏外敷治疗后，2 天后即痊愈。

6. 蜈蚣糊

【组成】蜈蚣2 条　雄黄6g　枯矾0.6g　侧柏叶3g

【主治】带状疱疹。

【制法】将蜈蚣用文火焙干，侧柏叶炒黑，加雄黄、枯矾共研细末，用香油调成糊状备用。

【用法】使用时先用 0.5% 碘酒消毒水泡壁，用无菌棉签蘸取药糊，局部均匀涂于水泡部位。用药期间保持局部清洁干燥，防止摩擦和手抓，每日外涂 2 次，治疗期间停用其他药物。

【疗效】145 例患者中，痊愈45 例，显效60 例，好转28 例，无效12 例。

【验案】蒋××，男，23 岁。胸背部呈簇状带状分布皮肤疱疹，病程 2 天，疼痛剧烈，影响睡眠。用蜈蚣糊局部外搽，每日 2 次。1 天后病情明显好转，3 天后症状消失，皮肤干燥，疱疹结痂痊愈。

7. 搜风解毒膏

【组成】地榆30g　紫草18g　蜈蚣6g　凡士林适量

【主治】带状疱疹。

【用法】将前 3 味药研成细粉，用凡士林适量调匀，每次用药膏涂于患处，每日 2 次。

【疗效】治疗病例 47 例，全部治愈。用药最长 7 天，最短3 天。

【验案】张×，男，50 岁。发病开始右肋胸背部起了不规则的红斑。继而出现成群的粟粒样大小丘疹，后剧痛且出现大泡。检查：沿右侧第四肋至胸背部有七簇水泡，呈带状分布，水泡透明，泡壁紧张发亮，周围红晕，同侧淋巴肿大，有触痛感，诊断为带状疱疹，给予搜风解毒膏外涂。1 天 2 次，3 天后疼痛明显减轻，疱疹缩小。第 4 天，疼痛消失，第 5 天痊愈。

【按语】搜风解毒外敷治疗带状疱疹，疗效迅速，操作简便，治愈率高。方中地榆性味苦寒，具有凉血止血，解毒敛疮之功效；紫草性味甘寒，能凉血活血、解毒透疹，对诸疮疡湿疹有显著疗效；蜈蚣性味辛温，功善搜风解毒，药理研究，此药具有较强的抗真菌作用。诸药合用，共奏凉血清热、活血解毒之功，从而取得了较好的治疗效果。

8. 家传秘方雄蜈散

【组成】明雄黄 5g　生龙骨 5g　蜈蚣一条　香油适量

【主治】带状疱疹。

【用法】以上三味药共研细末，用香油调匀，搽抹患处，1日 2 次。

【疗效】此方为家传秘方，此方对于带状疱疹无论症状轻重或起风粟，发热作痒或起白疱，流水发疼，用此药搽抹，无不应手取效。一般四日可愈。

【验案】曾治陈××、郭××、李××、刘××等都患此症，用他方不效，结果全用此方治好。其余患者或用一料或用二料，都很快痊愈。

9. 疱疹灵液

【组成】地龙（鲜）100g　冰片 2g　雄黄 2g　青黛 3g　白糖适量

【主治】带状疱疹。

【制法】将鲜地龙洗净，放入少许盐，置于罐头瓶中 1 小时左右，待其腹中污泥吐出后，再洗净，切成小段，加冰片、白糖（覆盖 0.5cm 厚即可）。24 小时后加入生理盐水 120ml，过滤除渣，将研细的雄黄、青黛粉和入混匀，备用。

【用法】用此药液外搽患处。

【疗效】临床观察 60 例，治愈率 97%，有效率 100%。

【注意】方中地龙选新鲜粗壮者佳。重症泛发型带状疱疹患者，应用时可配合其他综合治疗措施。

附方　三粉擦剂

【组成】雄黄 10g　明矾 10g　琥珀末 3g

【主治】带状疱疹。

【用法】三种药共研成细粉，用凉开水调如稀糊状，以新毛刷蘸之搽患处，随干随搽。

【疗效】用上方涂搽带状疱疹患处皮肤，一般情况下，用药半日痛即止，用药一日可获治愈。

【验案】顾×，女，40 岁。1980 年 4 月某日来诊，患带状疱疹，腰围及胸背部皮肤红赤灼热，疼痛难忍。嘱其用三粉擦剂涂搽患处皮肤，用药一日疼痛消失，病获痊愈。

【按语】本方是全国著名老中医王渭川主任医师经验方，治疗带状疱疹疗效卓著。病邪有时侵及口腔黏膜，引起剧痛，用上药擦之，同样能获卓效。

二　湿疹

1. 皮肤解毒汤

【组成】土茯苓 60g　莪术 10g　川芎 10g　甘草 6g

【主治】慢性湿疹。

【用法】水煎服，每日 1 剂。

【加减】有渗液者加黄连 4g，银花 12g；干性者加地骨皮 10g，紫草 15g。

【疗效】皮肤解毒汤用于治疗湿疹有显著疗效，除此对多种过敏性皮肤病亦有较好效果。还可用于治疗疥疮、梅毒、脓疱疮、皮肤瘙痒症、神经性皮炎等，亦有一定的疗效。

【验案】何姓姐妹二人，患慢性渗出性湿疹。其姐患此病已 7 年，其妹患病已 3 年。投上方治疗，其妹服三剂即愈。其姐因腹泻纳差，以此方加白术、陈皮等健脾药，服 8 剂即愈。

2. 吴萸螵硫散

【组成】吴茱萸 30g　海螵蛸 24g　硫黄 9g　冰片 3g

【主治】湿疹。

【用法】上药共研细末，湿重流水者，用药末撒患处；湿轻流水不重者，用麻油和药抹患处。每日 2 次。

【疗效】屡用屡效，效果显著。

【验案1】李××，男，11 个月。患儿自出生 50 天患双侧面部湿疹。初起如钱眼，红润流水，经用氟轻松软膏、氢化可的松软膏、蛋黄油、黑豆油等久治不愈，逐渐发展到双侧面颊部流黄黏水。经用吴萸螵硫散 3 天，即告痊愈。

【验案2】聂××，女，39 岁。于 1978 年患双下肢小腿湿疹，红润流水，痒甚，内服强的松、扑尔敏，外用氟轻松软膏等药而无效。经用吴萸螵硫散四天，痒止，流水很少。继用香油和药抹 2 天而痊愈。

3. 湿疹洗液

【组成】苦参 15g　黄芩 15g　黄柏 15g　苍术 15g

【主治】糜烂性湿疹。

【用法】上药加水 1500ml，煎至 600~700ml，过滤后用，用洁净纱布浸药液洗患处，每次 20 分钟，洗后再用浸有药液的纱布贴敷，以纱布包扎。一般每日洗换 1 次，重者可增至 2 次。药液可装瓶保存。下肢可适当加温后继续使用，一剂药液可用数日。

【疗效】一般用药后，即能收效。1~2 周即可治愈，曾观察 7 例病人，用此方均获痊愈。

【验案】刘××，男，42 岁。在一次劳动中不慎右下肢被划伤，伤口约 5cm 长，深 0.1cm，当时经一般包扎处理，无特殊不适。第 4 日后，伤口周围出现红色小点、发痒，小点逐渐扩大，呈米粒样大小之水泡，水泡洗后溃破，有大量渗出物，且向四周扩散，形成 18cm×12cm 之糜烂性湿疹病灶，经用多种方法治疗达半年而未愈。

投以"湿疹洗液"方，治疗 2 周而获痊愈。

【按语】湿疹洗液，洗用方便，且无痛苦，多数病人可购药自己在家煎药洗用，效果尚好。一般用药即能收效，1~2 周则可治愈。

4. 苦参百部汤

【组成】苦参 60 天　蛇床子 30g　百部 30g　益母草 30g

【主治】皮肤湿疹。

【用法】上药加清水煎沸，将药倒入盆内，待温洗涤患处，每剂可煎洗用 2~3 次。

【疗效】屡用特效。

【按语】本方中蛇床子燥湿杀虫，加百部杀虫之力更著；苦参清热解毒、祛风祛湿；益母草活血解毒。四药合用，共奏清热解毒、除湿杀虫之功。故用之临床有神效。

5. 湿疹特效方

【组成】苦参 50g　百部 30g　白鲜皮 30g　雄黄 5~10g

【主治】各类湿疹。

【用法】上药加水 1500ml，煎沸 15 分钟，将药液倒入盆内，待温搓洗患处，每日洗 3 次。

【疗效】一般用药 1~2 剂即愈，治愈率达 100%，无副作用。

6. 四黄油膏

【组成】大黄　黄芩　黄连　黄柏各等量

【主治】慢性湿疹。

【制法】上药共研细末，浸入 3 倍药物量的菜油内浸泡 3~7 天后即成面油膏，浸泡时间越长越好，备用。

【用法】用药棉棒蘸油膏外涂患处，每日涂 3 ~ 4 次，直至痊愈。

【疗效】验之临床，确有良效。

7. 四石散

【组成】炉甘石 30g　滑石 30g　寒水石 20g　海浮石 20g　冰片 30g

【主治】湿疹、脓疱疮、渗出性皮炎、糜烂型足癣、稻田皮炎以及一切渗出液多或糜烂型各种湿热型皮肤病。

【用法】上药共研细末，用时先将患处用茶叶水或淡盐水洗净，拭干，再用麻油调和本散成糊状，外涂患处，每日搽 1 ~ 2 次。

【疗效】屡用神效。

【按语】本病多由湿热、热毒两邪相搏，外溢肌肤所致。方中炉甘石收湿生肌；滑石利水渗湿、清热收敛；寒水石清热降火，消肿；海浮石祛湿收敛；冰片清热解毒、消炎止痛。诸药合用，共奏清热解毒、祛湿收敛之功。临床用之，多获良效。

8. 辛芷荆防散

【组成】细辛　白芷　荆芥　防风各等量

【主治】局限性湿疹。

【用法】上药共研细末，贮瓶备用。外用，先用川椒适量，煎汤熏洗患处，然后用陈醋调本散成糊状，外敷患处。每日 2 次，3 天为 1 个疗程。

【疗效】治疗 24 例，1 个疗程治愈 10 例，2 个疗程治愈 8 例，3 个疗程治愈 5 例，无效 1 例。3 例复发，经复用本法 1 ~ 2 个疗程而愈。

【验案】孙××，男，55 岁。阴囊及会阴部湿疹 6 年，屡治不愈。现湿疹沿腹内侧逐渐蔓延至膝部，瘙痒难忍。检查见患部皮肤暗红，分布有丘疹、渗液，抓痕皮结痂。予本散如上法治疗

3 天，丘疹消失，渗液减少，大部分结痂，瘙痒大减。继用 3 日而愈。1 年后复发，用本法 1 个疗程治愈，以后随访 3 年未复发。

【按语】本方一派辛温疏风之品，当为风湿浸渍肌肤而无热象之证而设。从使用后可迅速减少渗液、止痒来看，本方当有较好的抗过敏反应的作用。

9. 银白散

【组成】银珠　白矾　松香各等量　食醋适量

【主治】湿疹。

【用法】上药共研细末，以醋调至糊状外搽患处，每日 4 ～ 5 次。

【疗效】本散不仅对湿疹疗效可靠，而且对天疱疮、脓疱疮、丹毒均有疗效。治疗期间忌酒、辛辣食物。

10. 湿疹粉

【组成】藁本 60g　花椒 60g　龙胆草 60g　虎杖 30g　冰片 30g

【主治】湿疹。

【制法】前四味药共研细末，过 100 目筛，再与冰片研匀，置棕色瓶中密封备用。

【用法】用麻油少许，调以上药粉如膏状，外搽患处，不用包扎，1 ～ 2 日换药 1 次。

【疗效】用湿疹粉治疗顽固性湿疹 261 例，结果：治愈 226 例，好转 33 例，无效 2 例。

11. 红王汤

【组成】王不留行 20 ～ 30g　红花 10 ～ 15g　明矾 10 ～ 15g　透骨草 20 ～ 30g

【主治】皲裂性湿疹。

【用法】每日 1 剂，水煎 2 次，混合后先熏后洗，再浸泡，每次 20 ～ 30 分钟。再洗将原液加温即可，然后外搽去炎松尿素

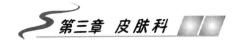

软膏。

【疗效】治疗 12 例，全部治愈。一般用药 10 剂即愈。

12. 青蒲散

【组成】青黛 20g　蒲黄 20g　滑石 30g　麻油适量

【主治】湿疹、脓疱疮、水痘等。

【用法】上三味药共研成细末备用，使用时，患处有渗液者，干粉外扑；无渗透液者，麻油调搽。

【疗效】采用上方治疗上述各病证，30 年治愈万余例，显效率达 100%。

【按语】本方是湖南省常德市第一中医院皮肤科主任曹泰康主任医师经验方，用以治疗急慢性湿疹、脓疱疮、水痘、带状疱疹、口腔溃疡、口疮、舌肿胀痛，亦可抑制尖锐湿疣，疗效显著。方中青黛外用有消炎、消肿、杀菌、止血、抗病毒作用；蒲黄可收涩止血；滑石清热止痒，吸收水湿。本方用药简单，治疗方便，药价低廉，无论外搽或内服，均可收到立竿见影之奇效。

三　阴囊湿疹

1. 苦参洗剂

【组成】苦参 100g　大黄 60g　龙胆草各 60g　甘草 20g

【主治】阴囊湿疹。

【用法】上药加水 1000ml，慢火煎至 600ml，待上药液稍凉后外洗患处。每次 1 小时，1 日 2 次，3~5 日为 1 个疗程。

【疗效】上方治疗阴囊湿疹 30 例，经治 1~2 个疗程后，痊愈 25 例，有效 4 例，无效 1 例，以急性症状者收效迅速。

2. 青石散

【组成】青黛　滑石　密陀僧　硫黄各等量

【主治】阴囊湿疹、阴囊皮炎、阴癣。

【疗效】共治疗 160 例，其中阴囊湿疹 45 例，阴囊皮炎 85 例，阴癣 30 例。经随访 110 例全部治愈，治愈天数为 3~7 天。

3. 蜈蚣油膏

【组成】蜈蚣 10 条　土鳖虫 6g　地龙 6g　香油或麻油适量

【主治】各类型阴囊湿疹。

【制法】将上药烘烤干后，共研细末，用香油或麻油适量，调匀成软膏状，贮瓶备用。

【用法】先用苦参 30g，地肤子、蛇床子、白鲜皮各 6g，黄芩 9g，煎水温洗患处。再用消毒鹅毛蘸油膏外搽患处，每日早晚各 1 次。

【疗效】一般连用 5~7 天见效或痊愈，效佳。验之临床，确有良效。

4. 止痒洗方

【组成】豨莶草 30g　苦参 30g　地肤子 15g　明矾 9g

【主治】阴囊、肛门、女阴瘙痒。

【用法】上药加清水半盆，煎沸，将药液倒入盆内，半温时反复洗患部。每次洗 15 分钟，每日 2 次，再用时加温。

【疗效】屡用皆效。

5. 复方苦参液

【组成】苦参 30g　地肤子 16g　蛇床子 12g　花椒 10g

【主治】阴囊湿疹。

【用法】水煎外洗患处，早晚各 1 次，每次 15~20 分钟，洗后擦干，外搽复方滑石粉（滑石粉 15g，枯矾 6g，青黛 9g，共研细末）。

【疗效】此法对急性及慢性阴囊湿疹均适用，一般急性患者 3 天即愈，慢性患者 1~2 周可愈。

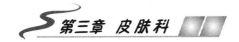

【按语】此方治疗阴囊湿疹，关键在于要配合复方滑石粉外搽，用药期间忌食辣椒、葱、姜等发物。

6. 湿痒洗剂

【组成】蛇床子 黄柏 苦参 明矾各等量

【主治】阴囊湿疹、全身皮肤瘙痒症、荨麻疹。

【用法】用沸水将上药浸泡20分钟，去药渣，洗渍局部，凉则加热，以不能烫伤的温度为宜。

【疗效】屡用效佳。

【验案1】冯××，男，56岁。阴囊瘙痒，潮湿有红色粟粒丘疹，用本方连洗3次，痒止潮湿已除。2年后走访，一直未复发。

【验案2】侯××，女，36岁。全身瘙痒，不可忍受已2个月。用本方将药水取汁于盆中，再以开水冲淡，趁热洗浴全身。经过5次洗浴后，身痒全止，以后未再复发。

四 肛门瘙痒病

1. 乌槿汤

【组成】乌梅 土槿皮 乌蛇肉各20g 珍珠母30g（先煎）

【主治】肛门瘙痒病。

【用法】上药加水适量，煎沸取汁倒入坐浴的盆内，蹲坐熏洗浴。每次坐浴15分钟，每天2次，上、下午各1次。

【疗效】治疗50例，显效44例，好转4例，无效2例，总有效率为96%。

【按语】使用本方时，应注意临床加减。兼血虚者，加黄芪、白芍各30g，当归、蛇床子各20g；兼风热湿毒者，加黄柏、苦参、白鲜皮各20g，大黄15g。

2. 大黄膏

【组成】土大黄500g 蛇床子250g 硫黄100g 枯矾50g

【主治】肛门瘙痒病。

【用法】上药共研细末，加水1500ml，将药末浸透，文火煎至膏剂样，待药凉后涂患处，每日3次。或涂在单层无菌纱布上，包好并夹于肛门间，每日2次，注意便后保持肛门清洁。

【疗效】临床治疗19例，痊愈18例。因家庭原因抑郁不适，时轻时重1例。经治疗后，一般1~2日瘙痒症状明显缓解，4~5日渗出糜烂面恢复正常。19例患者中，最短用药12日，最长41日，平均15日，未见不良反应。

【按语】肛门瘙痒主要为感受内湿热毒所致，郁怒不解，忧思过甚可使病情加重。大黄膏中土大黄、蛇床子清湿热，散寒祛风，燥湿杀虫；硫黄、枯矾解毒杀虫，燥湿止痒。故治疗肛门瘙痒，疗效显著。

3. 化湿解毒汤

【组成】土茯苓30g 莪术10g 川芎10g 甘草6g

【主治】肛周湿疹。

【加减】有渗液者，加黄连4g，金银花12g；干性加地骨皮10g，紫草15g。

【用法】水煎服，每日1剂，分2次服。7日为1个疗程。

【疗效】临床治疗136例，治愈67例，显效35例，有效32例，无效2例，总有效率98.5%。

【验案】周×，男，34岁。2006年3月30日就诊。肛门瘙痒流液已近一年，加剧一周，多方医治，效果欠佳。检查：体温39℃，脉数，舌苔黄腻。会阴及肛门附近有数处糜烂，皮疹成片，结黄痂，破溃流水，部分黄痂凝结。诊断为肛门湿疹。证属湿热俱盛，伤脾败胃，下注肛门，泛溢肌肤。治宜清热解毒、健脾渗湿。遂用自拟方土茯苓30g，莪术、川芎各10g，甘草6g，黄连 4g，金银花 12g。7 剂后，痒轻疹消，但留有色素沉着斑，继治 2 周痊愈。

【按语】肛门湿疹，风、湿、热是引起本病的主因，湿热血燥是其主要病机，本方用土茯苓、莪术、川芎、黄连、金银花、地骨皮、紫草、甘草为主组方。方中土茯苓、金银花、黄连具有清热解毒、燥湿祛风之功；莪术、川芎能活血行气；地骨皮、紫草具有凉血活血、清热解毒之效；佐以甘草调和药性，诸药相配，共奏祛风湿、解热毒之功。

五 脓疱疮

1. 三黄苦参膏

【组成】黄连　黄柏　大黄　苦参各等量

【主治】脓疱疮。

【用法】上药共为细末，用凡士林适量调成软膏。取软膏适量擦患处，每日 1 次。

【疗效】本方是山东中医药大学张灿玾教授经验方，本文治愈脓疱疮多人，疗效显著。

【按语】脓疱疮又称黄水疮，是常见的化脓性皮肤病。其多发于夏秋季节，皮损主要表现为脓疱，具有传染性，究其病因，主要是暑湿热毒熏蒸皮肤所致。方中黄连、黄柏、大黄、苦参均有清热解毒、燥湿止痒之功。四药合而用之，效力尤宏。适用于脓疱疮之湿热证者。其审证要点为：脓疱较密集，色黄，周围有红晕，破后糜烂面鲜红等。临证用时，皮损渗出液过多者，亦可取细末干搽患处。

2. 世传验方鹅黄散

【组成】广松香　枯矾　铅粉　漳丹各等量

【主治】黄水疮及湿毒薄皮疮。

【用法】共研细末，香油调糊。先将患处用洁净温开水洗净拭干，后敷此药。面积较大者，用纱布笼罩更好。每日换药一次，除第一次外，以后换药可不用洗。

【疗效】此方系邯郸市某中医大夫世传经验方，已使用 80 多年，每年治愈者平均不下五六十人。

【验案】戴××，男，30 岁。腿部患黄水疮 2 年多，曾在多家医院治疗多次，时轻时重，始终未愈。1954 年秋，又严重发作，经用此药十数天而愈。

3. 三黄冰片散

【组成】川黄连 10g　黄柏 15g　大黄 15g　冰片 2g

【主治】黄水疮。

【用法】共研细末，香油调匀涂患处，每日涂 2 次。

【疗效】用此方治愈黄水疮患者不下百余人。

【验案】刘××之母，76 岁。患黄水疮缠绵难愈，一年有余，用其他方法治疗无效。后用此方涂抹数次即愈。

4. 收敛拔毒膏

【组成】松香　白矾　香粉各等量　香油适量

【主治】脓疱疮。

【制法】将松香与白矾置于铁勺内，文火熔化后，即加入香粉烧煅，翻炒至黄烟散尽，药呈黄色为度，研细末备用。

【用法】用香油调成糊状，敷于创面，每天 2 次。

【疗效】此方治疗脓疱疮患者 2000 余例，疗效颇佳，无一例留下瘢痕。

【验案】李×，男，15 岁。耳部及脸部起黄色小疱，反复发作 3 年。初起小疱，渐流黄水，痒痛，夜卧瘙痒，少寐，抓破流血水，蔓延成片，经数家医院诊治效果不佳。后用收敛拔毒散 40g，用香油调膏外敷 10 天告愈，随访 2 年未见复发。

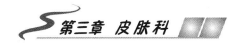

5. 青连散

【组成】青黛 10g 黄连 10g 枯矾 6g 西瓜皮烧炭 15g

【主治】黄水疮。

【用法】上药混匀共为细末，过 120 目筛，装瓶消毒备用。用时先用 0.01% 新洁尔灭清洗局部，渗出液少者，取药末少许，香油调涂。渗出液多者，用药末外撒 0.5mm 厚，每日 2 次。

【疗效】本方疗效确切，经治 100 余例，均在 3～5 日痊愈，治愈率 100%。

【按语】黄水疮皮损仅局限于口唇、鼻周或耳前后者，单用本方即可。若病程长，皮损延及四肢或全身者，可合用抗生素进行全身治疗。

6. 蛤石轻黄散

【组成】蛤粉 30g 煅石膏 30g 轻粉 15g 黄柏 15g

【主治】黄水疮。

【用法】以上共研细末，凉水调擦患处，冬月用香油调亦好。

【疗效】经临床验证，疗效显著。

【验案】薛××，男，16 岁。于 1983 年春突然面部发出黄色粟米形的小疹，发痒难忍，抓破流出黄水而疼，逐渐扩大患面。1983 年 8 月 11 日就诊。舌质红，苔薄黄，脉数。外用本方数日而愈。

7. 细辛五倍散

【组成】细辛 100g 五倍子 200g 冰片 2.5g 苦参适量

【主治】黄水疮。

【用法】先将细辛、五倍子共研极细末，加入冰片研匀，贮瓶备用。用时，先用苦参煎汁洗净患处（将脓汁、结痂拭净），将药末敷满创面，不用覆盖。每日换药 1 次，待黄水已尽，瘙痒消失，即停止换药，痂皮自落。

【疗效】本方治疗黄水疮患者多例，均获奇效。

【验案】郑×，男，7岁。1981年4月来诊。诊见：颜面几无健康皮肤，二目难睁，耳下有硬结，上肢及胸背皆有黄痂鳞错，流汁腥臭，时发剧痒，脉细数。治疗：煎苦参洗后，外敷细辛五倍散。3日后黄汁减少，瘙痒减轻。继用2周，颜面、上肢痂瘢自落，表皮组织有新生。一个月后痊愈，迄今未发。

8. 冰黄散

【组成】冰片 10g　黄柏 15g　锌氧粉 30g　煅石膏 30g

【主治】浸淫性黄水疮。

【用法】上药共研细末，贮瓶备用。用时若渗出液过多，可先用淡盐水洗净创面，干后直接撒本散；无渗出液或少者，用菜油调和成糊状，涂搽患处，日涂 1~2 次。

【疗效】治疗 100 例，用药轻者 1~3 次，重者 4~7 次，全部治愈。

9. 黄水疮散

【组成】大黄 10g　黄柏 10g　枯矾 5g　冰片 1.5g

【主治】黄水疮。

【用法】上药共研细末，贮瓶备用。用时，先洗净创面脓痂，拭干，直接取本散擦之，无黄水者用香油调匀成糊状，外涂擦患处。每日涂 1~2 次。若为原发性者，可加服二妙丸或龙胆泻肝汤，水煎内服。

【疗效】一般用药 3~5 天可愈，疗效颇佳。

10. 青黛膏

【组成】川黄柏 15g　真青黛 15g　炒海蛤粉 15g　麻油适量

【主治】黄水疮结痂后仍渗液。

【用法】先将黄柏炒焦黄研成极细粉，再同青黛、海蛤粉共研和匀，以香油调成软膏备用。用时，每日早、中、晚各取本膏适量，涂搽患处，直至痂落水止及创面平复为止。

【疗效】屡用皆效。

11. 樟脑散

【组成】樟脑 30g　雄黄 15g　炉甘石 15g　冰片 6g

【主治】黄水疮流黄水、溃烂。

【用法】上药共研细末，用时每取本散适量，用蜡烛油调和成软膏状，涂搽患处，每日涂 2～3 次。

【疗效】屡用皆效。

12. 黄枯松油

【组成】黄连　枯矾　松香　滑石各等量

【主治】脓疱疮。

【用法】上药共研细末备用。用时取药粉适量，用麻油调成糊状，外涂患处。

【按语】方中黄连清热、解毒、燥湿；枯矾、松香、滑石收敛杀虫、除湿止痒。现代药理研究，黄连、枯矾均具有抗菌消炎的作用。

13. 寒水石软膏

【组成】寒水石 30g　黄连 12g　滑石 18g　冰片 3g

【主治】脓疱疮。

【用法】将上药共研细末，用麻油或凡士林调成含药 50% 软膏外搽患处。

【疗效】上方治疗脓疱疮 55 例，治愈 45 例。

【按语】本方以清热泻火的寒水石为主药，配以黄连清热燥湿，滑石清热敛湿，冰片清凉止痒。

14. 黄山栀方

【组成】黄连 5g　黄芩 5g　黄柏 5g　山栀 5g

【主治】脓疱疮。

【加减】阴虚者，加赤芍、丹皮等；瘙痒严重者，加苦参、泽泻等。

【用法】每剂药头煎早晚分服；2 煎药汁每天外洗患部 2 ~ 3 次。

【疗效】治疗 31 例，男 13 例，女 18 例；发于头面部者 23 例，发于头面及四肢者 8 例，经上述治疗均获痊愈。

15. 冰苍散

【组成】白鲜皮 15g　生大黄 15g　炒苍术 15g　冰片 5g

【主治】黄水疮。

【制法】将前 3 味药焙干，研细末，过 100 目筛，再加入冰片，混合均匀，装瓶备用。

【用法】治疗时，先用棉签将创面渗出液拭干净，取药糊适量，用香油调为糊状，涂敷患处，1 天 2 ~ 3 次。涂药后，若有黄水渗出，则扑以干粉，结痂后，若有干裂疼痛则涂少许香油。

【疗效】治疗 106 例，均以创面无渗出物，无新疱疮出现，上皮恢复新痂为治愈标准，均治愈。

【验案】赵××，男，7 岁。面颊及唇周出现多个黄豆粒大小的水泡，曾经用红霉素软膏外涂，疗效不佳。诊见：水泡有黄色液体流出，周围红晕、瘙痒，破后露出红色糜烂面。诊断：黄水疮。随即用冰苍散按上法治疗，1 天 3 次。5 天后痊愈。

【按语】冰苍散治疗黄水疮疗效特好。方中取白鲜皮清热解毒、除湿止痒；生大黄清热、解毒、燥湿；炒苍术燥湿；冰片清热、消肿、止痛。四药配伍，可有清热解毒、燥湿止痒、敛疮止痛之功，故其有良效。

16. 青黛散

【组成】青黛 6g　黄连 6g　滑石粉 12g　煅石膏 12g

【主治】脓疱疮。

【用法】上药研细末，用麻油调成糊状备用。用时，先用凉开水将患处洗净去痂，将药涂于患处，棉纸外贴。

【疗效】经使用本方治疗脓疱疮患者数例，疗效显著。

17. 脓疱疮散

【组成】五倍子3份　地榆3份　枯矾1份　冰片1份

【主治】脓疱疮。

【用法】上药共研细末，混匀。用时先用3%双氧水清洗创面，以除去脓痂为度。再用沸水浸泡过的小板将此药粉直接涂在渗液的皮损处。若皮肤干燥，将其药粉用开塞露调成糊状涂于患处，每日早晚各1次。渗出液多者可用4次，3天为1个疗程。如皮损较大，感染较重，可给予适当包扎，一般不需包扎和全身用药，多以暴露为宜。

【疗效】本方治疗脓疱疮患者数例，均有较佳疗效。

18. 四粉散

【组成】漳丹　铅粉　松香　枯矾各等量

【主治】脓疱疮。

【用法】上药共研细末，用香油调拌成糊状。除去疱疹脓痂，暴露创面，用生理盐水冲洗净脓液后。待表皮微干，将药糊涂于创面上，每日2~4次。

【疗效】经使用证实，本方对脓疱疮疗效较好，多能速愈。

19. 蜂房青黛散

【组成】野蜂房5个　青黛6g　煅石膏12g　黄柏6g

【主治】黄水疮。

【制法】将野蜂房烧至外呈黑褐色，内呈黄褐色为度，研细末，与青黛、熟石膏、黄柏研末和匀，装入瓶内备用。

【用法】用时，先用1‰高锰酸钾溶液清洗脓痂，再用生理盐水棉球消毒创面，然后将蜂房青黛散用麻油调为糊状涂搽患处，每日2次，5天为1个疗程。

【疗效】用蜂房青黛散治疗黄水疮88例，1个疗程治愈81例，2个疗程治愈7例，治愈率达100%。

【按语】脓疱疮又称传染性脓痂疮，是一种较常见的化脓球菌引起的传染性皮肤病，本病具有接触传染的特点。通过自家接种或互相传染，夏、秋季在儿童中流行。祖国医学称之"天疱疮""黄水疮"或"滴脓疮"，相当于本病。

六　荨麻疹

1. 百白马勃酒

【组成】百部100g　白鲜皮25g　白芥子20g　马勃15g

【主治】荨麻疹。

【用法】把四味药用纱布包好，用线绳将包扎严，放到碗里，用开水浇透药包，再用60°白酒150ml煎开后倒在药包碗中，泡半小时即可取药包擦患处。如药包凉时，再将酒煎热后擦，每日擦1~2次。注意保温，小心受风。

【疗效】共治疗123例，均治愈。其中外擦1剂治愈者42例，用2剂、3剂治愈者59例，4剂以上治愈者22例。全部随访6个月到3年，未见复发。

【验案】张×，女，10岁。于1982年8月5日来诊。患者颈项、腋窝部及曲肘处有高出皮肤如豆瓣形的风疹块。由单个到连及成片，肿块发红晕作痒难忍，曾去某诊所诊断为荨麻疹。投防风通圣丸等无效，又注射苯海拉明，口服扑尔敏，睡眠增多，稍止后又复发。检查：见面部、项下有成片大小不等的风疹块，搔痕，面色无华，精神不振，畏风，舌色淡，苔少，舌边有齿痕，脉浮数无力。诊断为卫虚汗出当风，风疹块，用上方1剂，搽2天，疹块减少；再投1剂，擦后全身风疹块消失。随访2年未复发。

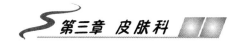

2. 麻黄蝉草汤

【组成】麻黄 5g　蝉衣 5g　黄连 3g　甘草 3g

【主治】急慢性荨麻疹。

【用法】水煎服。每日 1 剂，分 2 次服。

【疗效】本方可祛风清热，宜用于热型急慢性荨麻疹，疗效较好。

3. 桑赤苍连汤

【组成】桑寄生 30g　赤小豆 15g　苍术 12g　连翘 12g

【主治】荨麻疹。

【用法】水煎服。

【疗效】本方为全国著名老中医刘惠民先生治疗荨麻疹之常用方，疗效可靠。

【验案】笔者数年前曾治一荨麻疹反复发作之少年，3 剂即愈，至今未再复发。

皮肤痒甚者，可加槐花 12g，浮萍 12g。

4. 过敏煎

【组成】防风　银柴胡　乌梅　五味子各 10g

【主治】凡过敏试验阳性者，均可采用本方。

【用法】水煎，每日 1 剂，早晚服。

【加减】凡过敏试验阳性者，均可采用本方，随症加减治疗。

荨麻疹属风寒者，加桂枝、麻黄、升麻、荆芥。

风热者，加菊花、蝉蜕、薄荷。

血热者，加丹皮、紫草、白茅根。

热毒内盛者，加连翘、金银花、甘草、蒲公英、紫花地丁、板蓝根。

过敏性哮喘，常加莱菔子、白芥子、紫苏子、葶苈子、杏仁。

过敏性紫癜，常加藕节炭、血余炭、荆芥炭、茜草根、墨旱莲。

过敏性鼻炎，常加白芷、菖蒲、辛夷、菊花、细辛、生地、苍耳子、葛根。

冷空气过敏者，常加桂枝、白芍、生姜等。

【疗效】本方是全国名老中医祝谌予教授经验方，临床善用过敏煎治疗各类过敏症，效果显著。

【验案1】过敏性荨麻疹。

商×，女，26 岁，1988 年 2 月 10 日初诊。患者诉全身经常起风团，瘙痒，反复发作 1 年余，经北京某医院确诊为过敏性荨麻疹。近日来，风团、瘙痒加重，皮肤划痕呈阳性反应，伴有轻度腰痛，腹泻，苔薄白，脉细数。辨证属表虚受风。药用乌梅、黄芪、白蒺藜各 15g，银柴胡、防风各 12g，五味子、荆芥各 10g，炙甘草 5g，每日 1 剂，水煎服。服 3 剂后，症状减轻，连服 6 剂，此疾告愈。

【验案2】过敏性哮喘。

徐×，男，29 岁。1986 年 11 月 16 日初诊。反复发作性哮喘 11 年，经某医院进行过敏性试验呈阳性，确诊为过敏性哮喘。经口服泼尼松、异丙嗪、扑尔敏等抗过敏药，效果不显。每逢感冒后发作频繁，哮喘不能平卧，胸透两肺未见异常。近一个月来，咳嗽气喘，胸闷，憋气加重，舌质淡红，苔白而腻，脉滑数。辨证属痰湿中阻，肺失宣降。药用：紫苏子、白芥子、莱菔子、银柴胡、乌梅、防风、五味子、杏仁、百部、沙参各 10g，葶苈子 15g，甘草 3g，每日 1 剂，水煎服。6 剂后，咳喘减轻，胸胁舒适，余症好转。效不更方，继用原方 3 剂，共研细末，炼蜜为丸，每丸 9g，每日 2 次，每次 1 丸。服完后，诸症除，半年后随访未见复发。

【验案3】过敏性紫癜。

王×，女，10 岁。1985 年 11 月 6 日初诊。患儿自 7 岁时曾患过敏性紫癜，经治痊愈。当年 10 月因活动劳累后，全身又出现紫色斑点，伴有腹痛、关节痛、便血。住某医院经过激素治疗23 天后，腹痛、关节痛、大便隐血消失。但全身可见散在紫斑，伴有面色白、乏力、纳呆，舌体胖淡，舌边有齿痕，苔薄白，脉虚大。化验血小板计数，凝血时间及血、尿、便常规均正常。祝老辨证属气不摄血，血溢脉外。药用：防风、乌梅、银柴胡、五味子各 10g，仙鹤草、茜草根、藕节炭各 12g，甘草 5g，每日 1剂，水煎服。服 6 剂后，全身紫斑明显减少，颜色变淡。继服上方加黄芪 30g，党参 15g。服 6 剂，全身紫斑已完全消退，体力增进，进食增加。嘱其服归脾丸一个月以善后，随访至今未复发。

【验案 4】过敏性鼻炎。

魏×，女，52 岁。1990 年 10 月 15 日初诊。患过敏性鼻炎已3 载，反复发作，颇感痛苦。一周前感冒后，至今鼻塞鼻痒，清涕不绝，喷嚏连作，舌苔薄白，脉细无力。五官科检查：鼻腔黏膜水肿，下鼻甲肥大，鼻道见清稀分泌物。辨证为肺卫不固，外邪侵袭。祝老用药为：银柴胡、黄精各 15g，防风、荆芥、辛夷、白术各 12g，五味子、乌梅各 10g，黄芪 20g，炙甘草 5g，水煎服。每日 1 剂，3 剂后，鼻涕、喷嚏明显减少，稍有鼻塞鼻痒感。继守上方 15 剂，诸症消失。

【按语】该方具有御卫固表、抗过敏的功效。方中防风辛温解表、疏风胜湿；银柴胡具有甘寒益阴、清热凉血；乌梅酸涩收敛、化阴生津；五味子酸甘而温，益气敛肺，补肾养阴。该方药味虽平淡，但立方精巧。四药组合，有敛有散，有补有泄，有升有降，阴阳并调。过敏性疾病虽症情不同，但其机制则一，皆由过敏所致，皆可用本方治之，体现了异病同治之真谛。

5. 参百酊

【组成】苦参　生百部　蚤休各 30g　冰片 10g

【主治】荨麻疹。

【制法】先将前 3 味中药浸泡于 75% 酒精 500ml 内，一周后过滤去渣，投入冰片搅匀，装瓶备用。

【用法】以棉签蘸涂患处，每日 3～4 次。

【疗效】参百酊有良好的止痒效果，除荨麻疹外，还可外涂丘疹型荨麻疹（破溃勿用）及皮肤瘙痒症。

【验案】邵×，女，37 岁。前天起皮肤突然出现风团，时隐时现，剧痒，由饮食不慎引起。曾服抗过敏药片未效，予参百酊外涂，瘙痒明显减轻，另配合内服凉血祛风汤 3 剂即愈。

【按语】本病除用外治标外，还可以"外病内治"法以治本。如急性荨麻疹，予凉血祛风汤（当归、赤芍、生地、蝉衣、僵蚕、生大黄），慢性荨麻疹用当归饮之加僵蚕、蝉衣内外合治，疗效迅速。

6. 抗敏汤

【组成】丹参　鸡血藤各 20g　茜草　紫草各 10g　大枣 10 枚

【主治】荨麻疹。

【用法】水煎服，每日 1 剂，分 3 次热服。也可散用，研成细末，日 1 剂，分 3 次温开水冲服。药后，饮热粥或热红糖水，以资药力。避风，取微汗更佳。

【疗效】治疗 10 例，服药 3～5 剂即愈。

7. 急性瘖瘟汤

【组成】浮萍草 30g　防风 20g　薄荷 15g　蝉蜕 10g

【主治】急性荨麻疹。

【用法】水煎服，1 日 1 剂。

【疗效】治疗风热型荨麻疹，疗效较佳。

【验案】陶×，女，18 岁。于 1981 年 6 月初诊。主诉：10 天前，因在烈日下劳动出汗，又冒暴雨，当晚即感到全身酸困，继之上半身出现痱子样丘疹，密密麻麻，摸之碍手，周围呈红色，瘙痒不休，烦躁不安，饮食尚可，小便稍黄，舌质稍红，苔薄黄，脉象浮滑稍数。曾在某医院皮肤科用药十余日，未见明显效果。辨证：正午劳动汗出，又冒风雨，致风热挟湿郁于腠理，发为痞癗。治法：辛凉透表，疏风散湿。方药：浮萍草 30g，防风 20g，薄荷 15g，蝉蜕 10g。2 剂，水煎服。服上方 1 剂，痒止疹落，2 剂服完痊愈。

【按语】本方特点，味少量大，药力集中，针对性强，效果显著。若病情重者，可加重浮萍草至 45g，防风至 30g，薄荷至 30g，蝉蜕至 15g。

8. 慢性消瘾汤

【组成】黄芪 80g　紫浮萍 20g　党参 10g　当归 10g

【主治】慢性荨麻疹。

【用法】本方加水 1200ml，煎 50 分钟取汁 400ml，早晚各服 200ml，饭后温服。30 天为 1 个疗程。

【加减】遇风寒而发作或加剧者，加制附子 5g；遇热加剧者，加金银花 20g；有明显血虚者，重用当归；有胃部不适者，加砂仁 8g；大便稀，肠鸣者，加黄芩 10g；大便干燥者，加炒大黄 5g；两胁不适，加柴胡 10g；经期加重者，加红花、益母草各 10g。

【疗效】上方治疗慢性荨麻疹患者 58 例，痊愈 49 例，有效 8 例，无效 1 例，总有效率 98.3%。

【验案】张×，女，47 岁。主诉：平时身体素质良好，除偶发感冒外，极少患病。3 年半前，原因不明突然全身剧烈瘙痒，并出现风团样皮损，呈红色、淡红色，大片成团，形似地图，别无他症。即服"强的松""扑尔敏"等西药。当天明显好转，但一周后仍未痊愈。近 1 年来，每日早晨起床穿衣，晚上脱衣时，均出现瘙痒及风团，2 小时左右消失。无论冬夏，遇热遇风、遇寒，暴露于外之皮肤，如面、颈、手极易瘙痒，不敢搔抓，搔之即出现风团皮疹。虽间断改服多种中西药，但仍未痊愈。经服消瘾汤原方 10 剂后，在易发的时间，瘙痒已明显减轻。后改黄芪为 100g，30 剂后基本痊愈。继服原方，每剂服 2 天，每次改服 100ml，10 剂后痊愈。随访 1 年，未再复发。

【按语】慢性瘾疹应以气虚为重，即机体抵抗能力减低，免疫功能低下，一遇外邪即可发病，正如《内经》所言："正气存内，邪不可干。"现在气不能卫外，遇风、寒、热即发病矣。本方中大剂黄芪、党参补气固表，当归养血活血，佐以浮萍，祛风止痒，四药共奏补气养血、祛风固表之功效，收效满意。

七　皮肤瘙痒症

1. 祛瘀散

【组成】桃仁　红花　杏仁　生山栀各等量

【主治】全身性皮肤瘙痒症、局限性瘙痒症。

【制法】上药共研细末，加入少量冰片研匀，用凡士林或蜂蜜调成糊状备用。

【用法】将此膏堆成 3cm×3cm×1cm 大小，直接填脐上，再用敷料覆盖固定，每日换药 1 次。

【疗效】共治 52 例，全部有效。其中治愈 50 例，好转 2 例。敷药最多 14 次，最少 1 次，平均 4 次见效。

【按语】脐名"神阙""脐中"，属任脉，总领一身阴经。而神阙居任脉腹部要冲，与督脉之命门相应，任督经脉相通，阴阳相济，起调节各脏腑生理活动的作用。何氏认为，皮肤瘙痒与血瘀、血燥有关。方中桃仁、红花、山栀有活血化瘀作用，配杏仁加强化瘀润燥作用；冰片有止痒渗透作用，蜂蜜有润燥作用。本药填脐后，病人脐部有瘀斑，瘀斑出现早则疗效快，反之则缓而差。

2. 樟脑酒

【组成】樟脑 5g　生百部 10g　甘草 10g　60% 酒精 200ml

【主治】皮肤瘙痒症。

【制法】先将生百部、甘草研粗末，在酒精中浸泡 7 天，去渣取液，然后投入樟脑，待溶解后再加 50% 甘油 200ml，混合均匀即成。

【用法】以棉签蘸涂患处，每日 4 次。

【疗效】本方对各种原因引起的皮肤瘙痒症均有效，尤以老年性皮肤瘙痒症最为适宜。

【验案】李×，男，56 岁。皮肤瘙痒反复发作，冬季尤甚，已经 3 年。曾服扑尔敏、强的松，外用皮康霜、皮炎平等药效果不显著。嘱配上方外涂，1 日 4 次，药后瘙痒逐渐减轻，连用 6 日而愈。

【按语】老年皮肤瘙痒症，严重影响患者身心健康，有因瘙痒而继发感染。瘙痒症的主要症状为阵发性瘙痒，夜间尤甚，影响睡眠。因剧烈搔抓，常有抓痕、血痂，日久将有皮肤增厚和色素沉着。本方用甘草清热解毒，百部杀虫止痒，樟脑除湿杀虫，加甘油润肌肤，对各种原因引起的皮肤瘙痒症均适用。

3. 艾叶洗剂

【组成】艾叶 60g　防风 60g　雄黄 6g　花椒 6g

【主治】水煎成洗剂。用以上药液待温度适宜时，用以擦洗患处，每日 2 次。午睡前及晚间擦洗为佳，擦洗后切勿洗澡。

【疗效】用上方治疗老年皮肤瘙痒症 50 例，结果：痊愈 35 例，显效 8 例，进步 4 例，无效 3 例。

此方治疗各种皮肤瘙痒，无论病程长短，止痒效果均好。每天擦洗约可止痒 8～12 小时。对慢性湿疹、泛发性神经性皮炎、过敏性皮炎（无糜烂及水泡者）等病，止痒效果很满意。

4. 红花酊

【组成】红花 10g　冰片 10g　樟脑 10g　50% 酒精 500ml（或白酒 500ml）。

【主治】皮肤瘙痒症、神经性皮炎、慢性皮炎、湿疹、结节性痒疹、酒渣鼻等。

【制法】上药装瓶内，用 50% 酒精或白酒 500ml 密封浸泡，每日振荡数次，一周后过滤，去渣备用。

【用法】外用，每日搽 3～4 次，皮肤有破损流水者不宜用。

【疗效】治疗数例患者，疗效满意。

八　皮炎

1. 虎杖红药子膏

【组成】虎杖适量　红药子适量　冰片 10g　麻油 60ml

【主治】过敏性皮炎并溃烂感染。

【制法】先将红药子研细为粉，过筛，再炒至浅灰色。虎杖（鲜品或干品均可）加水久熬成膏，以 500g 加麻油 60ml，冰片 10g 调和，然后再加入红药子粉搅匀成膏备用。

【用法】将膏外搽患处，每日 3～4 次。

【疗效】曾用于 42 例各类"皮肤损害"患者，均收到满意疗效。

【验案】马××，男，30 岁。于 1973 年 8 月因对生漆过敏，皮肤溃烂且右上肢感染成疮。入院治疗，体温 39℃，半昏迷状态。随后以虎杖红药子膏外搽，每日搽用 3～4 次，配合输液治疗，20 天痊愈出院。

【按语】"虎杖红药子膏"还可用于各种烧伤，效果尚好。

2. 保肤散

【组成】煅炉甘石　煅石膏　飞滑石各 600g　煅赤石脂 300g

【主治】接触性皮炎。

【制法】上药共研细末，贮瓶备用。

【用法】用时以麻油调敷患处，每日 2 次。同时加用内服方（银花 12g，绿豆衣 9g，生甘草 3g，连翘 9g，野菊花 3g，水煎服，每日 1 剂）。

【疗效】屡用卓效。

【按语】保肤散原名生肌散，为朱霁青氏治疗接触性皮炎之验方〈见《中医杂志》(5) 1962 年〉。适用于降丹、升丹、红汞水、胶布等引起的皮肤发炎。许氏云："此方不仅对皮肤溃烂者有效，而对不溃烂者，亦颇有效。"辅以内服方，效果更佳。笔者验之临床 20 余年，正如所言，疗效卓著。

3. 地马黄侧液

【组成】生地榆 50g　马齿苋 50g　黄柏 50g　生侧柏叶 20g

【主治】接触性皮炎，局部胀肿瘙痒者。

【用法】水煎过滤冷却备用，局部湿敷。

【疗效】本方清热解毒、消肿止痒，适用于接触性皮炎、局部肿胀瘙痒者，效果良好。

4. 白鲜皮洗剂

【组成】白鲜皮 50g　苦参 30g　皂荚 30g　透骨草 30g

【主治】脂溢性皮炎。

【制法】以上四味药用 2000ml 水浸泡 1 小时后，煮沸持续 30 分钟，过滤得液 1500ml，待药液温度降至 45℃左右时，加入食醋 150ml，混匀备用。

【用法】洗涤或湿敷患部，时间不少于 30 分钟，洗后晾干，每日一次，15 次为 1 个疗程。若病变位于头皮者，应剃发。

【疗效】临床治疗 639 例，痊愈 478 例，有效 161 例，总有效率 100%。

【按语】脂溢性皮炎，中医称为"面游风""白屑风"，多因内蕴湿热，外感风邪，风湿热邪上蒸，蕴结于皮肤而成。本方中白鲜皮祛风止痒、除湿清热解毒；苦参清热燥湿、祛风、止头疼脑热杀虫；皂荚具有祛风疾、除湿毒、杀虫的功效；透骨草能祛风除湿、舒筋活血。四药合用，祛风除湿、清热止痒，能减少皮脂分泌，促进皮肤愈合。

5. 脂溢洗方

【组成】苍耳子 30g　王不留行 30g　苦参 15g　明矾 9g

【主治】头皮脂溢性皮炎。

【用法】上药加清水半盆，煎沸备用。洗前先剪短头发，再用小毛巾蘸药水反复洗头皮，每次洗 15 分钟。每天用药 1 剂，一天用原药水洗 2 次。隔 3 日再洗。

【疗效】屡用皆效。

6. 紫草汤

【组成】紫草 24g　白蒺藜 24g　红花 12g　蝉蜕 12g（小儿用量减半）

【主治】接触性皮炎。

【用法】水煎服，1 日 1 剂。

【疗效】治疗 16 例漆疮患者，效果满意。

【验案】罗×，男，30 岁。1982 年 9 月接触漆树后，全身瘙痒难忍，继之全身发红，水肿，丘疹密布。几天后，面部、阴囊、四肢渗液。经用四环素、泼尼松、苯海拉明，效果不显。服紫草汤 1 剂而愈。

【按语】方中紫草、红花活血凉血、解毒透疹；蒺藜、蝉蜕祛风止痒，剂量成倍，药物成对。四药相辅相成，药专力宏，故获显效。

7. 青黛膏

【组成】青黛 10g　黄连 8g　穿山甲 2g　冰片 1g

【主治】剥脱性唇炎。

【用法】上药共研细末，加凡士林调成油膏，外搽患处，每天早晚 2 次外搽，2 周为 1 个疗程。

【疗效】治疗 20 例，治愈 11 例，有效 7 例，无效 2 例。

【按语】方中青黛具有较强的收湿、敛疮、止痒之功，能吸附分泌物，保护创面，是治疗湿疹皮炎、溃疡，保护皮肤的有效药物，特别对皮肤黏膜红肿、热痒或湿烂等症有很好的作用；黄连除湿清热，历来为治疗糜烂多水者要药；穿山甲活血、解毒、祛腐，善于走窜，能通经络而过病所；冰片既能清热祛腐，又能走窜通经，以利全方药效的发挥。

8. 军柏散

【组成】生大黄60g 生黄柏60g 生栀子40g 生黄芩40g

【主治】过敏性皮炎。

【用法】上药晒干，共研细末备用。外用，视皮肤过敏面积大小，取消毒纱布1块，先涂少量凡士林软膏，再摊上药粉，厚约0.2cm，直接敷患处，外以绷带固定。隔日换药1次，连敷2～3次即可愈。

【疗效】治疗125例，均获满意疗效。

【验案】徐×，男，35岁。因开拖拉机跌伤，右膝关节肿痛5天。伤后自配中药外敷，次日膝部皮肤出现红肿、水泡、边缘呈痱子状红疹，瘙痒，经西药抗感染治疗3天不愈。检查：体温37.6℃，右膝关节红肿，其周径较健侧大4cm，皮肤灼热，水泡破裂处渗液有秽，关节活动受限。用本法治疗3次，红肿消退，渗液吸收，创面愈合。

9. 生肌止痒散

【组成】枯矾 赤石脂 滑石 制没药各6g

【主治】药物过敏性唇周炎。

【制法】上药共研细末后，再与冰片1g研匀，贮瓶密封备用。

【用法】外用，先用生理盐水清洗创面，然后扑撒本散于创面上，外用敷料固定。每日早晚各换药1次。

【疗效】治疗28例，均在5天内痊愈。

【验案】李×，男，52岁，1987年5月8日就诊。月前因颈部疖肿，服用磺胺甲氧嗪，6 天后口周灼热瘙痒，次日出现水泡，继则糜烂、渗液，曾服扑尔敏、地塞米松等治疗 20 余天不效。来诊予生肌止痒散外敷，3 天内渗液作痒停止，5 天干燥即愈。

10. 黄柏散

【组成】 黄柏　紫草　青黛　滑石粉各等量。

【主治】 各种皮炎，症见丘疹发红、水肿、水疱、糜烂、渗液、结痂或自觉瘙痒者。

【用法】 先将黄柏、紫草研成极细末；再将青黛置乳钵内，边研磨边依次加入黄柏粉、紫草粉和滑石粉，过筛混合，以麻油（或其他植物油）按 1:3 的比例浸泡 5～7 天，滤取油液，涂搽患处。如局部已溃烂，可直接将上药撒于患处。

【疗效】 本方为李光基先生验方，用治各种急性皮炎，疗效较为满意。

【验案】 谭×，男，46 岁。因全身发皮疹 20 余天，阴囊、阴茎皮肤糜烂 15 天，曾在当地医院经用西药治疗十余天无效，转请中医诊治。当时全身可见散在块状丘疹，尤以阴囊、阴茎为甚。阴囊轻度肿胀，阴茎龟头糜烂，并有淡黄色液体渗出。余以上药撒患处，每天 1 次，3 天后丘疹消退，渗液停止。侧面结痂，继用 3 天痊愈。

【按语】 本证中医认为多属湿热为患，治宜清热燥湿、敛疮生肌。方中以黄柏清热燥湿，解毒医疮为主；紫草、青黛解毒医疮为辅；滑石粉祛湿敛疮，生肌为佐使。四药合用，能使热清湿去，疮敛肌生，疗效满意。

九　皮肤病

1. 黄柏藁本洗剂

【组成】 黄柏 30g　藁本 30g　艾叶 10g　食盐 40g

【主治】真菌皮肤病（鹅掌风、脚湿气、肥疮等），湿疹，阴痒，黄水疮等。

【用法】将上药加水 3000ml，煎至 2000ml，过滤去渣，取汁以不烫手为度。将患处浸洗 20~30 分钟，第 2 次浸洗时可加温用，2 日 1 剂，每日 2 次。

【疗效】治疗上述皮肤病患者百余例，取得良好效果。

【验案】赵×，16 岁，1989 年 5 月 11 日就诊。左手背患湿疹 6 个月余，曾在本市某医院诊治无效。刻诊：患者左手背皮肤潮红，糜烂渗液，边有抓痕。自述瘙痒较甚，乃以黄柏藁本洗剂外洗，兼用毛巾湿敷，用药 8 剂病愈。

【按语】本方为老中医刘玉俊大夫的经验方。方中黄柏苦寒，清热燥湿，泻火解毒，现代药理研究具有抑菌之效；藁本辛香雄烈，对于风湿热邪袭于皮腠所发之疥癣风痒疮癞，能祛风、除湿、止痒，久病之体常见肌肤燥裂脱屑，乃血虚之故；艾叶辛苦而性温，具有温通血脉，调理气血，祛风除湿，辟秽杀虫之功，久病之肌肤用之甚宜；食盐具有抑菌止痒之效。四药合用，燥湿、解毒、止痒，用于外洗，可使药力直达病所而见良效。

2. 青黄膏

【组成】大黄　煅石膏各200g　青黛10g　生菜油或麻油适量

【主治】凡瘙痒、渗水、结痂、四周红肿，甚至糜烂滋蔓成片的各种属湿毒（热）型皮肤病，均可使用本方。例如脓疱疮、接触性皮炎、急性及亚急性湿疹等。

【制法】大黄放铁锅内略炒，以松脆易碎为度，研末，过 80目筛；煅石膏研末，过 100 目筛；青黛水飞 2~3 次，晒干。三味混合研匀即成。

【用法】取生菜油或麻油将上药调成厚糊状，清疮后涂敷于患处，并贴上易吸水的软纸，外面可用敷料包扎。

【疗效】青黄膏系湖州名医杨咏仙的验方。杨泰生老中医继承其父的经验，用于治疗属于湿热证之皮肤病，效如桴鼓。

【验案】吴××，男，48岁。1991年1月30日初诊。右小腿臁部下1/2处皮损成片，焮红糜烂，渗液黏稠，结痂透明略黄，自觉瘙痒，入夜为甚，已旬日，伴有静脉曲张、舌苔黄腻、脉弦滑。此乃湿风疮，治以清热化湿，敛疮止痒。青黄散外敷患处，内服三妙丸。嘱患者避免站立，抬高患肢，经治2旬而愈。

注意事项：（1）配制时，大黄和煅石膏不宜研得太细，又不能太粗。太细易堵塞毛孔，不利脓水渗出，过粗则刺激皮损部位。

（2）不宜用凡士林代替生菜油。

（3）如果清洗患处，则疗效受到影响。

（4）使用本验方时，忌食荤腥发物，疗效尤佳。

十　皮肤粗糙

红花透骨汤

【组成】王不留行20～30g　红花10～15g　明矾10～15g　透骨草20～30g

【主治】皮肤粗糙、干燥裂隙、皲裂性湿疹。

【用法】每日1剂，上药加水适量，煎2次，二汁混合。将药液倒入盆内，趁热先熏后洗患处，每次约20～30分钟。第二次浸泡时，将原药液热至60℃即可。洗后外搽抹去炎松、尿素霜。痊愈为度。

【疗效】治疗12例，全部治愈。用本方外治，一般用药5剂，最多15剂即可告愈，无任何副作用。

十一 皮肤皲裂

1. 当归紫草油

【组成】 当归 紫草各60g 忍冬藤10g 麻油500g

【主治】 手足皲裂。

【用法】 将上药共浸麻油内，浸泡24小时后，文火煎熬至药枯焦，滤出药渣。待药凉后，置于瓶内备用。用时将棉签蘸涂患处，每日数次，至愈为度。

【疗效】 本方治疗手足皲裂数例，均有卓效。

【验案】 沈××，女，26岁。于1979年底患病，多次去外地诊治，诊断为手足皲裂症。曾服养阴润肤中药和西药维生素类，外用油膏类均无效。1980年4月3日初诊：双手掌、指端和足底、足趾部均布满纵横深浅不等的裂隙，且手掌深纹处有血出，生活不能自理，体重明显减轻。笔者采用此法，2剂外涂，历经月余痊愈，1年后随访未见复发。

【按语】 本病秋末冬初较为常见。为寒冷风燥所迫，血脉阻滞而致。方中当归有祛瘀生新之功；忍冬藤有清热解毒兼清经络风热；紫草凉血解毒，善清血分热；麻油有润肤作用。故本方虽有四味中药，但却具有祛瘀生新，清热之功，对此症疗效甚佳。

2. 白冰膏

【组成】 白及80g 冰片12g 五味子12g 凡士林400g

【主治】 足皲裂。

【用法】 上方共研末和匀，加凡士林调膏，涂敷患处。每3天换药1次。

【疗效】 本方止痛止裂，疗效颇佳。

【验案】 饶××，男，43岁。两足皲裂30年，四季发，寒冬甚。红肿剧痛，流血流脓。用上方换药5次痊愈。随访5年未复发。

【按语】足部皲裂之病，流血流脓，较为难治，本法简便效佳易行。

3. 甘油搽剂

【组成】甘油60%　红花油15%　青黛4%　香水1%　75%酒精20%

【主治】手足皲裂。

【用法】将上述药物混合调匀后备用，用时，每天 3 次外涂患处。

【疗效】本方治疗手足皲裂患者 1206 例，3 天治愈 421 例，7 天治愈 593 例，10～20 天治愈 192 例，治愈率 100%。

4. 二白膏

【组成】白蔹　白及各30g　大黄50g　冰片3g

【主治】皮肤皲裂。

【制法】先将大黄焙黄，与白蔹、白及共研细末，冰片研极细末，混合均匀，过 120 目筛，贮瓶加蜂蜜调成稠糊状备用。用时，局部洗净拭干，取上药每天 3～5 次涂抹于患处，必要时包扎，直至治愈。

【疗效】治疗 55 例，痊愈 44 例，好转 8 例，无效 3 例。治疗时间最长 9 天，最少 4 天。临床观察，轻者 3～5 天见效，严重者 7～10 天痊愈。

【验案】李×，男，52 岁。1984 年 12 月 3 日就诊。双下肢、足跟处皮肤粗糙增厚，有深浅不一裂纹，出血伴疼痛。用上药涂抹，3 天痛减，5 天裂口愈合。

【按语】方中白蔹、白及生肌消炎敛口；大黄清热解毒泻火；冰片消肿止痛。用药后因药物直接、全面、持久地作用于病所，能使皮肤转化、变薄，光滑，从而促使裂口愈合，止痛生肌效果迅速确实，药证相符，用之临床，故收良效。

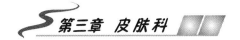

5. 苍白浸泡方

【组成】苍术　白及　地骨皮各30g　红花10g

【主治】手足皲裂。

【用法】煎水1500ml，倒入盆中，趁热将患处浸泡药液内，每次15～20分钟，每日1剂，每剂煎2次。

【疗效】屡用效佳。

【验案】黎×，男，45岁。双足底脱皮、皲裂已20余年。诊见双足底皮肤粗糙、增厚、表皮剥脱，有直线型裂缝，长约4cm，深达真皮。用上法浸泡5剂后，脱皮明显减轻，裂缝基本愈合。洗后微痒，按上方加明矾10g，同法浸泡5剂，裂缝全部愈合，表面光滑，滋润柔软。

6. 紫及香蜡方

【组成】紫草25g　白及粉20g　松香10g　黄蜡150g

【主治】手足皲裂。

【用法】先将紫草入50g麻油中，文火煎熬至枯焦，去紫草过滤，趁热加入黄蜡、松香、白及粉搅拌均匀即可。

【用法】早晚各搽药5次。用药前宜用热水浸泡患处，适当削去过厚的表皮角质层。

【疗效】治疗624例，痊愈218例，显著好转121例，好转236例，总有效率为92.15%。有43例，疗效不显，还有6例用药后有恶心反应。

【按语】本方中紫草有活血解毒，兼抑制真菌作用；白及、松香有止血止痛、活血生肌之功效；黄蜡、麻油有滋润濡养皮肤。治疗中，6例对本方药有恶心等副作用，是因为这些患者对麻油恶心作用，除去麻油后亦获疗效。

7. 明矾洗剂

【组成】明矾10g　白及15g　马勃6g　凡士林适量

【主治】手足皲裂。

【制法】上药加水煎 3 次，每次加水 600ml，煎至 300ml，将 3 次药液和匀，倒盆内贮存备用。

另取本方一剂研细末，用凡士林调成 20% 含量软膏，备用。

【用法】用前先将患处洗净，将药液加温，再浸入药液中浸泡，每次约 20 分钟，每日早晚各 1 次。每剂可连用 3 次，3 剂为 1 个疗程。洗后再涂药膏，效果更佳。

【疗效】经治百余例，疗效满意。

十二　指掌脱皮

藜荷液

【组成】夏枯草 50g　车前草 30g　蒺藜 30g　薄荷 20g

【主治】指掌脱皮。

【加减】新起水泡者加茵陈 20g；潮红瘙痒者加防风 15g，荆芥 15g。

【制法】将上药盛入瓷盆内，加水适量，浸泡 40 分钟，武火煎沸，改文火煎 30 分钟。

【用法】待水温适宜后浸泡患处，每次 0.5 ~ 1 小时，早晚各 1 次，7 天为 1 个疗程。一般应用 1 ~ 2 个疗程。除治疗外，应避免用肥皂及碱性洗涤物洗手，切勿用手撕皮或涂搽护肤油脂，少食辛辣炙燥之品。

【疗效】治疗 33 例，全部有效。

【验案】张××，女，28 岁。手指掌脱皮，经多种方法治疗和口服多种药物效果均不佳。用此法治疗痊愈，随访未再复发。

【按语】指掌脱皮是一种常见的皮肤病变。初起时掌指处生有白点，形若针尖，少则数个，散在，多者数十个或成群集簇，逐渐向四周扩散如干涸水泡，中央破裂，浅表脱屑或状如薄纸融合，大片脱落。该症相当于西医的"角质松解症""剥脱性角质松解症"。因发病以手掌、足部表浅脱皮为特征，因此得名。现代医学认为，该病的发作与真菌、霉菌等病原微生物有关。

纯中药制剂藜荷液治疗指掌脱皮颇为应验。方中夏枯草性味苦、辛、寒，清热散结消肿，据现代药理研究，有抑制细菌生长的作用；车前草苦、微寒，有清热、解毒、止痒之功，现代药理研究，有抗病原微生物作用；薄荷辛凉，有疏风散寒、清热解毒止痒之功效。现代药理研究证实，该药含挥发油，能使皮肤毛细血管扩张，促进汗液分泌，有发汗解热作用；蒺藜苦、辛、平，有祛风解热之效。四味寻常之品，苦寒相配，有清热燥湿、祛风止痒之效，与该病病机相合，故在临床中能取得比较好的疗效。

十三　神经性皮炎

1. 中药醋剂外敷

【组成】生川乌 20g　木鳖子 5g　细辛 5g　川椒 5g　醋 18ml

【主治】局限性神经性皮炎。

【制法】将生川乌、细辛、川椒三药研为细末，把醋倒入勺中，再放入木鳖子（去外壳）。用中火将醋加热煎 5 分钟，然后把木鳖子取出，再把上述药末慢慢放入醋中，调成糊状，备用。

【用法】待药醋稍凉后，外敷于患处（用量根据患处大小而加减），此方用于病灶范围 2cm×2cm，外盖粗布。范围大于病灶 2cm，再用胶布固定，每 2 天换药 1 次。

【疗效】验证 235 例患者，均采用中药醋剂外敷加外固定疗法，在 1~2 周内痊愈 221 例，显效 7 例，有效 4 例，无效 3 例，有效率达 98.72%。

【验案】孙××，女，37 岁，于 2001 年 8 月 7 日来诊。主诉颈部阵发性瘙痒，经常搔抓后出现绿豆大小丘疹，久之丘疹增多，扩大变厚，质地较坚实而带光泽，呈苔藓样变。曾多次治疗，未见好转，用过皮炎平、乐肤液，久治不愈，诊断为颈部神经性皮炎。治疗以祛风、活血、止痒为准则，用中药醋剂治疗13天痊愈，现未见复发。

【按语】神经性皮炎，又名慢性单纯性苔藓样疹，是一种以皮肤苔藓样变及剧烈瘙痒为特征的常见慢性瘙痒性皮肤病。临床上分局限性和播散性两种，因其好发于颈部，亦称"摄领疮"。由于本病顽固难治，现代多数学者称其为"顽癣"，老百姓常称之为"牛皮癣"。本病常伴有剧痒，可影响睡眠，病程较长，往往数年不愈。有时虽能减轻或消退，但易反复，偶尔可因抓破引起继发感染。

采用中药醋剂治疗此症，效果不错。方中川乌祛风、消肿、止痛；木鳖子消肿、活血、散瘀；细辛有发散祛风作用；川椒润肤止痒，加上使用醋剂外敷，能使粗糙皮肤角质剥落和溶解，患者多年久治不愈的神经性皮炎也会修复痊愈。本方疗效显著、疗程短、见效快，值得临床推广应用。

2. 复方黄升软膏

【组成】黄升3g　黄柏6g　枯矾少许　凡士林适量

【主治】神经性皮炎。

【用法】将黄升、黄柏、枯矾研为细末，用凡士林调制成软膏备用。用时局部外敷，每日1～2次。

【疗效】治疗13例，有效率为92.2%，效果显著。

3. 神皮灵

【组成】细辛　草乌　马钱子各5g　80%～90%来苏液100ml

【主治】神经性皮炎。

【制法】上3味药浸泡于来苏液中，10～15天后使用。

【用法】用棉签蘸药液外搽皮损处，每天1次。注意勿伤正常皮肤。

【疗效】本方治疗神经性皮炎230例，治愈226例，其中219例涂搽1～2次而愈。部分病人局部用药后会出现灼痛感及棕褐

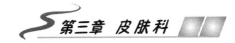

色斑，一般几个月后色素会消退。

4. 雄黄合剂

【组成】 斑蝥 6g 雄黄 1.5g 鲜山楂 30g 95%酒精 260ml

【主治】 神经性皮炎。

【用法】 将前 3 味药浸泡在酒精中 7 天后用。用时将药液用棉签蘸涂于患处，注意不要触及正常皮肤，每次连涂 2 遍。每周治疗 2 次，第一次涂药后约在 2~6 小时局部会起大水泡，可将泡内水液放出。

【疗效】 本方治疗神经性皮炎 40 例，痊愈 36 例，显效 3 例，好转 1 例。

【按语】 斑蝥辛寒有毒，临床常取其毒而攻毒，使皮肤发泡而起到蚀疮止痒的治疗作用。由于本品对皮肤黏膜有很强的刺激作用，故外用时不可涂药太多。

5. 轻陀散

【组成】 轻粉 15g 冰片 9g 密陀僧 15g 生菜油适量

【主治】 神经性皮炎。

【用法】 前 3 味药分别研成细末，混匀后，用生菜油调成糊状备用。用时将药糊涂于患处，盖上塑料薄膜，再用纱布固定，每日换药 1 次，连用 2~3 周。

【疗效】 此方治疗神经性皮炎 43 例，痊愈率 55.8%，有效率 95.4%。

6. 瘙痒外治方

【组成】 臭梧桐 30g 野菊花 15g 豨莶草 30g 蛇床子 30g

【主治】 神经性皮炎、慢性湿疹、瘙痒性皮肤病。

【用法】 上药用清水浸泡后，煎煮 30 分钟，滤出药液令温，以毛巾浸入温热的药液中，趁热湿敷，揩洗患处，每日 2~3 次。

【疗效】 全方祛风止痒，对于干性湿疹、神经性皮炎等瘙痒性皮肤病，可获较好的疗效。

【验案】陆××，女，55岁。右腕慢性湿疹3年，局部皮肤干燥粗糙，呈苔藓样，瘙痒较甚。用上方搽2个月，瘙痒渐减至愈。

7. 痒立消洗剂

【组成】当归50g　地肤子40g　薄荷35g　甘草10g

【主治】神经性皮炎。

【加减】偏于肝经化火者，加冰片40g；偏于风湿蕴肤者，加白鲜皮40g；偏于血虚风燥者，加熟地黄40g。

【用法】临睡前，用100℃的开水将上述药物浸泡20～30分钟，待水温适宜，仔细擦洗患处，每日1次。

【疗效】临床治疗78例，56例痊愈，22例苔藓样变减轻，痒感消失。治疗时间最长65天，最短10天，平均30天。

【验案】李×，男，42岁。2005年10月23日就诊。自述半年前小腿外侧初起扁平丘疹，瘙痒剧烈，曾在济宁市某医院就诊，服用扑尔敏药物及外用氟轻松软膏，暂时剧痒减轻，后又反复发作。因长期搔抓，病变部位逐渐增厚，故来门诊求治。诊见小腿伸侧淡褐色片状增厚，苔藓化斑块，伴少许湿润，瘙痒严重，诊断为风湿蕴肤型神经性皮炎。处方用痒立消洗剂：当归50g，地肤子40g，白鲜皮40g，薄荷35g，甘草10g。临睡前开水泡洗，用上方泡洗7天后，患者剧痒减轻，15天后痒感消失，30天后皮损症状明显改善。

【按语】方中的当归根含挥发油，具有很好地和血润肤作用，故为主药；地肤子杀虫止痒，故为臣药；薄荷具有芳香、清凉、止痒的作用；甘草用于缓解药物的毒性和烈性，并用以调和诸药。本方护肤与止痒相结合，标本兼治，虽只四味中药，但临床效果显著。

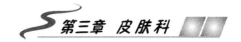

8. 斑蝥发泡灸

【组成】 斑蝥 15g　土槿皮 15g　马钱子 15g　细辛 10g

【主治】 颈后神经性皮炎。

【用法】 上药研极细末，贮瓶内备用，治疗时视病变范围大小，将风湿膏剪成同样大面积，然后将风湿膏贴于患处周围，将患处露在外面。然后将上药粉薄薄敷于患处，再将一大片风湿膏贴在上面。24 小时取下，如有水泡，小者不需处理。大水泡表面用 75% 酒精消毒后，用 5ml 注射器抽放泡内液体，不愈者于 2 周后，再行第 2 次治疗，直到痊愈为止。

【疗效】 临床治疗 28 例，全部治愈，1 个疗程治愈 16 例，2 个疗程治愈 10 例，3 个疗程治愈 2 例。

【按语】 方中斑蝥有破血逐瘀、攻毒蚀疮、散结；土槿皮有温肺化饮、通窍；马钱子有通络止痛、散结消肿；细辛有祛风解表、散寒止痛之功。四药相配，对祛风止痒有相得益彰之功。

十四　银屑病

1. 克银方

【组成】 土茯苓 30g　北豆根 10g　草河车 30g　白鲜皮 30g

【主治】 银屑病。

【用法】 每天 1 剂，水煎服。

【疗效】 本方是我国著名皮肤科专家朱仁康老中医经验方，本方清热解毒力强，主要用于血热风燥型银屑病，表现为皮疹发展迅速，色鲜红，痒甚，舌红苔黄，脉数。

2. 复方土大黄搽剂

【组成】 土大黄 30g　蛇床子 30g　土槿皮 30g　75% 酒精 1000ml

【主治】银屑病。

【制法】将前 3 味药浸泡在酒精中 10 天，过滤取液，再加水杨酸 5 天，苯甲酸 12g 混匀。

【用法】用药液外搽皮损，每日 2 次。

【疗效】本方治疗银屑病 184 例，治愈率 93.5%，一般约 50 天可痊愈。

【按语】方中土大黄又名羊蹄，为蓼科多年生草本植物，性味苦、涩、寒，功效凉血止血，杀虫疗癣，缓泻通便，是外用治疗皮肤癣疥要药；蛇床子、土槿皮杀虫、燥湿、止痒，亦是治疗皮肤癣疥常用药。

十五　鱼鳞病

1. 加味二拔散

【组成】明雄黄 30g　枯矾 10g　明矾 5g　甘草 5g

【主治】鱼鳞病。

【用法】上药共研极细末，和匀，贮瓶备用。用时，视局部皮损表现如法外用，如皮损水泡渗出糜烂浸淫者，干撒药粉，宜薄匀；如皮损红疹抓痕血痂，痒甚者用凉茶水调匀涂搽患处，日 1 次；若皮损干燥，鳞屑厚韧而剧痒者，用植物油调匀涂搽患部，宜薄匀。一日一次，至愈为止。

【疗效】屡用皆效。

2. 硫枫软膏

【组成】大枫子（去壳）200g　硫黄 30g　樟脑 10g　凡士林适量

【主治】鱼鳞病。

【用法】上药共捣烂如泥，加凡士林适量调匀成软膏状，每取此膏涂搽患处，每日擦 1~2 次。

【疗效】屡用疗效颇佳。

【按语】临症以本方为主，再加用内服方（白鲜皮20g，蛇蜕、地肤子、紫草、黄芪各10g，荆芥穗20g，蝉蜕10g，水煎服，每日1剂。内外并治，奏效颇捷）。鱼鳞病又称鱼鳞癣，俗名蛇皮症。是一种以皮肤干燥、粗糙、表面覆盖如鱼鳞样皮疹为特征的先天性皮肤病。病因多因先天禀赋不足而致血虚风燥或瘀血阻滞，体肤失养所致。症状以皮肤干燥粗糙，伴有鱼鳞样皮屑疹色淡；褐或深褐，形如鱼鳞，镶嵌在皮肤上，多数对称发生于四肢伸侧，尤以肘、膝伸侧面为重。常在冬季加重，夏季减轻或消失。

3. 苍术膏

【组成】苍术1000g　当归90g　白鲜皮60g　蜂蜜250g

【主治】鱼鳞病。

【用法】上药加水连熬3次，取汁，慢火煎成浓膏，加蜂蜜250g，调和成膏。每次1匙，每日2次，开水冲服。

【疗效】治疗数10例，疗效满意。

【按语】方中苍术燥湿清热；当归养血润燥；白鲜皮清热除湿止痛；蜂蜜润养肌肤。该方药仅四味，虽然简单，但配伍巧妙，故每取佳效。

十六　过敏性紫癜

1. 青紫汤

【组成】青黛3g　紫草9g　乳香6g　白及9g

【主治】过敏性紫癜。

【用法】每天一剂，水煎至150~200ml，分2~3次口服。

【疗效】用本方加减治疗200例（其中皮肤关节型59例，单纯皮肤型40例，混合型45例，肾型36例，腹型20例，总有效率97%，治愈率为64%）。

【按语】方中青黛性味咸寒，清热解毒，凉血消斑；紫草性味苦、寒，清热凉血，活血解毒；乳香性味辛、苦、温，活血祛瘀，行气消肿；白及质黏多脂，止血凉血。现代药理学研究紫草中的乙醚、酒精或水提取物，口服或局部用药，均有抗炎作用。另外，紫草还有抗细菌、抗真菌、抗病毒及有一定抗肿瘤活性作用。

2. 水牛角解毒方

【组成】水牛角40～100g　生地10～30g　赤芍10～20g　牡丹皮10～20g

【主治】热毒炽盛，血热妄行之过敏性紫癜。

【用法】每天一剂，水牛角先煎30分钟，余药后下，分2次内服。

【疗效】上方治疗过敏性紫癜54例，结果痊愈率为75%。

【按语】方中水牛角性味咸、寒，功效清热、凉血、解毒，主要用于热病壮热、神昏谵语及斑疹、热盛出血等证；生地性味甘、苦、寒，功效清热凉血，养阴生津；赤芍、牡丹皮清热、止血、化瘀。现代药理研究水牛角的化学成分与犀牛角相似，有强心、镇惊，缩短出血时间，抗炎、抗感染及兴奋垂体——肾上腺系统等作用。生地有抗炎、止血、利尿、降压、抗真菌及皮质激素样免疫抑制作用。

十七　白癜风

1. 雄黄祛白粉

【组成】雄黄3.5g　密陀僧10g　白芷6g　白附子6g

【主治】白癜风。

【用法】上药共研细末，用黄瓜切平面趁湿蘸药粉涂搽白斑。

【疗效】上方治白癜风34例，结果痊愈29例，好转5例。

【按语】方中雄黄为矿物药，主要含硫化砷，性味辛、苦、温，有毒，功效燥湿、杀虫、解毒；密陀僧是由铅或铅矿加工而成的粗制氧化铅，性味咸、辛、平，具有杀虫解毒、收敛防腐之功；白芷、白附子均为祛风消斑常用之品。本方药虽四味，但治白癜风病，疗效显著。

2. 补骨脂酊

【组成】补骨脂50g　白蒺藜50g　薄荷10g　白酒适量

【主治】白癜风。

【用法】上药置于普通白酒中浸泡7日。用药液外搽白斑处，每日2次，隐蔽部位的白斑要求配合适当的日光照射。连续治疗3个月。

【疗效】临床治疗56例。临床痊愈：白斑恢复正常肤色，周围无色素沉着2例；显效：白斑基本接近正常肤色，周围无明显色素沉着19例；有效：白斑向正常肤色转变，色转淡红，周围有一定的色素沉着23例；无效：白斑无变化或白斑范围反而扩大12例。

【按语】本自制方中，以补骨脂与白蒺藜为主药，配合薄荷泡酒。其中补骨脂性味辛、苦、大温，功效补肾助阳，现代药理研究发现，具有明显的致光敏作用，能明显提高酪氨酸酶活性，使黑色素合成的速度与数量增加；白蒺藜性味辛、苦、微温，功效平肝疏肝、祛风止痒，现代药理研究发现，有较显著的酪氨酸酶激活作用，外用能使皮肤多巴阳性黑素细胞，含黑素颗粒细胞及黑素含量指数升高；薄荷性味辛凉，功效疏风清热，祛风透疹，疏肝解郁。现代药理研究，含有薄荷油，也有较强的酪氨酸酶促进作用及促进透皮肤吸收作用。加之注入白酒，取增强活血的作用。四药配合，通过激活酪氨酸酶活性，促进白斑局部血液循环，使白斑部位的黑色素增加，从而起到治疗白癜风的作用。

3. 去白散

【组成】枯矾 30g　硫黄 30g　密陀僧 60g　轻粉 5g

【主治】白癜风。

【用法】上药共研细末，调入地塞米松霜。每日涂搽 3 ~ 5 次。本方有毒，不能蘸唇入眼。

【疗效】经治 22 例，治愈 20 例，无效 2 例。

【验证】成大权主任医师临床用本方治疗 19 例，其中治愈 15 例，好转 2 例，无效 2 例。

【验案】乔××，男，27 岁。于 1992 年 6 月 15 日就诊。患者左下额部、颜面部有不规则形白斑 4 处，大小不等。病程已达 5 年之久，曾在几家大医院皮肤科中西医治疗 2 年无效。经外用本方治疗 61 天，白斑消失，皮色恢复正常而愈。经随访 1 年余未复发。

【按语】本方原系潘春林介绍验方，具有收敛、燥湿、止痒、杀虫、解毒、软化表皮之功。用药后局部皮肤可出现潮红或起粟粒样丘疹，一般经 20 余天后肤色发黑而转正常。

4. 脂芷酊

【组成】补骨脂 100g　白芷 20g　红花 20g　当归 20g

【主治】白癜风。

【用法】将上药共浸入 50% 酒精 500ml 内，密封一周后用。用时，每天下午 3 ~ 4 点，在户外朝太阳穴外搽患处。夏秋季，儿童晒 3 ~ 5 分钟，成人晒 5 ~ 10 分钟；冬春季，儿童晒 5 ~ 10 分钟，成人晒 10 ~ 15 分钟，10 天为 1 个疗程。

治疗过程中，皮损处可出现潮红、瘙痒、疼痛、丘疹或疱疹。皮疹严重者，可暂停 3 ~ 5 天，并外涂消炎膏。好转后再继续外搽药酊，治疗 3 个疗程观察疗效。

【疗效】用该法治疗 32 例，治愈 2 例（色素恢复正常，随访 1 年无复发）；显效 18 例（白斑面积缩小，在原面积 50% 以上者）；无效 12 例（白斑无变化）。

【验案】张×，女，28 岁。患者自述在洗澡时，别人发现其腰部有两处白斑，遂来就诊。查体：患者腰部脊柱两侧各有 2.5cm×2.5cm 和 1.5cm×1.5cm 的白斑，边缘较齐，表面光滑，不痛不痒。用脂芷酊外搽，1 天 1 次。后复诊，白斑部色深红，时有瘙痒，刺痛。4 月 5 日来诊见，白斑中心长出 0.2cm×0.2cm 色素岛。4 月 15 日复诊，原白斑部已全部变为深褐色。又继用 15 天，白斑全部消退，1 年后随访未复发。

十八　痤疮

1. 美容汤

【组成】鲜樱桃树枝叶 30g　鲜桃树枝叶 50g　鲜槐　柳树枝叶各 40g

【主治】痤疮。

【制法】樱桃树枝叶用温水 2000ml，武火煎开，待药温不烫手时，再加入鲜猪胆汁 2ml，搅匀即可。

【用法】用上药液洗脸，每日早晚各 1 次，一个月为 1 个疗程，每剂药可水煎 3 次，并在每次洗脸前新加入猪胆汁 2ml 左右。

【疗效】张和平氏近 10 年来用自拟美容汤洗脸治疗痤疮 250 例，除 2 例因故治疗中断外，其余 1 个疗程后痊愈 80 例，2 个疗程后痊愈 120 例，3 个疗程后痊愈 46 例，4 个疗程后痊愈 2 例。并对 230 例随访，均未复发。

2. 三黄苦参糊

【组成】黄芩　黄柏　苦参各 15g　黄连 5g

【主治】痤疮。

【用法】将上四味药加水煎成 150ml，待药温降至 40℃ 左右，倒进装有 300g 特级熟石膏粉的器皿内，搅拌成糊状，均匀覆盖整个面部，5 次为 1 个疗程。

【疗效】共治疗痤疮 10 例，痊愈 7 例，有效 3 例。

【验案】我是一名西医，前不久我遇到 1 例严重痤疮患者，经多次西药治疗不见好转，且日趋加重。正在束手无策时，忽然想起贵刊在 1992 年第 4 期"痤疮中医治疗概况"一文中介绍，用黄芩、黄柏、苦参各 15g，黄连 5g，加水煎成 150ml，待药温降至 40℃时，倒进装有熟石膏粉 300g 的器皿内搅拌成糊，均匀敷盖患处，5 次为 1 个疗程。如法使用，果获奇效，连用 3 个疗程便痊愈了。后来我在此方的基础上加用甲硝唑 10 片（研末加入），效果更佳。患者要求笔者向贵刊编辑及笔者表示感谢！

3. 复方黄柏霜

【组成】黄柏 100g　黄芩　生地　蒲公英各 50g

【主治】痤疮。

【用法】加羊毛脂、凡士林等制成霜剂 1000g。患者平卧床上，医生用棉球抹患者面部，以清除面部油腻，用药均匀涂抹在患者面部。然后用模型石膏粉加 45℃ 温水调成糊状，倒于整个面部（除鼻孔外），待石膏冷却后取下面膜，每日 1 次，3 周为 1 个疗程。

【疗效】经使用证实，本方对痤疮确有较好疗效。

4. 绿豆二白散

【组成】绿豆 50g　白鲜皮 15g　白芷 15g　硫黄 10g　冰片 10g

【主治】痤疮。

【用法】先将前 3 味药共研细末过筛，再加入硫黄、冰片混匀备用。用时，可早起后及晚睡前洗净面部，取药少许清水调成糊状外涂（涂后似胭脂状）。

【疗效】临床验证，治疗痤疮效奇佳，多数患者，一剂见效。

【验案】常×，女，23 岁。患面部痤疮 5 年余，多种方法治疗均无好转。采用此方治疗 1 剂，症状消失。

5. 苦参首乌合剂

【组成】苦参　生何首乌　当归　白芷各50g

【主治】痤疮。

【用法】将上药置于广口玻璃瓶中，兑入白醋500ml，然后将瓶盖拧紧，放进盛有适量冷水锅内，加温煮约1小时后取出。次日将盖打开，用棉签蘸药汁涂搽患处，早晚各1次。若用药后自觉面部发热，皮肤潮红，下次使用时可加1~2倍清水稀释后涂搽。20日（约1瓶药汁）为1个疗程。

【疗效】治疗痤疮患者34例，结果痊愈14例，显效9例，有效10例，无效仅1例。

十九　青少年白发

1. 二黑首乌丸

【组成】黑豆250g　黑芝麻250g　制何首乌60g　熟地60g

【主治】青少年白发。

【用法】上药炒熟研末拌匀，炼蜜丸如绿豆大，每次服10g，1日2次，早晚分服，连服2~3周。

【疗效】治疗多例，疗效满意。

2. 复方黑豆丸

【组成】枸杞子62g（以宁夏产为佳，他处产者效力稍逊）　胡桃12个　小黑豆250g　制何首乌60g

【主治】少年白发。

【制法】胡桃选大者去外壳取仁，炒香切碎，先将枸杞子、制首乌同煎浓汁去渣取汁，再将胡桃仁、黑豆放入枸杞子、制首乌的煮汁中同煎。至胡桃仁稀烂，全部为黑豆吸收为度，取出放在细铁筛中晾干（或低温干燥），再用7岁健康的小孩童尿，截头去尾（取中段尿）适量，拌浸 1~2 天，以干燥为度，即可服用。以上处方分量为一料量。

【用法】每日服 2 次，早晚空腹时服或在饥饿时均可随时服用，每次服 6~9g（约 50 粒左右）。

【疗效】治疗 3 例，服用两料，均使头发由间白转全黑，且精神及记忆力显著增强。

3. 治少女白发秘方

【组成】制何首乌90g　侧柏叶30g　生地30g　紫草30g　黑芝麻120g

【主治】少女白发。

【用法】上药研成细末，每日 3 次，每次 5g。服用时加少许红糖，开水送服，连服 3 个月。

【按语】本方是周永锐医师家传下来的专治少女白发的秘方。具有补益肝肾，养血活血，清热解毒作用。临床实践对少女白发疗效显著。

附方　决明地黄茶

【组成】决明子30g　生地黄20g　泽泻15g

【主治】少年白发。

【用法】上三味药用沸水泡服，每日代茶饮用，1 日 1 剂。

【验案】周×，女，17 岁。15 岁时发现头顶部有白发。近 2 年来白发增多，拨开黑发，可见头顶部有手掌大小的黑白相间的一片头发，十分着急。

1994 年 3 月 20 日前来诊治。患者平素嗜食肥甘辛燥，面部皮肤呈油性且粗糙，痤疮起伏不断，大便干结，舌质红，苔腻，脉滑。辨证：阴虚血热，湿邪瘀滞。令其坚持服用决明地黄茶。半年后来诊，白发消失，面部痤疮已愈，皮肤转细腻，宛如换了一个人。

二十 斑秃

1. 斑蝥药酒

【组成】紫槿皮 30g　斑蝥 10 只　生姜 30g　白酒 200ml

【主治】斑秃。

【用法】将前 3 味药放入酒中冷浸 2 周，每日振摇 1 次（注意本酒有毒，不可内服）。将此药酒取适量，每日轻涂患处 2 次，可能出现微热或轻微疼痛感。如果发泡则停药，注意不要弄破，并防止感染，10 天为 1 个疗程。

【疗效】用该法治疗 62 例，治愈 18 例，显效 35 例，无效 9 例。

【验案】江×，男，40 岁。偶然发现头部有秃斑两处，顶骨部位一处，呈椭圆形，直径约 2.5cm。枕骨部位一处，圆形，直径 1.5cm。检查：秃发处皮肤平滑光亮，无炎症现象，亦无自觉症状，边缘区头发松动，易于拔出，拔出后可见发根近端萎缩，呈上粗下细的形状，诊断为斑秃。用上述方法治疗 2 个疗程，可见原秃发区生出纤细柔软毛发，呈灰白色。3 个疗程后，已生出的毛发逐渐变粗变黑，随访半年未复发。

【按语】斑秃俗称"鬼剃头"，为一种头部突然发生的局限性斑状秃发，迄今其病因尚不清楚。本方中斑蝥性味辛、寒，有毒，主攻毒、破瘀血，为祛瘀中比较峻烈的药物，可祛血之瘀滞，又可刺激毛根，促进毛发生长；紫槿皮性味苦、平，功能活血通经，主治风寒湿痹，本方取其活血行气，主治风痹，而佐斑蝥。生姜性味辛，微温，本方取其发表散寒、祛除风邪，并以酒为载体，同时白酒亦有活血祛风的作用。可见本处方药虽四味，但对斑秃治疗有较强的针对性。

另外，在应用本方治疗斑秃时还应注意，斑蝥剧毒，对皮肤有发泡作用，其有效成分斑蝥素可由皮肤吸收，过量可引起肾

269

炎、膀胱炎。故即使外用，浓度和面积亦不宜过大，肝肾功能不全者慎用。

2. 斑蝥酊

【组成】 紫荆皮 10g　百部 10g　斑蝥 10g　樟脑 10g

【主治】 斑秃。

【用法】 将以上四味药泡于黄酒之中 24 小时（浸泡越久越好）即可使用。用时将棉签蘸上药液，先于小面积涂搽患处，1 天 3 次，7 天为 1 个疗程。

【疗效】 经治 17 例中，治愈 9 例，好转 2 例，无效 6 例。

【验案】 郑×，男，20 岁。患者右头顶部头发突然呈椭圆形片状脱落，面积为 2cm×2cm。皮肤光亮，微痒。取复方斑蝥酊外涂 5 天，局部出现水泡，停药一周后，疱痂脱落，头发再生，随访 1 年未复发。

【按语】 本药有较强的毒副作用，仅可外用，不能内服。面积较大的应小面积涂擦，在局部使用时，若起水泡，当立即停止用药，待水泡吸收后。如果不愈，结痂后再用。

3. 复方斑蝥酊

【组成】 补骨脂 100g　侧柏叶 100g　百部 20g　斑蝥 5g

【主治】 斑秃。

【用法】 将上四味药在 95% 酒精 500ml 内浸泡 7 日，滤液装瓶密封备用。用时，每日用棉签浸药液搽患处 2 次。

【疗效】 本方是山西已故老中医郭树玉经验方。本方有补肾续发，活血息风，清热杀虫止痒之功。善治肝肾不足，风热外袭或劳累、精神刺激所致斑秃。宋天保医师用此方治疗 50 例，痊愈 45 例，好转 5 例。疗程最短 3 周，最长 16 周。治疗期间要忌房事，清心寡欲，每天用梅花针轻轻叩打斑秃部位 5 分钟。

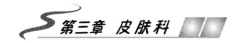

4. 复方醋液

【组成】 制附子20g　骨碎补15g　侧柏叶25g　食醋60g

【主治】 斑秃。

【用法】 将前3味中药共研细末，加入食醋中，浸泡10天后即成。用药棉蘸上述浸液涂搽患部，每天不得少于3次。

【疗效】 用本法治疗44例，14例用药10天后，病灶区开始长出稀疏毛发，其色泽、粗细与病灶区周围毛发无明显区别。20例用药10天后，病灶区长出浓密纤细的黄色毛发，月余后逐渐变成正常。6例患者用药15天后，逐渐长出浓密纤细黄色毛发，约40天即为正常。4例用药30天后无效，总有效率达90.91%。

【验案】 刘××，男，43岁。患斑秃，多方治疗，效果不佳。用此法治疗，病灶区开始长出稀疏毛发，2个月后逐渐变为正常。

5. 闹羊生发酊

【组成】 闹羊花60g　骨碎补30g　墨旱莲30g　75%酒精600ml

【主治】 斑秃。

【用法】 前3味中药共研粗末，浸泡在酒精中一周后过滤，装瓶备用。用时，先用生姜末擦患处，然后以棉签蘸药液涂之，1日3次，1日为1个疗程。

【疗效】 经临床治疗观察7例，一般1个疗程即见效果。在治疗过程中，如将新生的细毛发剃掉，可起到刺激毛发加快生长的作用。此药有毒，不可入口。

6. 双柏丸

【组成】 侧柏叶120g　黄柏60g　桑椹子120g　当归60g

【主治】 各种不明原因的中年脱发、斑秃、脂溢性脱发。

【用法】 上四味焙干，研细末，水泛为丸，如梧桐子大。每天早晚各服1次，每次9g，以淡盐汤送下，20天为1个疗程，可连续服数个疗程。

【疗效】治疗 24 例，其中 13 例服药 20 天后，脱发明显减少，且有细而柔软新发生长；4 例服药 10 天后即见好转；3 例服 2 料见效；1 例因家庭遗传秃顶无效。总有效率 90% 以上。停药后，未复发，自我感觉较好。

【注意】服药期间，停服一切中西药物和外用擦药。

二十一　酒渣鼻

1. 酒渣鼻膏

【组成】密陀僧 60g　元参 30g　硫黄 30g　轻粉 24g

【主治】酒渣鼻。

【用法】上药共研细末，用白蜜调成糊状，早晚各涂搽患处一次，每次轻擦约 5 分钟。

【疗效】共治疗酒渣鼻 69 例，痊愈率 46.4%，总有效率 92%。

2. 秘方水硫黄膏

【组成】陈猪脂油　水银　硫黄　大黄各等量

【主治】酒渣鼻。

【制法】陈猪脂油即猪板油上品，置房梁上，被风吹至少一年，时间越长越好；水银用唾液放器皿内研成细小颗粒；硫黄、大黄二药粉碎过罗为极细末混匀。将猪板油用微火化开，后将混匀的硫黄、大黄放入油中，待温凉不结时，再把水银倾入药油液中成膏，贮瓶备用。

【用法】冬天用温水香皂洗净患处，每日早晚两次涂抹至愈。夏天用肥皂温水，方法同上。用药期间忌辛辣，禁酒色。

【疗效】临床应用，疗效极佳。

【验案】赵×，男，55 岁。患酒渣鼻 9 年，有嗜酒之癖，证属三期鼻赘疣型。先后用 0.5% 普鲁卡因皮下注射，磷酸氯奎长期内服，硫黄霜、硫黄白色洗剂及中药内服均无效。1981 年到我处索药求治。以上法治疗半月，忌辛辣酒色，并嘱每天服大黄苏打片。日 3 次服，每次 3～4 片，治疗月余，近十年顽疾告愈。

【按语】 本方系经多年应用的秘方。方中硫黄、水银是杀死毛囊蠕行螨的特效剧毒药，其杀菌力极强。配以猪板油则有固定药物，妙杀菌虫之用。大黄苦寒，泄热杀虫。配大黄苏打片则可清胃肠之热，泄肺之火，诸药共奏奇功。

3. 麻枫二粉油

【组成】 大麻子 50g　大枫子 50g　轻粉 5g　红粉 5g

【主治】 酒渣鼻。

【制法】 上药捣碎搅拌均匀，每丸重 7～8g。

【用法】 用 4 层纱布块包药 1 丸，挤出油后轻轻擦于患处，每晚 1 次，将挤出的油全部擦尽。第 2 次用时可以再挤油（1 丸可擦 3～4 次）。治疗期间，患者禁食辛辣之品，以防复发。

【疗效】 轻者 2 丸即愈，疗效显著。

4. 赤鼻罩脸膏

【组成】 大枫子 40g（去皮）　胡桃肉 10g　水银 2.5g　樟脑 2.5g

【主治】 酒渣鼻。

【用法】 先将大枫子和胡桃肉捣烂成泥，再掺入水银捣匀，最后加入樟脑、猪板油 10g 捣成软膏，擦患处，每日 1 次。

【疗效】 本方治愈酒渣鼻患者病例很多，治愈率达 80%。

【验案】 朱××，患酒渣鼻已数年之久，屡治无效。经用本方治疗，十余日即愈。后曾复犯一次，又用本方治愈。

5. 百苦雷散

【组成】 百部 5 份　苦参 2 份　雷丸 2 份　雪花膏 80～85g

【主治】酒渣鼻。

【用法】先将百部、苦参、雷丸各研成极细末，混合均匀。搅匀后取药粉 15～20g，加雪花膏 80～85g 混合，制成 15～20 克药物雪花膏霜。每晚睡前用硫黄皂清洗面部，然后外搽患处，翌晨洗去。20 天为 1 个疗程，可连用 2～3 个疗程。

【疗效】本方屡用屡效。

【验案】李××，男，48 岁。患酒渣鼻 20 余年，皮损除鼻尖部外，鼻翼、颊部、颏部和前额均受累，患者曾到中山二院皮肤科诊断为酒渣鼻。十多年来，遍治无效，经用上法治疗 3 个疗程而愈，至今未复发。

【按语】在初用本药数天，皮损症状可加重，以后逐渐好转，乃至痊愈。由于百部、苦参、雷丸混合药粉可杀毛囊虫，且具有除湿解毒作用，所以对酒渣鼻合并化脓者亦可应用。

【验证】笔者应用《新中医》1983 年第 8 期《治疗酒渣鼻验方》一文的方法，治疗 2 例患者，均用药一次即获痊愈。

【病例】邹××，女，21 岁。1983 年 8 月 27 日就诊。患者患酒渣鼻 2 年多，经用氟轻松软膏外涂，地塞米松肌注等未效，又于 1983 年 5 月到某市医院求治，经用中、西药治疗效不显。后求治于余，即用上方以图试治，翌日患者欣然来告，用药 1 次溃面即干燥结痂，未再用药。7 天后结痂变软，皮损渐愈，红斑消退。观察至今未见复发。

6. 复方大枫膏

【组成】大枫子 3g　川椒 3g　水银 1g　胡桃肉 3g　樟脑 3g

【主治】酒渣鼻，鼻头红肿、奇痒难忍。

【用法】上药共杵为膏，纱布包扎，搽患处，每日 2 次。

【疗效】该方具有杀虫止痒之功，方内水银为剧毒之品，是杀虫止痒之克星，临床应用多年，未见任何毒副作用，为治疗该证神效之方剂。

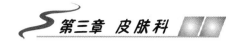

二十二 头癣

1. 苦楝子硫黄膏

【组成】苦楝子 20g（焙黄研末）　硫黄末 10g　凡士林 70g
5%~7% 碘酊适量

【主治】头癣。

【用法】将苦楝子焙黄研末，与硫黄末混匀，加凡士林油成软膏。用时，洗净患处，用软膏涂搽，治疗 3 周后，每晚再加用 5%~7% 碘酊外搽患处。

【疗效】此膏治疗头癣 48 例，经治 2~3 个月，全部有效。追访 2 月余，除 3 例复发外，均获治愈。在治疗 1~3 周观察中，发现病损之毛发松动，极易拔去。但未用苦楝子制剂前，拔发不易，且感疼痛，因此笔者认为苦楝子有松动发根的作用。

2. 头癣经验方

【组成】枯矾 30g　生青矾 30g　生石硫黄 15g　食油脚（即麻油、豆油、菜油的沉淀物）120g

【用法】先将前 3 味中药研细末，以食油调匀，然后再在锅中蒸之即可。用时，用棉签蘸药涂搽患处，每日 2 次，至愈为止。

附方　雄黄膏

【组成】雄黄 5g　氧化锌 10g　凡士林 85g

【主治】头癣。

【用法】先将雄黄、氧化锌研细末，用凡士林调成膏，外搽患处，每天 2 次。

【疗效】治疗 105 例，全部基本治愈。

【按语】头癣包括黄癣、白癣、黑癣三种，中医统称为"秃疮"。中医认为头癣主要是虫毒外侵，湿热郁积于头皮毛发所致。治宜杀虫止痒、清热除湿。

二十三　体癣　股癣

1. 土槿皮癣水

【组成】土槿皮 30g　百部 30g　蛇床子 15g　50% 酒精 240ml

【主治】体癣及其他皮肤癣病。

【用法】上药在酒精中浸泡 3 天，过滤取液备用。用时，每天用药液外搽患处 1~2 次。

【疗效】屡用效佳。

2. 复方百部液

【组成】百部 20g　野菊花 15g　大黄 15g　虎杖 15g　蛇床子 10g

【主治】股癣。

【用法】水煎外洗，每日 2~3 次。

【疗效】上方治疗 5 例，均得到治愈。

【按语】股癣生于腹股沟处的大腿内侧，中医称为"阴癣"，状如钱币，痒痛，有匡部，抓搔后有渗液，多由风湿热邪蕴积皮肤或接触不洁之物引起，临床不易治愈。

3. 四圣散

【组成】羌活　黄芪　炮附片　沙苑蒺藜各等量

【主治】阴癣、绣球风。

【制法】先将上药共研细末，将新鲜猪腰子洗净，漂洁，除去有腥味的肾盏部分剖开（不断）成数层，将上述药末 9g 均匀放在每层之间，平摊在新瓦片上，置无烟火上炙熟，忌煳焦，待用。

【用法】每日吃1个，早晚趁热细细嚼服，黄酒送之。

【验案】周××，男，48岁。1951年2月就诊，患阴癣30年，久治不愈。近日加重，双侧腹沟部遍布苔藓状鳞屑，双侧阴囊肿大，有搔破血痕及结痂，并有部分糜烂。苔薄白，舌质淡，脉细濡。以生地24g，赤芍9g，当归6g，泽泻9g，防风6g，蝉蜕9g，煎水分2次送服四圣散。10天后，阴囊处新生皮肤逐渐扩大，直至痊愈。随访多年未复发。

【按语】本方为《苏沈良方》之方。阴癣、绣球风，分别属西医之股癣及阴囊湿疹。病久常局部出现干性鳞屑、皮肤增厚或有轻度糜烂。大凡燥胜则干，寒胜则裂。方中羌活、炮附子祛寒润燥、祛风止痒；沙苑蒺藜、鲜猪腰子补肝肾、助润燥；黄芪补气摄血，润燥止裂，抗疮生肌，利湿解毒。瘙痒重者，加地肤子24g；大便秘结者，加生首乌30g；搔破出血者，加生地15g，赤芍9g，当归6g，川芎4g，防风9g，蝉蜕9g，分别煎水送服四圣散。

服药期间，忌食辛辣刺激食物，尽量避免抓破患部，破溃者需清洁换药。

附方　复方黄连擦剂

【组成】川黄连50g　花椒25g　70%酒精适量

【主治】各种顽癣。

【用法】上药浸泡在酒精中3天后备用。将药液涂在患处，每日3~4次，连续10天为1个疗程。

【疗效】此方治疗各种顽癣103例，疗程20~30天。结果：痊愈90例，好转13例。其中45例治愈患者，经3~6个月的随访，仅3例复发。

二十四　花斑癣

1. 汗斑散

【组成】密陀僧 30g　乌贼骨 30g　硫黄 15g　川椒 15g

【主治】花斑癣。

【用法】上药共研细末备用。用生姜切片蘸药粉外涂搽患处至淡红色，早晚各 1 次。擦后勿水洗，洗澡后擦用更好。

【验案】全×，男，42 岁。患汗斑 1 年多，曾擦硫代硫酸钠、土槿酊药水，均效果不佳。检查：颈、胸、腹、背及上肢皮肤均散在多数黄豆大斑点，颈胸部皮损已融合成片状斑块，呈灰白色，微发亮，刮之有糠粃样鳞屑脱落。即用汗斑散治疗，5 天后，瘙痒消失，皮肤恢复正常，随访四年未复发。

【按语】花斑癣，中医称"紫白癜风"，俗称"汗斑"。临床主要表现为背、胸、颈、双上臂等处皮肤出现紫红色或浅褐色斑点，部分可融合成片，呈地图状，表面附有细小的鳞屑，自觉微痒或不痒。以后皮疹转为浅白色，夏天加重，冬季好转。中医认为花斑癣是由虫湿所致，治宜杀虫除湿。现代医学研究已知花斑癣的病原体是花斑癣菌。中医治疗花斑癣有奇效。

2. 陀硫粉

【组成】密陀僧 50g　硫黄 40g　轻粉 10g　食醋适量

【主治】花斑癣。

【用法】将上药共研细末，过 120 目筛，装瓶备用。用时先用食醋擦洗患处，然后取生姜一块，切成斜面，以断面蘸药粉，用力在患处擦至局部有灼热感为度，每天 2 次。擦药后，患处颜色改变，渐转为褐色，继而脱屑而愈，不损害皮肤，也无不良反应。复发者再按上法治疗即愈。

【疗效】此方有杀虫、止痒、拔毒之效。此方治疗汗斑 253

例，仅有 27 例复发。初发者经治 2～3 次可愈。

【验案1】陈××，男，22 岁。患汗斑 3 年，于 1978 年夏天就诊。初起病时，在患者胸部出现紫色和白色斑点，逐渐发展到两腋、颈部及腹背部，并可见紫色斑块，经用陀硫粉擦 3 次而愈。次年夏天复发，颈部右侧及面部散在出现紫色斑点，仍以此法治疗 2 天而愈，后未见复发。

【验案2】魏××，男，35 岁。1974 年夏天就诊，患者胸背部、颈部及右肩胛部有成块的紫色斑块及散在的紫色斑点，病程约 11 年。经用陀硫粉治疗，7 次痊愈。

【验案3】贵刊 1989 年第 1 期刊载的"陀硫粉治疗汗斑"一文，经笔者验证 1 例，疗效显著，现报告如下：患者自述在部队当兵时出花斑，逐年加重，夏天尤为严重，冬天减轻，现已有 12 年病史。为此看过数家医院，内服、外擦药均无明显效果。检查：全身体表见有大小不等白色斑块，以胸、背、腰部为甚，诊断为汗斑，用陀硫散治疗。每天 2 次，共擦 6 次痊愈。随访至今未复发，此方精简效良。

3. 陀螵散

【组成】密陀僧 6g　海螵蛸 6g　川椒 6g　硫黄 1g

【主治】花斑癣。

【用法】上药共研细末，贮玻璃瓶内备用。取生姜 1 块，斜行切断，以切口蘸药粉少许反复涂擦患处。每日早晚各 1 次，每次 10 分钟。

【疗效】采用本方治疗花斑癣 15 例，其中病程最长者 18 年，最短者 2 年，全部在 2 周内治愈。其中有 3 例仅仅治疗 5 天而愈，疗效甚好。

4. 陀槿散

【组成】密陀僧 3g　土槿皮 10g　硫黄 6g　土大黄 25g

【主治】花斑癣。

【用法】上药共为细末，用黄瓜蒂或紫茄蒂蘸药末涂搽患处，1日2次，直至痊愈。

【疗效】治疗患者21例，用药3~7天后临床全部治愈（皮损消退，真菌化验检查为阴性），治愈率为100%。一般轻者2~3天即愈，重者5~7天治愈。

【按语】方中硫黄、土槿皮、密陀僧、土大黄均有杀虫止痒、治疥癣之功效。全方药虽四味，但配伍合理，立意深刻，据现代药理研究，上药均有较强的杀菌和抑菌作用，故临床收效甚佳。

二十五　手癣

1. 藿黄浸剂

【组成】藿香　黄精　生大黄　皂矾各12g

【主治】手癣（鹅掌风）。

【制法】上药用米醋0.5公斤浸泡5~7天，去渣备用。

【用法】将患部放入药水内浸泡，每次浸泡1~2小时，每日1~2次。

【疗效】药源丰富，疗效较好。

【验案】秦××，男，60岁。患手足癣40余年，屡治无效。手掌部起很多小水泡，足趾间湿烂，瘙痒不休，两手十指均呈灰指甲。经用藿黄浸剂浸泡42小时，手足癣痊愈；再浸泡10指42小时，半年后指甲恢复正常。

【按语】皮肤癣菌感染侵入手的掌侧，特别是手心，称为手癣，属中医学"鹅掌风"范畴，手癣和脚湿气是多发病。藿香浸剂以夏季使用最适宜，将患部全部浸入为度，浸泡时间愈长，效果愈好。浸前先洗净手脚，浸后忌用肥皂及碱水洗涤。浸泡时间累计40~50小时，如系甲癣，浸泡时间宜加倍。

2. 祖传治鹅掌风方

【组成】 密陀僧1g 核桃仁15个 冰片0.3g

【主治】 鹅掌风（手癣）。

【制法】 将密陀僧研极细末，与核桃仁放在容器内共捣为泥状，加入冰片研细掺入，收盒中备用。

【用法】 每晚将此药搽搓手掌1次。翌晨洗去，如此用一周。若不愈，可隔2～3月后，再行治疗一周，即可痊愈。

【疗效】 本方是山东中医药大学张珍玉教授祖传验方，有杀虫、润肤、止痒之功，适于鹅掌风之干燥、瘙痒，甚则皲裂脱皮者疗效甚佳。

【验案】 孙××，男，28岁。自1976年起两手掌痒，冬春发作较甚，干裂脱皮，1977年来诊。自述经多方治疗均无效。即处上方如法搽搓一周后，瘙痒及干裂脱皮均已得到控制，继用一周即痊愈。

【按语】 所谓鹅掌风是缘于手掌粗糙开裂如鹅掌而得名，即今之所称手癣。本病以皮损起疱疹为其特点，散在或簇集，不久后疱壁破裂，中心已愈，四周续起疱疹，反复发作或治不彻底，常使病情延长，经年不愈。自觉瘙痒，秋冬皮肤肥厚、干燥、皲裂等，亦有患者并无水泡，亦不糜烂，只有鳞屑和皮肤肥厚粗糙。

【注意】 皮肤有糜烂湿润或化脓肿痛者忌用。涂搽药后，两手要戴手套，以免药物入口，同时也可避免玷污被褥。

3. 醋泡方

【组成】 当归30g 桃仁30g 红花30g 青木香60g

【主治】 角化型手足癣。

【用法】 将上药物醋泡1000ml，一周后开始以其浸液泡患病手足20分钟，每日1次。每剂中药可泡10天，20天为1个疗程。

【疗效】共治疗 60 例，痊愈 29 例，有效 31 例，总有效率 100%。

【按语】本病属中医"鹅掌风"范畴，病机为血虚风燥、肌肤失养。故用当归、桃仁、红花养血润肤；本病病程较长，且皮肤坚硬肥厚，属于久病多瘀，而上药又可活血化瘀，祛瘀生新，配木香行气而活血，现代药理研究表明青木香具有较强的抑制真菌作用，醋泡药可引药深入。诸药合用，达到养血润肤、活血软坚、祛风止痒之功效。

4. 手足癣祖传方

【组成】皂角 250g　苦楝皮 50g　红花 30g　醋 1000ml

【主治】手足癣、甲癣。

【用法】将前 3 味药打碎，浸泡于 1000ml 醋内，历时 7 天，滤出药液。先用温开水洗净患处，再用此药液浸泡擦洗患处 5 ~ 15 分钟。

【疗效】本方为祖传验方，临床试用之，每每取效。

【按语】本方有活血祛风、杀虫止痒之功，善治手足癣及甲癣所致的手足瘙痒、脱皮、指（趾）甲变形、增厚、色灰等症。

【注意】严重感染者禁用此方。

5. 验方治鹅掌风

【组成】瓦楞子　当归　苦参　苹芰各 70g

【主治】鹅掌风（手癣）。

【用法】将上药浸泡于镇江醋 750ml 中，浸泡 3 天即可使用。用水将手清洗干净，然后将手泡入药内。每次 20 分钟，也可自定，第一次浸泡完毕将手拿出后不要用清水冲洗，让手自然干。每晚睡前浸泡，如有条件，每天可浸泡 2 次，10 天为 1 个疗程。

【疗效】一般 1 ~ 2 个疗程可治愈。严重者 3 ~ 4 个疗程可治愈，临床用之，屡试屡验。

【验案】刘××，男，从 17 岁时患手癣，右手比左手严重。

每到寒冷季节，手脚就裂口子，渗血，疼痛难忍，生活极不方便。40 多年来，曾多次求医诊治，却久治不愈。1997 年春，我看到《老年报》推荐方药治鹅掌风，我按上方调治，2 个疗程初见成效，4 个疗程彻底治愈。如今我的双手已恢复如初，即使在寒冷季节用冷水洗手也不脱皮和裂口子了。

6. 熏洗法

【组成】白矾　皂矾各 30g　儿茶 15g　侧柏叶 60g

【主治】手癣。

【用法】水煎数分钟备用。先用桐油擦患处，再用纸捻浸透桐油，点燃纸捻，熏患处约 10 分钟。然后将以上药液倒入小桶，将患手伸入桶内，用布盖紧桶口，勿使漏气，利用热气熏患手。待药液温和时，再将患手浸入药液中约 20 ~ 30 分钟。

【疗效】临床应用，屡用效佳。

7. 鸦胆子浸液

【组成】鸦胆子 20g（打碎）　生百部 30g　白酒　食醋各 250ml
此为治疗一只患手的用量，如患两手，药量加倍。

【主治】鹅掌风、灰指甲。

【制法】将药及酒、醋共放入大口瓶内，密封，浸泡 10 天后备用。

【用法】将患手伸入药瓶中浸泡（浸泡过程要注意尽量减少药液的挥发），每次浸泡 30 ~ 60 分钟，每天浸泡 2 ~ 3 次，约 11 ~ 12 天药液泡完即愈。泡至第 6、7 天时，患手皮肤变得红嫩而薄，此是将愈之兆，不需顾虑，当继续浸泡至愈。

【验案】张××，男，48 岁。右手鹅掌风已患 15 年，皮肤粗糙、厚如胼胝，入冬皲裂，遇冷水倍感痛楚，影响工作和休息。经多方中西药内服、外擦治疗无效，笔者获此方后，登门治疗。患者因病久不愈，失去了信心，勉强接受了这一简易疗法的治疗。先后用药 3 剂，浸泡 30 次，患手临床治愈，至今 8 个月再未复发。

8. 复方藿香洗剂

【组成】藿香25g　生大黄2g　黄精10g　明矾10g

【主治】手足癣。

【用法】以白醋500ml泡上药24小时，经煮沸冷却后，将患部浸泡3~4小时。用药期间，5天内不用肥皂或接触碱性物质，一般用药1~2剂即告愈。

【疗效】多年临床运用，疗效较好。

【验案1】张×，女，50岁。1974年7月初诊。患手、足癣，局部起水泡，奇痒，历时3~4年，经多方治疗，病情反复不愈，后用上方2剂而愈。迄今未复发。

【验案2】于×，男，20岁。两腿股内侧起水泡、奇痒、搔破流水渗血，历时3年。经打针用药涂药膏均无效，并逐渐扩大至臀部，皮肤科诊断为体癣，转中医治疗。即用原方泡洗，每天1剂，3剂痊愈，至今未复发。

【验案3】徐×，女，20岁。2年前小腹部皮肤生癣，奇痒，抓破后灼痛流水，经打针涂药膏治疗，历时2年多不愈。即用上方治疗，3剂显效，继用3剂痊愈，至今未复发。

9. 甘草苦参汤

【组成】甘草30g　苦参30g　地肤子10g　冰片5~10g

【主治】鹅掌风。

【加减】粗糙皲裂者，加白及15g；潮红湿润肿胀者，加山慈姑10g。

【用法】除冰片外，将其余中药加水适量，入锅中煎沸30分钟，停火后加入冰片，痒者加入5g，痒甚者冰片加入10g。待湿后，泡洗患处，每次30分钟，早、晚各1次，5天为1个疗程。

【疗效】治疗7例患者，全部治愈。

【验案】郑××，女，60岁。就诊前双手皮肤肥厚、粗糙4

年。在夏季也发生疼痛，皲裂，冬季裂口更深，经常引起化脓而肿痛。曾多次求治，应用各种中西药物，均无显著疗效。双手皮肤皲裂、疼痛、红肿、瘙痒，舌红，脉数。用甘草苦参汤加白及15g。治疗1个疗程后，皮肤已变柔软，皲裂、疼痛、肿胀明显减轻。又给予1个疗程治疗痊愈。

10. 顽癣膏

【组成】 大枫子12g　白芷12g　枯矾12g　硫黄9g

【主治】 手癣。

【用法】 将上药共研细末，过100目筛，用适量猪油调成膏状，涂搽患处，并用手轻轻按摩，使药直达病所。后用火烘干，每日2次，每次30分钟。7日为1个疗程，各疗程间隔1日。治疗期间禁食辛辣，尽量减少碱性溶液、有机溶液等刺激。

【疗效】 临床治疗177例，痊愈170例，好转5例，无效2例。总有效率为98.87%。

【验案】 郑×，女，68岁。于2003年12月23日就诊。2年前因右手掌心出现一个不规则团块，干裂、痛痒，在当地医院皮肤科诊断为鹅掌风。曾给予复方水杨酸苯甲酸软膏、咪康唑（达克宁）软膏外涂，效不佳来诊。检查：右手掌自然皱纹加深，皲裂，自感疼痛，触之有粗涩感，角质层增厚，麦麸样脱屑，无汗，如树皮状。按以上方法治疗1个疗程，疼痛减轻，痛痒消失，皮损基本变平。隔日复用第2个疗程，告愈。半年后随访，未再复发。

【按语】 方中大枫子具有攻毒杀虫、祛风燥湿之功效；白芷散风燥湿，散发在表之风邪，祛腐生新，促进创面愈合，对真菌有一定抑制作用；枯矾有解毒、杀虫、止痒之功效，对多种细菌有抑制作用；硫黄解毒、杀虫、止痒，主治疥癣、疮癞。四药合用，共奏解毒、杀虫、止痒之功效。又加火烘，更能使药直达病所，故治鹅掌风疗效颇佳。

11. 外敷方

【组成】黄芪　当归　白及　甘草各等量

【主治】手癣。

【用法】将上药研成细末，取中药细粉 60g，加入白凡士林 40g，二甲基亚砜 10ml，混匀后备用。使用时取中药软膏，直接涂于患处，每日 2 次，10 天为 1 个疗程，未愈者再使用。

【疗效】临床治疗 68 例，痊愈 56 例，显效 5 例，有效 3 例，无效 4 例。见效时间：最快 3 天，最慢 7 天，平均 5.6 天，痊愈时间最短 7 天，最长 14 天，平均 9.2 天。

【验案】王×，男，30 岁。自述双手掌皮损 10 年，每年秋冬季较著，夏季稍缓解。曾外用去炎松、尿素霜、哈西奈德（肤乐）膏、愈裂霜等多种外用药物，均无明显效果。查体：双手掌心浸润变厚、干燥、粗糙、裂纹。真菌检查阴性。给予中药软膏外涂，10 日后皮损明显减轻，双手掌裂纹多数愈合。继用 10 日后痊愈。随访半年未复发。

【按语】本方中黄芪、当归补气养血；白及、甘草润肤生肌。据现代药理研究，黄芪、当归均能显著改善人体血液循环功能，提高人体免疫力。白及中含有黏液质、淀粉、挥发油等成分，外用作为涂敷剂，使局部红细胞凝集，并能刺激肉芽组织生长，促进创面愈合。甘草中含有各种甘草酸，具有显著的去氧皮质酮样作用。四味中药配伍合理，制作简单，临床疗效较好，值得推广使用。

12. 豆腐浆方

【组成】豆腐浆两大碗　川椒 15g　透骨草 15g

【主治】鹅掌风。

【用法】将川椒、透骨草用豆腐浆熬 5～6 沸，待温凉适宜，洗患处约 2 小时。

【疗效】本方洗后痒止，治疗多人，连用 2～3 次可愈。

【验案】刘××之妻，40岁。患鹅掌风一年有余，百般治疗，均无效果。后用本方洗2次即愈。且愈后两手同别人一样，未留瘢痕。

【按语】《本草纲目拾遗》载豆腐浆味甘，微苦，性凉清热；豆腐沫（即豆腐泔水上结沫）能治鹅掌风。据笔者所见，民间疗法常用豆腐浆洗涤疮肿及皮肤疾患，每有奇效。因知此种物品用于外治有清热、解毒、滋润肌肤之效。患鹅掌风呈现瘙痒症状者，由于风血相搏使然。本方用豆腐浆加入川椒、透骨草2味以祛风邪，方义更加周到，患鹅掌风者，可试用之。

二十六　甲癣

1. 丁香酊

【组成】丁香15g　大黄20g　土槿皮5g　丹参20g

【主治】甲癣。

【制法】上药加80%酒精200ml浸泡10天，过滤，滤液加冰醋酸，使冰醋酸含量为18%，备用。

【用法】先将指甲修掉部分，然后将患指浸入药液中，每次10分钟，1日2次。浸泡后用橡皮胶将患指裹住，一周后将胶布去掉，指甲周围脱去一层皮，停止浸泡，继续用药棉蘸药水外搽，每日4～5次。

【疗效】此法连续使用3周后，可见指甲凹陷的部分恢复，增厚部分减退，再外搽一周以巩固之。

【按语】甲癣是由真菌寄生在甲板内而引起的指（趾）甲病态表现，中医称"灰指（趾）甲"，多由手足癣传染。临床表现，甲板增厚，不平，呈灰白色，质地疏松变脆，游离缘可见甲下碎屑，病甲与甲床分离。本病病程缓慢，较难治愈。

2. 灰甲灵

【组成】土槿皮 30g　土大黄 30g　黄精 30g　米醋 250ml

【主治】灰指甲（甲癣）。

【加减】如在夏季加入凤仙花汁 30ml，可加强药物的渗透性，提高疗效，减少复发。

【制法】上药共研细末，取 30g 药粉，用米醋 250ml，浸泡 24 小时后，煮沸待温。

【用法】将上药液装入塑料袋或橡皮胶袋中，套住患手。24 小时后除去，2 天不要蘸水。4～5 天后，再如上法用 1 次，连用 3 次为 1 个疗程。

【疗效】本方为著名老中医陈树森主任医师的经验良方，对治疗甲癣屡治屡发、日久不愈者，疗效显著。

【按语】以上三味药对多种常见致病性皮肤真菌均有抑制作用。米醋所含醋酸能杀菌消毒，并溶解角化组织及上皮，使药力易于透入，四药合用，杀菌解毒，故治甲癣有显效。

附方　蒜醋糊

【组成】大蒜头数瓣，切碎捣烂，倒入食醋适量。

【主治】甲癣。

【用法】先用小刀将病甲削刮，并用胶布将患指包裹，仅露出病甲，然后将患指浸入，以没甲为度，每次 30 分钟，每日 2～3次。也可睡前将药糊敷于病甲上，翌晨除去。

【疗效】此为民间单方，用之屡见效验。

【验案】成×，男，26 岁。右手食指、中指先后发现灰甲 3 月余，有脚癣史，嘱将病甲游离部分全部剪去。自备蒜醋糊，每日浸渍病甲 2～3 次，每次 30 分钟。如感觉疼痛即缩短浸渍时间，坚持治疗 3 月余，长出新甲。

【按语】药物宜现配现用，最多 2 天即换新药。据观察，指甲从甲根部长到指尖需要 3 个月时间，因此必须坚持 3 个月，方

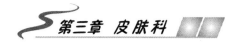

能治愈。此法宜选择夏秋季使用，皮肤娇嫩或浸渍时间过长者，可有疼痛反应。要适当减少浸渍时间。

二十七　足癣

1. 足癣洗方

【组成】丁香10g　黄精　蛇床子　刺蒺藜各20g

【主治】足癣。

【加减】水泡型加皂矾、大黄各10g；浸渍糜烂型加苍术、藿香、白鲜皮各20g；鳞屑角化型去丁香，加白及、五灵脂、葛根各20g；有感染者加黄柏20g。

【用法】上药加水2000ml，煎取1500ml，将上药倒入盆内。待温度适宜时浸洗患足半小时左右，每日1次，连续4～5日。

【疗效】上方治疗足癣54例，结果：治愈（4个月内未复发）42例，好转11例，无效1例。

2. 家传验方血竭双黄膏

【组成】血竭10g　硫黄30g　雄黄30g　枯矾30g

【主治】各类型足癣。

【制法】将上四味药分别研成细末，过120目筛，诸药末混合，加入400g凡士林充分调匀，装瓶备用。

【用法】用前先用20g食盐，加入2000ml开水，趁热（以不烫手为宜），将患足浸入水中泡洗15～20分钟。然后把脚擦干，再涂上血竭双黄膏，用手反复揉搓，以疏松汗腺，使药力内透，直达病所深部，以加速药效。每日搓药2～3次，连用数日必愈。

【疗效】共用上方治疗足癣70例，其中脱厚型25例，水泡型10例，糜烂型35例，均获痊愈。5年后随访，未见复发。

【验案】胡×，男，86岁。60多年前双脚患糜烂型足癣，多方医治无效，1980年6月12日来诊。诊见脚趾内潮湿糜烂，渗出淡黄色黏液较多。将表皮除去，露出红色底面，密布许多小孔，伴剧烈瘙痒，且有恶臭。特别是梅雨季节，病情加剧，痒痛难忍，不能入睡。用上药治疗，2 天后，痒消病愈，随访至今未见复发。

【按语】血竭双黄膏是余伟林医师家传验方，多年来用于临床，疗效显著，方法简单，无副作用。方中硫黄解毒，能使表皮软化，有脱脂、杀菌、杀虫、止痒及促进角质形成的作用；雄黄燥湿、解毒、杀虫、抗霉菌；血竭功能化瘀止痛，止血敛疮；枯矾收敛止血，收湿止痒，杀虫定痛；凡士林滋润皮肤，防止干燥。诸药合用，共奏奇功。故多年顽癣终获痊愈。本方对皮肤干燥、脱皮、起水泡、皲裂、奇痒等癣症，均有显著疗效。

涂药期间应保持患部清洁干燥，每次用药前都要用盐水浸洗；穿过的鞋袜最好用开水烫过或置于阳光下暴晒，禁忌烟酒，忌食鱼虾、辛辣及牛羊肉等食物；禁用冷水、肥皂水或碱水洗脚，勿接触腐蚀性物质。

3. 复方土槿皮液

【组成】土槿皮 30g　蛇床子 30g　黄柏 15g　没食子 15g　枯矾 12g

【主治】足癣感染。

【用法】将前四味药加水 2000ml，煮沸 20 分钟，过滤后加入枯矾溶化即可，每剂药可连用二日。治疗时将患足浸泡于微温的药液中，每次 15~20 分钟，每日 2~3 次。治疗后暴露患处，保持清洁干燥，不须包扎。

【疗效】用上方治疗足癣感染者 50 例，均全部治愈。仅 2 例因体温较高，加用庆大霉素肌注 2 日。治愈天数 2~7 天，平均 5 天，治疗中未发现不良反应。

4. 苦参酊

【组成】苦参 20g　青核桃皮 20g　木槿皮 20g　95% 酒精 300ml

【主治】足癣经久不愈，足趾缝起小水泡，脱皮奇痒，俗称"脚气"。

【制法】将前 3 味药捣碎，浸入酒精内，密封一周后滤去药渣备用。

【用法】将脚用温水洗净后，用棉签蘸药液搽抹患处，每日 2～3 次。

【疗效】本方具有清热除湿、杀虫止痒功能，且配方简单，使用方便，临床应用，疗效甚佳。

【验案】曾有 1 例患者足癣反复发作，经久不愈，整个脚掌稀烂肿胀，痛痒难忍，并常常合并细菌感染而下肢肿胀疼痛，使用多种方法治疗无效。用本方涂搽 1 次，立即止痒，连续使用 3 天痊愈，至今未见复发。

5. 顽癣克星

【组成】苦参 100g　全蝎 30g　蜈蚣 10 条　冰片 20g

【主治】手足癣。

【制法】先将苦参、全蝎、蜈蚣制成细粉，用凡士林 1000g 加热熔化，再放入冰片，倒入药粉共调匀，放冷后成膏。

【用法】先用温水浸泡患处 20 分钟，使角质层软化，有条件时可刮除角质层，然后擦干皮肤，涂上药膏。皲裂严重者可加压包扎固定，每日换药 1 次。

【疗效】临床治疗 50 例，治愈 33 例，好转 15 例，无效 2 例，总有效率 96%。

经一周治愈 4 例，好转 6 例；经 2 周治疗治愈 12 例，好转 7 例；经 3 周治疗治愈 14 例，好转 2 例；经 4 周治疗治愈 3 例。

【按语】本方中苦参清热燥湿、杀虫止痒；全蝎、蜈蚣为毒物，亦可以解毒，即中医所称的以毒攻毒作用；冰片清热解毒、止痛止痒。现代药理研究表明，苦参、冰片、蜈蚣皆有抑菌作用，对皮肤真菌、细菌等多种致病原皆有抑制和杀灭作用；全蝎有扩张血管、改善局部血液循环的作用。四药结合，相辅相成，用于治疗顽癣，效果良好。

二十八 扁平疣

1. 木贼草汤

【组成】木贼草 香附（打碎） 银花 板蓝根各30g

【主治】扁平疣。

【用法】上药加水1000～1500ml，煎沸倒入盆中待温，用纱布或毛巾蘸药液搓擦患处，早晚各1次。每次20分钟，连续1～2周。

【疗效】用上方熏洗，治疗扁平疣60例。结果：35例用药10天皮疹全部消失，25例20天痊愈，随访无一例复发。

【验案】洪×，男，24岁。颜面布满米粒至绿豆大的扁平疣，呈淡褐色，质坚，以前额及两颧部尤为密集。出汗后有痒感，已3年余，屡治未效。予上方洗擦，2周痊愈。

【按语】扁平疣为病毒引起的皮肤病，尤为青年男女常见的皮肤病。病程缓慢，愈后仍可复发。好发于青年人的颜面、手背和前臂等处，皮损呈针头至黄豆大，圆形或椭圆形，淡褐色，质坚的扁平丘疹，故又称"青年扁平疣"。中医称之为"扁瘊"。

方中木贼利湿清热，香附行气解郁，银花、板蓝根清热解毒，对病毒有抑制作用，故而用之有效。如擦洗不便，亦可改为浓缩液外搽。本方亦治寻常疣。

2. 平疣酊

【组成】鸡血藤100g 贯众30g 木贼草30g 75%酒精1000ml

【主治】扁平疣。

【用法】将上药浸入75%酒精中，一周取汁备用。每日外搽患处3～4次，10天为1个疗程。

【疗效】共治35例，用药1个疗程痊愈者20例，好转6例，有效 5 例，无效 4 例，总有效率 89%。

【按语】本方中除了用贯众、木贼草清热解毒，抗御病毒以外，还重用鸡血藤活血化瘀、镇静解毒，以提高机体的免疫功能和皮肤对病毒的防御作用。临床疗效证实，鸡血藤对于扁平疣导致皮肤损伤确有促进愈合作用。

3. 香木煎剂

【组成】香附　木贼草　大青叶　板蓝根各 30g

【主治】扁平疣、寻常疣。

【用法】将上药加水至 500ml，煎沸 3~5 分钟，先熏，待温后用力擦患处，每晚 1 次，每次 20 分钟，每剂可用 3 天。将药煎沸后，依上法续用，9 天为 1 个疗程。

【疗效】治疗 50 例，治愈 32 例，好转 8 例，无效 10 例。

4. 消疣灵

【组成】马齿苋 60g　露蜂房 9g　蛇床子 9g　苦参 15g

【主治】扁平疣。

【用法】上药加水 1500ml，浸泡 2 小时，然后用大火烧开，小火慢煮 30 分钟，浓缩为 500ml 左右。趁热用黄瓜蒂蘸药液反复擦洗患处 15 分钟，以略用力不擦破表皮为度。每日 4~5 次，洗时加温，每日 1 剂，10 日为 1 个疗程。

【疗效】临床治疗 48 例，治愈 29 例，好转 18 例，无效 1 例，总有效率 97.92%。

【验案】张×，男，21 岁。2001 年 11 月 15 日就诊。患者面部及手背出现扁平丘疹半年，状如米粒至高粱米大小，表面光滑，分布疏密不匀，呈淡黄褐色或正常皮肤色，少部分相互融合。初起微痒无疼痛，目前虽无痛痒，但有碍美观，曾服中药治疗无效，前来就诊，诊断为扁平疣。用上法治疗 2 个疗程，皮疹消退近半，4 个疗程后皮疹全部消退，无瘢痕及色素沉着。随访 1 年未复发。

【按语】方中马齿苋酸、寒，有清热解毒之功；露蜂房辛、平，具有攻毒、祛风、止痛之效；蛇床子辛、苦、温，有燥湿杀虫、止痒作用；苦参苦、寒，能清热燥湿、祛风杀虫；配以黄瓜蒂涂搽，可清热、解毒、美容。药理研究证实，四药均有明显的抗病毒作用，对赘疣细胞有毒性作用，能使细胞破坏，细胞核回缩，最后坏死脱落。四药合用，共奏清热解毒、杀虫祛疣之功。

5. 木香苡仁汤

【组成】木贼100g　生苡仁100g　香附15g　鸦胆子5粒

【主治】扁平疣。

【用法】前3味药加水1000ml，浸泡30分钟，然后加热煮沸1小时，倾出滤液。再将药渣加水500ml，用同法煎煮，合并两次汤液待用。先将患处用热水洗净，然后将药液加热至30℃左右，外洗患部并用力摩擦，直至患处发红，抓破为度。再用鸦胆子5粒去壳捣烂，用一层纱布揉成球状，用力摩擦，每次10分钟。以上治疗早晚各1次，一周为1个疗程（外洗汤剂每3天1剂，鸦胆子每天更换1次）。

【疗效】治疗33例，均获痊愈。

6. 三味药油方

【组成】浙贝母30g　生苡仁10g　鸦胆子（去壳）10g　菜油50ml

【主治】扁平疣。

【制法】上药共研细末，入油中浸泡一周，贮瓶密封备用。

【用法】先用25%酒精常规消毒，用镊子夹去疣子角质层，再用此油涂搽，每2分钟涂1次，每周上药2日。

【疗效】治疗28例，通过内外合治1个疗程（一周2次）见效，4个疗程全部治愈。内服方：

板蓝根30g　生苡仁30g　生地12g　木贼草　香附　丹皮各10g　紫地丁15g　蝉蜕6g

水煎服，每日 1 剂。

附方　苡仁绿豆汤

【组成】生苡仁 30g　鲜绿豆 30g

【主治】扁平疣。

【用法】将苡仁、绿豆煮熟后，加少许白糖或食盐调味，每日 1 次，早晨顿服，15 日为 1 个疗程。

【疗效】用此方治疗扁平疣患者 30 余例，无一不效，均痊愈。屡用屡效。

【验案】陈×，女，20 岁。诉 1 年前面部出现数个扁平丘疹，色褐面痒，搔抓后丘疹逐渐增多。经某医院诊断为"扁平疣"，先后使用左旋咪唑、病毒唑等治疗无效。后来皮疹满布面部、颈部、上肢部，大小如粟粒或绿豆。服用上方 1 个疗程，皮疹完全消退，自觉症状消失。随访 1 年未见复发。

【按语】本病的机制主要是湿热毒邪蕴结于脾，外熏肌肤，形成丘疹，且湿性黏滞，致缠绵难愈。治宜健脾利湿、清热解毒。选苡仁健脾利湿清热，鲜绿豆清热解毒，验之临床，屡用屡验。

民间有用鲜绿豆治疗扁平疣的说法，可用单味绿豆 50g 熬汤，加少许糖或盐调味，每日 1 次，睡前顿服，曾治愈扁平疣 3 例。

也可用绿豆 20～30 粒，置于小碗中，加入凉开水 50～80ml，浸泡 24～48 小时，用手用力捻成泥状。清洁患部，擦于患处，每日 3～6 次，不需洗去，睡前用最好。擦至皮肤发红，耐受为度。应用临床十余年，疗效肯定。

7. 三子粉

【组成】白芥子　紫苏子　莱菔子各 100g　糯米 750g

【主治】扁平疣。

【制法】前 3 味药炒后研细末，糯米炒熟（不能焦）研末，然后将四味药充分混匀。以上为一个月用量。

【用法】口服，每次35g，每晚睡前服1次，可用适量红糖矫味，温开水送服。并于临睡前洗净患处，取柴胡注射液1支（2ml），割开安瓿，以药棉蘸取药液涂搽局部。

【疗效】治疗125例，均痊愈。一般用药一个月即可痊愈。病程长易复发者，连续用药3个月即可治愈且不复发。

【验案】张××，男，22岁。面部及手背骤然出现米粒大小、棕褐色扁平隆起，曾在外地切除数个，无法根治。来院就诊，服三子粉并外搽柴胡注射液，治疗一个月后痊愈。

【按语】苏子、白芥子、莱菔子为《韩氏医通》治老年人咳嗽喘逆，痰多胸痞，食少难消之三子养亲汤。现变汤为散，不治肺而治皮，诚为肺主皮毛理论体现也。疣为病毒感染，柴胡有抗病毒作用，配合局部涂搽，效果更好。莱菔子等亦有抗病毒的作用。

二十九　寻常疣

1. 消疣散

【组成】生石灰　明矾　食盐　食碱各等量

【主治】寻常疣（刺瘊）。

【用法】上药共研细装瓶备用。取药粉3g，用冷水搅拌成稠糊状，用针将患处挑破出血，用药棉擦净，敷药如玉米粒大，置于患处，不宜用纱布覆盖，2～3小时后可将干燥药粉去掉。脸、手部12小时，脚部5天内勿洗患处。

【疗效】敷药后无疼痛，愈后不留瘢痕，疣3～7天自行脱落。30年来治疗寻常疣患者多例，皆1次治愈。

【验案】孙×两手臂长有20多个大小不等的寻常疣，很不雅观，多方治疗始终不见效。后用本方治疗，半个月后，寻常疣已全部脱落，皮肤完好。

【按语】方中石灰去死肌，去赘肉；明矾蚀恶疮；食盐解毒

凉血、止痒定痛；食碱祛湿热，有腐蚀之效。四药合用，对消疣
有奇效。本方具有简、便、廉、验之特点，且药源易得，疗效
甚佳。

2. 疣必平

【组成】穿山甲　木鳖子　天葵子　硇砂　明矾各等量

【主治】寻常疣。

【制法】先炒穿山甲和天葵子，剥去木鳖子外壳，然后共研
细末备用。

【用法】选最大的疣1个，将疣必平用麻油调成糊状，敷在
该疣上，外用敷料固定。敷药1次，一周为1个疗程。

【疗效】治疗326例，全部治愈。其中1个疗程痊愈者208
例，2个疗程痊愈者81例，3个疗程痊愈37例。半个月内疣消失
者69例，一个月内消失者121例，一个月以上消失者136例。

【验案】彭×，男，21岁。1984年来诊。全身多发性寻常疣
共175枚，在最大1枚疣上敷疣必平，一周后，全身寻常疣表面
均变干燥苍白，2周后消失21枚，3周后全部消失。

【按语】本方穿山甲通经、破血、消肿；木鳖子、天葵子、
硇砂、明矾清热解毒，化痰散结。诸药共奏解毒通络、散结消疣
之功。本法只需敷药于一个大的疣体上，便可通过经络发挥近
治、远治的双重作用，而获治一疣而他疣自愈之效。

三十　稻田皮炎

1. 雄矾石冰散

【组成】雄黄　白矾　石膏各等量　冰片少许（约占总量的1/20）

【主治】治疗尾蚴型稻田皮炎、粪毒（钩幼型皮炎）、隐翅虫
皮炎等。

【制法】先将上方前3味药分别研末过筛。然后将石膏粉投

入锅内，加热煅炒至雪白色。待此煅石膏粉凉后，按照上方比例配伍，并把冰片研末加入，充分搅拌混匀，即可装瓶备用。

【用法】先用温盐水冲洗患部，后根据患部面积大小，酌量取药，放入清洁容器内，加适量的凉开水，调成清糊状（随用随配）。用棉签或清洁手指蘸药糊，涂敷患处（受药面积约大于红肿部位），1日3～5次。

【疗效】曾用于治疗上述皮炎等数百例，取得良好效果。

【验案】戴××，男，18岁。参加插秧劳动，而患尾蚴型稻田皮炎，经用上方治疗而愈。

2. 石硫散

【组成】石膏10g　硫黄5g　明矾40g　梧桐叶10g

【主治】稻田皮炎。

【用法】上药分别研成细末，混合同研和匀贮瓶备用。每晚睡前洗净患部，撒上药粉，轻轻揉擦，使之黏合。

【疗效】治疗160例，大多数用药1～2次，局部渗液减少，肿胀消退结痂而愈。

三十一　疥疮

1. 硫雄散

【组成】硫黄　雄黄　白芷　轻粉各3g

【主治】疥疮。

【用法】上药共研细末，过筛，分作2包备用。先用温开水洗澡后，取本散1包，用香油12g调匀，放在手心内，在患处来回擦，将皮肉微微擦出血来，连洗擦2次。

【疗效】通常连续洗擦2次即愈，疗效特佳。

2. 疥疮膏

【组成】硫黄粉 100g　樟脑 50g　冰片 50g　凡士林 50g

【主治】疥疮。

【用法】因樟脑、冰片是结晶体，不能直接溶于膏内，可先用少量酒精溶解后再调入膏内。将调好的膏药直接涂搽患处，用手在皮肤上轻轻擦，使药能直达病所，每晚 1 次，不需内服药。

【疗效】治疗 455 例，全部治愈，且无复发。

【按语】疥疮为风、湿、热、虫郁于皮肤或接触疥疮患者及动物传染所致。笔者根据中医理论，研制成这种疥疮膏，具有清热、解毒、利湿、止痒之功效。用治疥疮，疗效颇显著。

【注意】治愈后将接触衣物烫洗日晒消毒，避免再接触患者衣物。

3. 灭疥灵

【组成】硫黄 20g　百部 10g　冰片 1g　凡士林适量

【主治】疥疮。

【用法】将上药共研极细末，加适量凡士林拌匀，包装备用。用温水洗浴全身，用力将上药涂搽患处。每日 1 次，5 天更换衣被，将用过衣被煮沸消毒处理。

【疗效】治疗疥疮患者 378 例，用药时间最短 1 次，最长 10 次，临床全部治愈。

三十二　腋臭

1. 复方陀僧散

【组成】密陀僧 30g　枯矾 30g　冰片 6g　五倍子 20g

【主治】腋臭。

【用法】上药共研细末，用有色玻璃瓶收存。先用水洗净腋窝，拭干，将药粉涂于患处揉擦片刻，秋冬不出汗时，每日涂 2 次，20 日为 1 个疗程。间隔 5～6 日后，再进行下一个疗程治疗。

【疗效】屡用屡效。

【按语】本方为军中著名老中医陈树森主任医师的经验方。方中密陀僧燥湿敛汗，除腋臭；枯矾收涩止痒；冰片抑菌防腐；五倍子酸涩、止汗、燥湿。四药合用，能抑制局部腺体之分泌，敛汗，消毒，除臭，故为治疗腋臭对症之良方。

3. 加味滑冰散

【组成】滑石 70g　冰片 5g　炉甘石 15g　密陀僧 10g

【主治】腋臭、脚癣。

【用法】上药共研细末，贮瓶备用，勿泄气。用药前，先用温开水洗净患处，取本散少许，干擦患处，每日擦 2～3 次，直至痊愈。

【疗效】屡用皆效。病非一日，必须坚持用药，耐心治疗，方收全功。

附方　秘方腋香粉

【组成】公丁香 18g　红升丹 27g　煅石膏 45g

【主治】腋臭。

【制法】先将公丁香、煅石膏粉碎，研细末。红升丹研成粉末，均过细筛，然后将三种药混合研细，再过细筛，装入茶色瓶内，密封保存。

【用法】治疗时，用棉花团蘸腋香粉揉动涂搽腋窝部，涂一遍蘸一下腋香粉，涂搽 5 遍为 1 次，每日 1 次，连续涂搽 5 日为 1 个疗程。为巩固疗效，不论涂搽几次，腋臭消失后均再继续涂搽 10 日为止，经治 1 个疗程后，病人多能治愈。

【疗效】经临床治疗 188 例，均获治愈，治愈率 100%。其中 1 次治疗痊愈 6 例，2 次治疗痊愈 19 例，3 次治疗痊愈 137 例，4 次治疗痊愈 21 例，5 次治疗痊愈 5 例。

又经随访观察1年内均未复发，1~2年内复发者21例，3年复发者42例。复发者再用"腋香粉"治疗仍有效。如能注意腋部卫生，则可大大减少复发。

【按语】腋香粉是辽宁大连市著名老中医李寿山主任医师的秘方，几年来经临床治疗观察，疗效确切，治疗腋臭有特效。

腋香粉由公丁香、红升丹和煅石膏组成，具有芳香、杀菌及祛腐的功效。本法简便易行，无任何副作用，是值得推广的一剂难得的治腋臭良方。

三十三 瘢痕

1. 大血藤洗剂

【组成】大血藤250g 丹参50g 红花50g 当归100g

【主治】烧伤瘢痕。

【用法】加水适量，煎熬30分钟后，取汁备用。瘢痕面积在2%者取汁100ml，面积在5%者取汁200ml。浸泡或湿敷，其他面积视创面大小取汁。使用时，药温以30~40℃为宜，最好将瘢痕部位置于盆内浸泡，不便浸泡部位可持续湿敷。浸泡或湿敷时间一般在20~30分钟，每日2次，2个月为1个疗程。

【疗效】临床治疗120例，治愈24例，显效48例，好转42例，无效6例，总有效率95%。

【按语】大血藤洗剂在治疗过程中对皮肤无刺激，无不良反应，患者易于接受。该方具有活血散结，清热排毒，行血补血，舒筋活络，促进色素消退等功效。采用外洗浸泡，可改善局部血液循环，抑制成纤维细胞增殖，提高胶原蛋白酶活性，促使瘢痕组织变薄，软化甚至消失。

2. 消瘢芙蓉膏

【组成】白芷 白及 炮穿山甲 五倍子各10g

【主治】瘢痕。

【用法】上药制成干粉，过200目筛。食醋80ml与蜂蜜80g，加热至80~100℃，药粉与基质按2：8比例调配，加入适量冰片5g搅匀收膏。自然冷却后装瓶消毒，置常温下备用。

【用法】用温开水将瘢痕表面洗干净，药膏均匀涂抹后，厚约0.1cm，用消毒敷料外敷包扎。以敷料不湿为度，隔日换药1次，20日为1个疗程。

【疗效】临床治疗56例，治愈31例，显效21例，有效3例，无效1例，总有效率100%。

【按语】方中白芷破宿血、补新血、长肌肉、止痛生肌去面瘢；白及性黏腻、收涩，能封填破损，使肿痛可消，溃败可耗，死肌可去，脓血可洁，有祛旧生新之妙用；穿山甲味淡性平，气腥而走窜，能宣通脏腑，贯穿经络，透达关窍；五倍子酸敛收涩，消肿解毒，凝固蛋白，可对抗氧自由基，使成纤维细胞、胶原蛋白、新生血管收压紧缩，断绝血供，使瘢痕吸收平复；食醋、蜂蜜、冰片散结消瘢，润燥止痛。诸药合用，活血散瘀，散结生新。

三十四　痱子

四石散

【组成】滑石　寒水石　生石膏　煅炉甘石各等量

【主治】热痱及热痱之继发感染。

【疗效】临床使用40余年，效果满意。

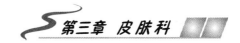

三十五　鸡眼

1. 红花地骨糊

【组成】红花3g　地骨皮6g　麻油适量　面粉少许

【主治】鸡眼。

【制法】将红花、地骨皮研细末，加适量麻油和少许面粉调成糊状，密封备用。

【用法】先把患处老皮割掉，然后把药糊外敷患处，用纱布包好，2日换药1次。

【疗效】用此法治疗鸡眼25例，敷1次痊愈者3例，敷2次痊愈者19例，敷3次痊愈者3例。疗效满意。

【验案】淡××，男，17岁。双侧脚掌有鸡眼13个，疼痛、行走困难将近二年。曾用腐蚀药外敷，亦未能根治。用红花地骨糊按上法外敷2次，以后自行脱落而愈。

2. 蒜葱椒糊

【组成】大蒜1头　葱白10cm　花椒3~5粒

【主治】鸡眼。

【用法】将上药共捣如泥状。将药泥敷于鸡眼上，用卫生纸搓一细条围绕药泥，以便使药泥集中于病变部位，上用胶布固定包扎，密封，勿使漏气。24小时后除去胶布和药泥。3日后，鸡眼开始变黑并渐脱落。

【疗效】用此方治疗158例，共192个鸡眼，全部治愈。一般1次可愈，最多2次治愈。

【按语】本方药物简单，居家都有，制作方便，疗效卓著、安全，无副作用，老百姓在家完全可以自行治疗。但要注意的是，上述3味药均为辛辣之品，有一定的刺激性，使用时应注意保护正常皮肤。

附方　水豆腐方

【组成】新鲜水豆腐一块。

【主治】鸡眼。

【用法】取新鲜水豆腐一块，切成比鸡眼大 2 倍的方丁，在每晚临睡前贴在鸡眼上，然后用无毒塑料袋轻轻包上，若套上一只稍大点儿的袜子更利于固定及不污染被褥。用卤水点的豆腐效果更好些，如此连敷数日，鸡眼会自行脱落。

【疗效】治疗多例，屡用屡验。

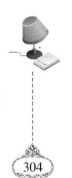

第四章 妇 科

一 痛经

1. 散瘀见喜汤

【组成】制香附 10g 五灵脂 10g 延胡索 10g 春砂仁 6g

【主治】原发性痛经并不孕症。

【用法】水煎服，每日 1 剂，用晨童便一盅兑服，日服 2 次。

【疗效】多年使用，屡见效验，临床验证数例，月经初来时痛经，婚后 2~5 年不孕。经用本方，守方 30 余剂，之后月经正常，多年后受孕。

【验案】管××，女，29 岁。于 1958 年元月 2 日初诊。患者 14 岁月经初潮，每于经前、经期少腹胀痛，偶有针刺样痛，其痛常向腰背部、外阴、肛门等处放射。经期尚准，经量较少，每次仅约 30~40ml，色暗红有块，行而不畅，延至婚后，诸症不减。结婚八载，未曾受孕。另诉经前、经期头昏乏力，心烦欲吐，经后则得以缓解。在某医院进行妇科检查后，诊断为"原发性痛经并不孕症"。屡投镇痛剂、雌激素、睾丸素等西药治疗，疗效不理想。诊见面容憔悴，神情抑郁不乐，不喜言笑，脉象弦缓带涩，舌质淡红有紫点，苔薄白。脉症合参，乃多年月经失调，肝气郁结，气滞血瘀，闭阻胞宫，是以痛经，不孕也。治拟行气活血，化瘀通经。

方用散瘀见喜汤。患者进药 30 余剂，其后行经色正无血块，经量中等，诸症悉除，经后受孕，于当年年底足月生产一女。继又于 1962 年、1964 年、1968 年各生一子。月事正常，诸症未见复发。

【按语】方中制香附善走血道，行血中之气，为妇科调经之要药；五灵脂、延胡索化瘀通经以止痛；春砂仁入脾胃以助生化气血之源；服童便1盅，以清肃下焦。四药合而用之，则能使气顺、瘀去、痛止、经调，因病痊愈，故而受孕。药简力宏，屡见奇功。

2. 痛经验方三两半

【组成】酒当归30g　丹参30g　生山楂30g　威灵仙15g

【主治】凡妇科经、带、胎、产属于气滞血瘀的一切疼痛。

【用法】水煎服，每日1剂，分2次煎服。

【疗效】本方适应证较为广泛，凡属气滞血瘀者，均可应用，疗效显著。

【验案】李××，女，31岁。经期少腹胀痛已3年之久。半年来加重，每到经期第一天开始少腹胀痛，有下坠感，疼痛严重时面色苍白，冷汗淋沥，伴恶心、四肢冷，须止痛针方能缓解。近来用止痛针也难见显效，并在经后白带多，腰痛难忍。

于1990年4月11日就诊。患者脉涩，舌暗，苔薄白。服用本方6剂后疼痛缓解。为了巩固疗效，将本方研制成散剂，每次吞服3~5g，早晚各1次，温开水送下，7天为1个疗程。连服3个疗程后，诸症消失而愈。经随访1年而未复发。

【按语】本方以当归养血活血；丹参活血通络；生山楂破气散瘀；威灵仙祛风湿通经络，行气化滞。本方消中有补，补中有消，攻不伐正，补不碍邪，性味和平，不燥不凉。四药合用，共奏补血活血、温经止痛、散瘀化积之功。故适应证较为广泛。

3. 姜桂乌珀丸

【组成】干姜100g　肉桂100g　制川乌60g　琥珀30g

【主治】寒湿凝滞型痛经。症见经前或经期小腹冷痛，得热痛减，按之痛甚，经量少，色黑有块，色黑有块，畏寒便溏或恶

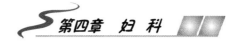

心呕吐，舌边紫，苔白腻，脉沉紧。

【制法】上药共为细末，制成水泛为丸，每袋重 12g。

【用法】平时每次服半袋（6g），日服 2 次。经期腹痛发作时可每次服 1 袋（12g），日服 2 次，温开水送服。

【疗效】本方为北京中医药大学东直门医院妇科王子瑜教授自拟经验方。临床应用 8 年余，大约治疗 300 余例，有效率达 90%。

【验案】张××，女，26 岁。1982 年 11 月 20 日初诊。患痛经 5 年，结婚 2 年未孕。5 年来，因经期不忌生冷而致月经错后，经量偏少，色暗挟血块，且经期小腹发凉，疼痛剧烈，屡治乏效。

来诊时值经期第 2 天，小腹冷痛，痛甚则呕吐，肢冷汗出，经血量少，色暗有块，舌暗淡，苔薄白，脉沉紧。以吴茱萸 6g，良姜 10g 煎汤送服姜桂乌珀丸，服药 3 次后，腹痛基本消失。后以上法调治 4 个月，痛经已瘥，月经周期恢复正常，时隔半年，随访已怀孕。

【按语】方中干姜温经散寒，肉桂温通经脉、活血行瘀；制川乌散寒止痛；琥珀活血散瘀。临床应用时，可用一两味中药煎汤送服丸剂。

【加减】若小腹剧痛、呕吐、肢冷出汗者，用吴茱萸 6g，良姜 10g 煎汤送服；小腹胀甚者，用乌药 10g，炒茴香煎汤送服；腰痛用狗脊 12g，石楠 10g 煎汤送服；经行不畅、血块多者，用红花 10g，益母草 15g 煎汤送服；便溏腹泻者，苍术 15g，补骨脂 15g，煎汤送服丸药。

4. 香桂胡珀丸

【组成】沉香 30g　肉桂 60g　醋元胡 100g　琥珀 30g

【主治】气滞血瘀型痛经。症见经行不畅，腹痛拒按，色暗红，有血块，块下腹痛减轻。舌质紫暗或舌边尖有瘀斑瘀点，脉弦或沉。

【制法】上药共为细末，制成水泛丸，每袋重12g。

【用法】平时每次服半袋，日服2次。经期腹痛发作时，可每次服1袋，日服2次，温开水送服。

【疗效】本方为北京中医药大学东直门医院妇科王子瑜教授自拟经验方。已在临床应用6年余，治疗400余例，90%患者有效。

【验案】李××，女，23岁。1987年5月16日初诊。患痛经3年，每于行经第1～2天腹痛难忍，月经量少不畅，色暗有块，血块排出后腹痛缓解。临诊适值行经第一天，面色苍白，汗出肢冷，舌暗，边尖有瘀点，苔薄白，脉沉弦。当即以温开水送服香桂胡珀丸半袋，半小时后，病人腹痛明显减轻，面色转红，手足转温。又予香桂胡珀丸6袋，以后每次于经前一周开始服药，服至经行通畅，腹痛缓解为止。如此连治3个月经周期，痛经告愈。随访1年，未再复发。

【按语】本方功能理气散寒、化瘀止痛。方中沉香行气止痛；肉桂温通经脉、活血行瘀；元胡为止痛佳品，可活血行气止痛；琥珀活血散瘀。四药相合，共奏理气散寒、化瘀止痛之功。临床应用时，可根据不同证情，用一两味药煎汤送服丸剂。

【加减】若腹痛胀甚者，用制香附10g，乌药10g水煎送服丸剂；痛甚于胀者，用生蒲黄10g（包煎），五灵脂10g，水煎送服丸剂；胸胁、乳房胀痛，用郁金10g，橘叶、橘核各10g煎汤送服丸剂。服药期间，还应调情志，戒郁怒，忌食生冷。

5. 痛经药水

【组成】元胡　灵脂　枳壳　汉防己各100g

【主治】痛经及一些平滑肌痉挛性疼痛。

【制法】将上药浸入白酒1000g或30%酒精中，浸泡一周后，过滤备用。

【用法】痛时临时口服10ml，服用15分钟后逐渐发挥止痛作用。患者亦可根据个体对酒的耐受量大小，酌情加减用量。

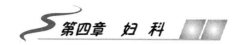

【疗效】这种中药止痛剂，既服用方便，又能止痛，久服不但无副作用，还能改善痛经病情。多年来，经过在妇科病房使用证实，是一种比较理想的常备药，止痛效果满意。临床各种痛经患者皆可服用。对于经前痛甚者，可予经前一周开始服用。不单止痛，还能收到治疗效果。

6. 痛经散外敷

【组成】丁香　肉桂　元胡　木香各等量

【主治】痛经。

【用法】上药共研末，过 100 目筛，和匀贮瓶备用。月经将行或疼痛发作时，用药末 2g，置胶布上，外贴关元穴，痛甚加贴双侧三阴交。隔天换药 1 次，每月贴 6 天为 1 个疗程。

【疗效】治疗痛经 35 例，治愈 30 例，好转 5 例。

附方　痛经塞鼻方

【组成】川芎 0.5g　草乌 0.5g　香附 0.5g

【主治】痛经，月经前后或经期少腹及腰骶疼痛，甚则剧痛昏厥、四肢厥逆汗出为主症。

【用法】将以上三味药共研成细末，以小块纱布或药棉包好塞入患者两侧鼻腔，持续 10～20 分钟，将药取出即可止痛。

【疗效】本方治疗痛经效果显著，一般 1～2 剂即效。

二　月经不调

1. 月桃糖酒汤

【组成】月季花 9g　核桃仁 30g　红糖 60g　甜酒 60g

【主治】月经先后无定期，经量少，色淡质稀，小腹坠痛，腰酸，夜间尿多，大便不实，舌苔白，脉沉弱者。

【用法】水煎服，每日 1 剂，分 2 次服。

【疗效】本方具有补肾气、调冲任的功效，对于体虚、冲任受损、经来无定期有很好的疗效。

2. 参芪胶艾汤

【组成】清炙黄芪 15g　炒党参 12g　阿胶 12g（另烊）　艾叶炭 1.2g

【主治】月经量多如崩者，气血两虚之先兆流产。

【制法】先将上药用水浸泡 30 分钟，再煎煮 30 分钟，每剂煎 2 次，将 2 次煎出的药液混合。

【用法】每日 1 剂，早晚各服 1 次。

【疗效】本方是全国著名妇科专家裘笑梅主任医师自拟验方。临床运用 25 年，疗效理想。

【验案】杨××，女，16 岁。15 岁初潮，月经尚属正常，末次月经未净。因跋涉过劳，经量暴崩不止，腹痛喜按，面色苍白无神，头晕目眩，似欲昏厥。血液检查：血色素 4g，脉虚细，舌质淡红。证属：气血两亏。治用：参芪胶艾汤，加紫珠草 15g，生地榆 20g，煅牛角鰓 30g，煅龙骨 15g，陈皮 4g，口服。5 剂，经量明显减少，脉细无力，前方再进 7 剂。月经已净，困倦嗜卧，诸症减轻。验血色素 6g，脉细苔薄，舌质亦转红润。前方去地榆、煅牛角鰓，又进 10 剂，以收全功。

【按语】方中黄芪、党参大补元气，气旺得固，以防下陷，阿胶养血，少佐艾炭引血归经。是方补中有敛，使血循常道，崩漏自止。若出血量多或淋沥不尽，加地榆炭、陈棕炭、仙鹤草、苎麻根炭；肾虚腰背酸楚，加川续断炭、狗脊炭、桑寄生。

3. 安冲汤

【组成】煅龙骨 15～20g　煅牡蛎 15～20g　茜草 12g　煅乌贼骨 12g

【主治】月经量多，过期不止或月经淋沥不尽。上述病证，确认不由瘀阻而致者，必然有效。

【用法】水煎服。

【疗效】本方治疗月经过期或淋沥不尽，腹不痛，色淡红，脉细软者用之，必然有良效。

【禁忌】若腹痛有块，色紫褐，显系瘀血留止者不宜。若误用后，致瘀阻更甚，月经漏下加剧。若由于肝火旺，致肝不藏血之月经过多，过期不止者不宜。若误用后常致肝火不得清泄，内郁更甚，使出血更多。

附方 黑神散

【组成】黑木耳 50g 荆芥炭 10g 红糖 250g

【主治】月经量多或月经淋沥不尽。

【制法】将黑木耳放铁锅炒焦，与荆芥炭混研成粉，用罗筛过；红糖亦用铁锅炒至微焦备用。

【用法】每次月经来时，取药粉 5g，红糖炭 20g，用开水冲泡半小碗，待温空腹服。每日 3 次，连服 3 天。

【疗效】一般服药当天月经量多者即正常，淋沥即止。效如桴鼓，屡试屡验。

【验案】唐×，于去年 10 月患月经淋沥不尽，持续 25 天，月经刚停两三天，又开始来了，很烦恼，后用本方治疗 3 天痊愈。

三 倒经

归经汤

【组成】益母草 15g 瓦楞子 30g 川牛膝 15g 炙卷柏 9g

【主治】倒经。

【用法】水煎服。

【验案】黄×，女，22 岁。1980 年 3 月 26 日初诊。

患者 14 岁月经初潮即有倒经，经行常伴有鼻出血，色鲜红，量多。末次月经 2 月 17 日，鼻出血持续 3 天，经汛 4 天净。此次月经愆期，伴少腹胀痛，性情烦躁。脉象弦细，舌质微紫。肝郁血瘀，经水不能顺注冲任。治宜归经汤加味：

川牛膝 15g　煅瓦楞子 30g　牡丹皮 9g　茺蔚子 15g　炒当归 10g　制延胡索 9g　赤芍 9g　炙卷柏 9g　泽兰 9g　制乳香 3g　制没药 3g　三棱 9g　制香附 9g

5 剂，水煎服。

4 月 28 日二诊：自服归经汤加味后，月经于 4 月 6 日行，5 天净，色量正常，鼻出血未现。脉弦细，舌质泛紫。治守原方，防其复发。

四　闭经

1. 通经汤

【组成】当归 15g　益母草 25g　黄芪 12g　香附 9g

【主治】继发性闭经。

【用法】水煎服，每日 1 剂。

【加减】气血两虚加党参、阿胶；气滞血瘀加枳壳、川芎；寒湿凝滞加制附子、茯苓、白术。

【疗效】52 例继发性闭经患者，经用通经汤为主治疗，月经来潮且行经正常者 41 例，月经来潮但行经不规则者 8 例，病情无变化者 3 例。

【按语】继发性闭经的证型，可分为虚实两种，虚者多因气血两亏，血海空虚，无血可下。实者多因气滞血瘀，寒湿凝滞，脉道闭塞不通，经血不得下行。故治疗上，主要是补其血、通其脉。通经汤中，当归补血和血，益母草活血祛瘀，黄芪健脾益气，香附疏肝理气。当归配黄芪，血生气长，经脉充盈，有血可下；益母草配香附通滞行瘀，经脉通畅，血行无阻。四药同用，亦补亦通，共奏调经之功，再随症以辅药，则通经效果更佳。

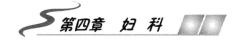

2. 柴楂通经汤

【组成】柴胡 10g　北山楂 30g　川芎 9g　木香 10g

【主治】闭经。

【用法】将上药水煎 2～3 次后合并药液，分 2 次内服，每日 1 剂。服药时，加红糖 2 匙为引。

【疗效】用本方治疗闭经数十例，效果显著，一般服药 5～7 剂，病告治愈。应用本方加减，可治疗各种类型的痛经病人。

3. 髓枣粥

【组成】猪骨髓 100g　元肉 100g　大枣 100 枚　三七粉 6g　山药粉 60g

【主治】闭经。

【制法】先将元肉、大枣在锅内煮烂，再放入猪骨髓，约 10 分钟，使成糊状，后加入三七粉及山药粉，搅匀，脱离火源，冷却即成。

【用法】每日服 2 次，每次一汤匙，空腹服用。

【验案】满××，女，18 岁。患者明显消瘦，面色微黄，贫血貌，皮肤甲错，食少嗜睡，闭经已 14 个月，脉沉弱，舌红苔薄黄。检查：肝肋下 1.5cm 无压叩痛，肝功正常，脾脐下 2cm，质中等，钝性触痛，余无异常。嘱其服用髓枣粥，共服 7 个月，肝脾回缩至正常，诸症消失，月经按时来潮。随访 3 年未见异常。读完初中已参加生产劳动。

【按语】髓枣粥在临床上应用于白血病，再障的治疗，也收到了一定的效果。

五 崩漏

1. 备金散

【组成】炙香附150g 当归45g 炒五灵脂30g 食醋适量

【主治】月经来潮淋沥不尽，时多时少，色紫或停经日久而后出血多，小腹有时疼痛，两胁胀痛或略胀不适，脉涩略弦，舌质暗，苔薄白。

【用法】上药共研极细末，过120目筛。每次服7.5g，用醋调，饭前30分钟温开水送服，每天3次。

【疗效】一般服10天即大见好转，20天即可治愈。重者经2～3个月经周期，即可巩固疗效。治疗经崩24例，收到满意疗效。

【验案】刘××，37岁。诉：月经来潮时多时少，数月之久不断，色稍紫，小腹有时疼痛。某医院诊断为功能性子宫出血，屡治不效。经友人介绍来诊。

刻诊：面色㿠白，症同上，并有时两胁胀，舌暗，苔薄白，脉涩略弦。给予备金散，服7天大见好转，18天而愈。逐渐恢复健康。

【按语】临床运用此方，认为只要掌握其小腹有时疼痛，胁胀或胸胁不适等症，就会收到满意疗效。方中香附疏肝理气，调经止痛，炙则能兼止血；当归补血、活血、调气通经；炒五灵脂活血止痛、化瘀止血，醋调能收敛止血。四药共同，使经调漏止而愈。

2. 四代验方柏萝荸荠饮

【组成】鲜侧柏叶1000g 青红萝卜（任选一种）2000g 鲜荸荠1500g 蜂蜜200g

【主治】崩漏、鼻出血、牙龈出血。

【制法】将前三味药洗净，切碎，共捣烂挤汁400~600ml，加入蜂蜜200g，搅匀炖热。

【用法】口服，分4次服，1日2次，连服6~10天。牙龈出血需服20~30天。

【疗效】笔者临证36年来，治愈鼻出血369例，牙龈出血428例，功能性子宫出血216例，均获血止病愈之效。经追踪随访，无1例复发。

【验案1】霍×，女，16岁。1989年10月18日就诊。患者14岁初潮，淋沥13天才能结束月经，间隔2年复来第2次月经，经量先少后多，小腹阵痛，血流不止，绵延26天。用黄体酮、止血敏、断血流、归脾汤等法治疗，效果不佳。

诊见呈贫血病容。服用柏萝荸荠饮20分钟后血流渐少，服药1天血止。连服一周，病告痊愈。追踪随访，月经正常。

【验案2】周×，男，40岁。1978年10月18日就诊。牙龈红肿疼痛，牙根宣露，口臭，大便秘结，经常渗血已6年。舌质红，苔黄厚，脉滑数。服柏萝荸荠饮20天病愈。随访2年未复发。

【验案3】吴×，男，36岁，1985年9月26日来诊。患者少年时期经常流鼻血。此次鼻衄，血色鲜红，量多，鼻燥口干，头痛头晕，舌质红，苔黄，脉数弦。服用柏萝荸荠饮2天血全止，嘱继服一周。随访6年未复发。

3. 龟鹿汤

【组成】鹿角片10g　龟板10g　当归10g　白芍10g

【主治】无排卵性功能性子宫出血。

【加减】肾阳虚可加仙茅10g，仙灵脾10g；肾阴虚者可加知母10g，丹皮10g。

【用法】水煎服，每日一剂。

【疗效】应用龟鹿汤治疗20例患者，均取得了显著效果。多数患者用西药（如丙睾、妇康片等）不能止血，用此方后，3天左右即能止血。连续服用，对更年期妇女亦有帮助绝经的作用。

【按语】 无排卵性功能性子宫出血，是由促卵泡成熟激素和黄体生成激素的平衡失调所致，卵巢内有不同成熟程度发育的卵泡，但不发生排卵。本病常发生于卵巢功能渐趋成熟或将衰退的时期，故多见于青春期和更年期。因此，龟鹿汤适用于48～49岁左右的更年期妇女和15岁左右的青春期女性。对于生殖年龄妇女之月经过多效果不佳。该病主要临床表现为：有1～2年停经史，然后不规则的子宫出血，时多时少，淋沥不尽，甚至大量出血。

祖国医学认为，此类功能性子宫出血的原因是肾精不足。青春期由于肾精未充，更年期由于肾精衰退。肾精不足或肾精退则影响肾主收藏，不能固涩，于是崩漏不止。故治此种月经过多，出血不止，不用止血药，而是用补肾填精、调整阴阳的中药，从而达到固摄止血。

鹿角片常用于肾阳不足、畏寒肢冷、阳痿、腰膝酸软等症；龟板常用于肾阴不足、骨蒸劳热、潮热盗汗、阴虚阳亢等症，两药均有补肾填精之功。根据辨证，肾阳虚者重用鹿角片，佐以其他壮阳药；肾阴虚者重用龟板，佐以其他滋阴清热药。根据"善补阳者必以阴中求阳，善补阴者必以阳中求阴"之原则，无论肾阳虚或肾阴虚患者，龟、鹿总是同用，唯剂量不同。

4. 加味白地汤

【组成】 白头翁90g　地榆炭60g　生地炭30g　白糖60g

【主治】 青春期功能失调性子宫出血。

【用法】 前三味药熬成后加入白糖，于月经来潮的第一天开始服用，每日一剂，血止后再服数剂，巩固疗效。

【疗效】 临床屡用，收效颇捷。

【验案】 李××，女，18岁，未婚。1974年3月阴道流血不止二十余天，色红量多，面唇苍白，四肢无力，病人已三个月不能参加劳动，经妇科检查诊断为青春期功能失调性子宫出血。曾服用归脾汤、胶艾四物汤等五十余剂，并用黄体酮及其他止血药疗效不佳。予以加味白地汤，一剂出血即见减少，服 2 剂血止，连服 5 剂而痊愈。后随访月经正常，身体健康。

【按语】 应用加味白地汤进行加减，对一些更年期功能性子宫出血及其他原因引起的功能性子宫出血，亦均有较好的疗效。

方中白头翁味苦，性寒，逐瘀血，清热凉血，抗菌消炎；地榆炭味苦，性微寒，沉降入下焦，清热凉血，炒炭亦可收敛止血，为治妇科崩漏要药；白糖味甘，性微温，有调和脾胃，行血瘀作用。四药协同，故收效颇捷。

5. 芪归三七汤

【组成】 生黄芪30g 当归30g 三七参（研冲）9g 桑叶6g

【主治】 妇人年老血崩（头目眩晕、腰腿酸痛无力者）。

【用法】 水煎服，每日 1 剂，分 2 次煎服。

【验案】 吴××，女，48 岁，于 1978 年 4 月 7 日就诊。患者自述阴道出血较多，头目眩晕，腰腿酸痛，脉虚弱，舌质淡，无苔。诊断为老年血崩。经服用本方 6 剂后，出血明显减少，继服 2 剂而愈。

【按语】 本方为补气养血、引血归经而设。因老年血崩多数为情欲不节，损伤脏气，激动肝火所致；有忧思悲哀，致伤脾肺者，有暴怒伤肝者，皆可发病。

6. 益气活血汤

【组成】 党参30g 三七粉（分冲）5g 人中白5g 肉桂6g

【主治】 崩漏。

【用法】 每日 1 剂，水煎服，早晚各服 1 次。

【疗效】 临床屡用，疗效颇佳。

【按语】 崩漏发病主要是多虚多瘀，虚实夹杂，其治应依"血实宜决之，气虚宜掣引之"的治疗原则。故方用党参益气，且鼓舞消瘀之力；三七散瘀止血；肉桂补虚散寒；人中白祛瘀止血。四药消补兼施，寒热并用，共奏益气活血、塞崩止漏之功。

具体运用还要随症加减。若寒盛者，加温经辛散之干姜（不用炮姜）；虚烦有热者，加丹皮、金银花；瘀痛较重，加丹参；血热互结，痛甚者，加金银花、大黄、桃仁祛瘀解毒，荡涤胞宫。

六　妊娠恶阻

祖传熏气法

【组成】苏叶 3g　藿香 3g　陈皮 6g　砂仁 6g　鲜芫荽 1 把

【主治】妊娠恶阻。

【制法】上药煮沸后倒入壶内。

【用法】壶嘴对准患者鼻孔，令其吸气。每天熏气数次，熏后可少吃多餐。

【疗效】本方为全国著名妇科专家朱小南主任医师祖传熏气法。临床治疗每每取效，无不良反应。

【按语】本方中因芫荽性辛温，含挥发油，有强烈的异香气，功能宽胸和胃，定逆顺气，悦脾醒胃。患者闻此芳香之气便会顿感舒适，数分钟后即可进食易消化的食物。此法对于严重妊娠恶阻，甚至尿醋酮阳性，药、食难进者，亦可应用。

附方　丁香半夏散外敷

【组成】丁香　姜半夏各 15g　鲜姜汁适量

【主治】妊娠恶阻。临床可见头晕，不思饮食，呕吐不止。

【用法】将丁香、姜半夏焙干，研成细末，用鲜姜汁调成糊状，敷于脐中，纱块覆盖，胶布固定，24 小时更换 1 次。

【疗效】用上药治疗妊娠恶阻 90 例，敷药后轻者 1～3 天，重者 3～5 天可呕停吐止，疗效满意。

【按语】方中丁香辛温，具有温中降逆、温肾助阳作用；姜

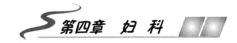

半夏辛温，具有降逆止呕，燥湿化痰，消痞散结作用，更配生姜汁温中止呕，效果更捷。脐部为任脉之穴神阙所居，任脉主一身之里，为"阴脉之海"，将丁香半夏散外敷脐部，即通过局部作用，或通过任脉传及十二经，从而发挥其止呕作用。

七 羊水过多

加减鲤鱼汤

【组成】 白术 30g   枳壳 9g   陈皮 4.5g   生姜 4.5g   鲤鱼(500g) 1 条

【主治】 羊水过多（胎水、子满）。

【用法】 上药加水煎 2 次，取汁混合，另将鲤鱼去鳞及内脏，洗净，加水煮熟，制取鱼汁 500ml，分 2 次冲入药汁中。每日 1剂，分 2 次服。

【疗效】 临床屡用，效果颇佳。

【按语】 胎水肿满属脾虚湿停，壅滞为患。故方中重用健脾燥湿、利水安胎之白术为君，佐以生姜、陈皮以助脾运，鲤鱼为引，使中州旋运，水去肿消则满除。万象更新，增入枳壳一味为臣，一因水湿阴邪为患，气机为之滞塞，健脾之品稍佐运气，更相得益彰；二因白术健脾行水，但性壅滞，反易致满，臣以枳壳，取枳术之意，寓消于补，可相辅相成；三因枳壳理气行水，其性升提，故行水消肿之功益甚，而无动胎损元之弊，诸药合用，收效颇佳。

八 先兆流产

三代验方保胎丸

【组成】 杜仲 240g   续断 60g   山药 180g   米饮适量

【主治】频惯堕胎。

【制法】杜仲用糯米煎汤透炒去丝，续断用酒浸焙干。将杜仲、续断共为细末，另以山药末做糊，调上药为丸梧桐子大，亦可将 3 药共为散剂。

【用法】每日空腹服 6g，米饮送服。

【疗效】本方为山东中医药大学博士生导师张灿玾教授师传三代经验方，临床应用数十年，治疗是证甚多，均获良效。

【验案】岳××之妻，曾堕胎 2 次，面色苍白，体虚无力，舌淡苔薄白，脉沉弱，现又妊娠 2 月。处上方 10 剂，服毕，诸症除，胎儿足月生，健康无疾。

【按语】本方主要用于肾气不足、胎元不固之频惯堕胎证，方中杜仲、续断有壮肾固胎作用，山药补脾以资化源，药物虽简，疗效宏。

若染淋毒，湿热内蕴，可加金银花、土茯苓等清热解毒药。

九　产后恶露不绝

1. 缩宫汤

【组成】益母草 15g　贯众 10g　炒蒲黄 10g　五味子 5g

【主治】子宫复旧不全（产后或人流术后）。

【用法】水煎服，每日 1 剂。早晚 2 次服。

【疗效】观察治疗 100 余例，疗效甚为满意。止血有效率约为 95%，近 74% 的病人服药 1～3 剂即可见效。

【验案】张××，19 岁。患者产后虽一个半月，但恶露淋沥不尽。经检查诊断为子宫复旧不全。血量特多，此后投以缩宫汤 3 剂，嘱其回家自行煎服。患者仅服完 2 剂，阴道出血全止。

【按语】根据动物实验证实，缩宫汤中四味中药对子宫平滑肌有收缩作用。四味合成一方，起协调作用，故收缩子宫作用较强。

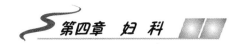

经临床观察，子宫复旧不全，服用缩宫汤后，出血即逐渐减少，但人流术后有绒毛膜残留子宫腔者，服药后出血不但未能减少，反而增多。故服用该药后出血多则提示需作宫腔探查。因此，缩宫汤服之既有治疗意义，亦有一定的诊断价值。

2. 桃红益蒲汤

【组成】桃仁10g　红花6g　益母草15g　蒲黄6g　生姜6g

【主治】恶露不绝，常见为少量或中量的持续或间断出血，也有少数患者急剧大量出血，甚至引起休克。

【用法】水煎服，每日1剂。

【疗效】该方有活血化瘀、止血、缩宫作用。一般用3~4剂就可明显好转，再服5~6剂恶露完全消失。临床运用多年，疗效可靠。

十　产后恶露不下

二草寄奴汤

【组成】马鞭草30g　益母草30g　刘寄奴30g　红糖60g

【主治】产后恶露不下或下之甚少。

【用法】水煎代茶饮，趁热服之。

【疗效】本方取材方便，经济适用，疗效较佳，值得推广。

【按语】本方活血、通经、利水。血与水同源，血瘀则水滞，水滞则血阻。故活血佐以利水则有利于瘀血之排出，但分利又不可太过，以防耗血伤阴。

十一　产后尿潴留

1. 黄芪桂车汤

【组成】生黄芪12g　肉桂末1.2g（吞）　　车前子15g（包）
冬葵子9g

【主治】产后尿潴留，小便不通。

【加减】若产后恶露未尽，加当归、川芎；肾虚较甚，加杜
仲、牛膝、桑寄生；膀胱郁热，加淡竹叶、木通、忍冬藤。

【用法】水煎服，每日1剂，早晚服用。

【疗效】治疗3例，服药5~7剂，均能自行排尿。

【验案】汪×，女，35岁。1986年6月16日初诊。产后尿
潴留25天，系二胎二产，足月分娩婴儿死亡，分娩即有尿闭，
不能自排。在某医院行50%奴佛卡因耻骨联合处封闭、针灸，服
中药等均无效。又到某医院治疗，再次行耻骨联合处封闭，电疗
无效，留置导尿管，每4小时放一次，但拔管后仍不能自行排
尿。少腹拘急胀痛，小便浑浊，点滴难出，畏寒，恶露未尽，脉
濡细无力，苔薄白，舌质泛紫。

　　证型为产后气血不足，不能通调水道，膀胱气化失常，遂致
小便不通，拟黄芪桂车汤加忍冬藤15g，淡竹叶4g，木通5g。服
药2剂，即感小便通畅，自行排尿，小腹胀痛乃除，食欲亦振，
原方继服3剂告愈。

【按语】本方为全国著名妇科专家裘笑梅主任医师之方，虽
临床报道较少，但其经验颇有借鉴之处。裘氏认为，方中肉桂禀
天地之阳气，味厚性升，为阳中之阳药，通百脉而入下焦肝肾之
经，为温补之品，能补命门之火不足，引火归元；车前子禀土中
之阴气，味甘性降，为阴中之阴药，入肝肾小肠之经，为行水泄
浊之品，利小便而不泄气，强阴益精。二药合用，一温一寒，一
升一降，相互促进，引火归原，温阳利水，使气化得行，则小便

自通。所用黄芪一则取其甘温益气，使肺脾之气旺，气能行水，二则仿朱丹溪治癃闭之探吐法。丹溪云："吾以吐法通小便，譬如滴水之器，上窍闭则下窍无从泻通，必上窍开而下窍之水出焉。"黄芪能补益肺气，乃启水之上源，与肉桂、车前同用，开上达下，相辅相成，其效更显矣。

2. 归姜车泽汤

【组成】当归12g　炮姜9g　泽泻15g　车前子30g　黄芪20g

【主治】产后癃闭、尿潴留。

【用法】水煎30分钟，每日1剂，分2次温服。

【疗效】屡用效佳。

【验案】一村妇，年近3旬，顺产1子，产后癃闭，少腹膨胀，脉沉弱，舌苔白，质淡。投药1剂，服后须臾小便自下。

【按语】本方中黄芪甘温，补气升阳利尿，补肺气以开水之上源，助膀胱气化；当归补血活血，与黄芪相伍为当归补血汤，峻补耗伤之气血；炮姜温寒助阳，合归取生化汤之意；泽泻甘淡，可"逐膀胱三焦停水"（《别录》），利水而不伤阴；车前子入肾，利水通淋，与泽泻合用可增强利尿之功。诸药同煎，具有益气、活血、暖宫、通利之效。

3. 外敷方

【组成】巴豆50g（去皮）　　黄连2.5g　葱白寸长3个，取汁　艾灸1壮

【主治】产后癃闭。

【用法】巴豆、黄连捣泥成饼，如玻璃砖厚，葱汁涂脐部后，上放巴豆饼，饼上置艾灸1壮，约20分钟。

【疗效】屡用屡效。

【验案】黄××，女，23岁。顺产后尿闭，中西药不效。施用本法随即产生尿感，少顷自行排尿。

【按语】新妇初产，百骸空虚，肾气受损，气化已衰，膀胱

开阖不利，可致虚寒癃闭。方中巴豆大辛大热，葱汁辛热宣发通窍，又有艾灸逐寒通阳，诸药一派辛热，寒去阳回，正气得复。大队辛热之品，少佐黄连，以防辛热太过，更有寒热并用之妙，故治产后癃闭，有立竿见影之效。

十二　产后发热

理血祛风汤

【组成】小荆芥 3～5g　泽兰叶 10～15g　秦艽 5～10g　炮姜炭 2～5g

【主治】产后发热。

【加减】若因感染邪毒而发，加薄荷 6g（后下），金银花 30g，赤芍 15g，生地 10g，丹参 15g；大便未解，加入火麻仁 30g；纳差，加焦山楂 30g，陈皮 30g，青蒿梗 15g；血瘀所致，加桃仁、益母草各 10g，王不留行 30g；外感风热加金银花、海桐皮各 30g，薄荷 6g（后下），焦山楂 15g；感受湿热而发，加海桐皮、益元散各 30g，荷梗 10g，炒全当归 10g，焦山楂 15g。

【用法】水煎服，每日 1 剂，日服 2 次。

【疗效】临床屡用，疗效满意。程氏验之临床皆效。临证以本方加减，用治产后发热，无不应手立验。

【按语】方中以荆芥理血祛风，治产后风热发热；泽兰叶以行血养血而不伤正；复以秦艽养血舒筋，祛风通络，解热镇痛；终以炮姜炭温血分之寒而敛浮阳，以化瘀生新定痛。以上四味药共奏理血祛风之功。

十三 产后缺乳

1. 芪党归行汤

【组成】生黄芪 30g　党参 10g　当归 30g　王不留行 10g　虾米 30g

【主治】产后缺乳。

【用法】水煎服，每日 1 剂。

【疗效】本方为治疗气血不足、乳汁化生之源之方，虾米下乳本为民间验方，加入本方后，其效更佳。本方在山西太原尖草坪一带广为流传，得效者甚众。

2. 芪归甲通汤

【组成】黄芪 60g　当归 30g　穿山甲 10g　通草 10g　猪前蹄一只（不加调料熬汤煎药）

【主治】产后出血量多引起的乳汁不下。

【用法】水煎服，每日一剂。

【疗效】本方治疗气血虚弱，气不化津，津不化乳，气血之间通道不通者，一般轻者 3 剂，重者 5 剂收效。

3. 通乳洗剂

【组成】生麦芽 100g　三棱　莪术　川芎各 30g

【主治】乳汁不通。

【用法】上药水煎后，用毛巾蘸药液洗熨，药液温度略高于体温，洗熨时切勿重按乳房，可以手指轻轻向乳头方向梳理，每次 20 分钟，每日 3~5 次。

【疗效】此方为郑长松老中医治疗乳疾的经验方。临床应用屡用屡效。

十四 乳头皲裂

1. 三石冰片散

【组成】炉甘石　花蕊石　寒水石各9g　冰片少许

【主治】乳头皲裂。

【制法】将前3味药研极细末，后加入冰片和匀备用（勿受潮）。

【用法】用时以菜油调敷患处，日2～3次。

【疗效】临床应用，屡见奇效。

【验案】田××，女，37岁。产后两月患乳头皲裂，每当小儿吸乳时疼痛难忍，甚则出血。先后在多家医院求治数次无效。后邀余诊治，用上法2天治愈。

【按语】三石冰片散性平无毒，方中炉甘石味甘性平，生肌敛疮，燥湿解毒，对于疮疡溃烂，久不收口确有显效；花蕊石酸涩，善疗金疮血流，有化瘀止血之功；寒水石味咸，功能清热泻火；冰片清热解毒、止痛泻火。四药同用，证药相宜，疗效满意。

2. 丁香膏

【组成】公丁香5g　红糖5g　白酒1小杯　菜油适量

【主治】乳头皲裂（哺乳期）。

【制法】先将公丁香研细末，与红糖、白酒入干净锅内炒至干枯，再研细末，用菜油调匀为软膏状，备用。

【用法】每取本膏外涂搽皲裂处。哺乳时擦去，哺乳后涂药。

【疗效】本方药简效宏，用之每收良效，治疗20例，计35例。全部治愈。

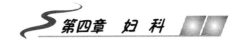

附方 乳头破裂粉

【组成】海螵蛸 5g　煅炉甘石 10g　煅石膏 5g

【主治】妇人哺乳期乳头破裂，久不愈合，哺乳时痛如刀割者。

【用法】诸药共研煅细末，创面湿则干敷之，干燥者则以甘油调涂。

【疗效】本方是山东名医姚子扬主任医师治疗乳头破裂的验方，一般 2～3 天即愈，其效如神。

十五　乳头乳晕湿疹

大黄石膏海螵蛸滑石粉

【组成】大黄 60g　熟石膏 60g　海螵蛸 60g　滑石粉 60g

【主治】乳头乳晕湿疹。

【用法】上药共研细末，分为 3 份，每日取药粉 1 份，用香油适量调糊状外敷患处。

【疗效】共治 3 例，均收到较好的效果。

【验案】孙×，女，1989 年为第二胎哺乳期。初诊见乳头乳晕红肿，随即出现粟粒状大小的丘疹和水泡，水泡破裂后形成糜烂面，面上有大量渗出液。诊断为乳头乳晕湿疹。中医学认为，此系风、湿、热客于肌肤或心火炽盛，脾胃湿热与风邪相搏而发病。按上述方法于局部用药，当日疼痛明显减轻，渗出液减少。3 日后，疼痛、渗出液基本消失，均未见不良反应。

十六　急性乳腺炎

1. 白芷贝母汤

【组成】白芷　贝母　菊花　甘草各等量

【主治】急性乳腺炎。

【用法】水煎服，每日 1 剂。

【疗效】本方治疗急性乳腺炎 92 例，均获效满意。轻者 1 剂，重者 2 剂即愈。

【验案】任×，女，28 岁。产 1 男婴已 31 天，于 1978 年农历五月患双侧急性乳腺炎，经单方及西医药消炎止痛治疗无效，遂来就诊。症见：颜面潮红，口唇干燥，四肢阵发性抽搐，谵语，呕吐黄水，体温 41℃，脉洪数有力，口渴欲饮，双侧乳房均红肿，剧痛，拒按。遂投以白芷贝母汤，嘱其连服 2 剂。

服药后 30 分钟，烧退，疼痛大减。次日来诊，嘱其再服 1 剂，2 个月后随访，药后甚好，没再复发。

【按语】方中白芷消肿止痛，贝母清热散结，菊花疏风清热，甘草缓急止痛。四药共奏活血化瘀、清热散结、消肿止痛之功，故取效甚捷。

2. 当归半夏乳没散

【组成】当归　半夏　乳香　没药各 25g

【主治】急性乳腺炎未成脓期。

【用法】上药研细末，过 120 目筛备用。外用，取本散适量，用温开水调成糊，敷于乳房患处。如敷药发干，可以换敷或喷温水，使其保持湿润，至临床症状消失后停敷。

【疗效】治疗 45 例，全部治愈，最短者 1 天，最长者 3 天。

【验案】史×，女，24 岁，1990 年 5 月 2 日就诊。哺乳婴儿已 2 个月，昨晚睡前突然恶寒发热，晨起左侧乳房红肿热痛，急来就诊。投以当归半夏乳没散外敷。5月4日复诊，红肿消退，诸症消失，痊愈。

【按语】 当归活血，半夏散结，乳香、没药更是疡科要药。本方药性偏温，之所以能治急性乳腺炎实热证，主要应归于其活血解毒、散结消肿之功。

3. 秘方消肿赤豆散

【组成】 赤小豆　白及　白蔹　芙蓉叶各等量

【主治】 乳痈（急性乳腺炎）。

【用法】 共研细末，用蜂蜜调敷患处，每日2次。换药时须将患部用温开水洗净，敷至消肿为止。

【疗效】 本方为家传秘方，曾以此方治疗乳痈患者多人，均有良效。

【验案】 朱××，女。因婴儿死后乳汁停留，右乳部发生结核，肿硬微痛，如胡桃大。3日后，红肿焮痛，旋又高烧。服仙方活命饮方一剂，服后身热虽退，而肿痛不消，后以此方敷之，次日即见肿消。三日后痊愈。唯用于阴疽诸症则不见效验，应分别治之。

【按语】 据本草记载，赤小豆散血排脓，能敷疮疖。白蔹与白及相伍，用于外敷有解毒消肿之功；芙蓉叶得蜂蜜，清凉缓润，散热止痛，外敷痈肿均有奇效。乳痈症多由肝郁、胃热、乳汁停聚而起，如寒热症状退除后，肿硬仍然不消者，兼用复元通气散方内服之，收效当更迅速。

4. 蒲银汤

【组成】 金银花60g　蒲公英60g　白芷　生甘草各20~30g

【主治】 乳痈。

【用法】 水煎服，开始每日2剂，6小时服1次。好转后每日1剂。

【疗效】 治疗40例，服药1~4天，均获痊愈。

【加减】乳汁不通者，加漏芦、山楂、王不留行、通草、柴胡（选 1~3 味）；体虚者，加党参、当归；恶露多者，加当归、益母草、丹参。

5. 乳没蜂黄膏

【组成】乳香　没药　大黄　蜂房各 10g

【主治】乳痈。

【用法】将上四味药混合研细末，再加蜂蜜适量调成膏状，敷盖于乳房结块处，用布覆盖，胶布固定，每天换药 1 次。

【疗效】此方治疗乳痈患者 30 例，均治愈。

【验案】刘×，女，24 岁。2 天前发现左侧乳房上方有一小硬块，稍有疼痛。今硬块增大，疼痛加剧。检查体温 38℃，左侧乳房外上方肿块如鸡蛋大小，压痛明显，局部皮肤色微红。当天敷药后，疼痛减轻，体温降至 37℃，肿块缩小。又敷药 1 次后痊愈。

6. 乳痈外消膏

【组成】桃仁 30g　青黛 15g　朴硝 30g　蜂蜜适量

【主治】乳痈初起。

【用法】将前三药放入蒜臼中或粗瓷碗中，以木杵捣烂，再入蜂蜜同捣，成稀膏状，摊于纱布上（以乳痈红肿部位大小为准）。先将患部洗净，然后将药膏贴于患处。外以胶布固定，每 1~2 日 1 换，连贴 5 天为 1 个疗程。

【疗效】本方治乳痈初起，疗效显著。

【验案】张×，女，29 岁。产后 8 天突然左乳房外侧红肿作痛，背后阵阵发热，肢体酸楚不适而来就诊。查：左侧乳房外侧红肿，按之微硬作痛，舌质红，苔薄白，口干苦，脉弦数。以乳痈外消膏外敷，连续 3 天，肿块疼痛均消。

【按语】本方为国医大师路志正家传验方。用于乳痈初起，局部见红肿热痛，未成脓者，若病程已超过 12 日，不恶寒，发

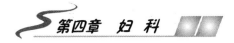

热重或局部有阵发性跳痛的将化脓的乳痈，不宜使用。

十七 乳腺增生

1. 重剂陈皮汤

【组成】陈皮80g 夏枯草30g 王不留行30g 丝瓜络30g

【主治】乳腺增生。

【加减】热重加金银花30g，蒲公英30g；湿重加半夏15g，茯苓30g；胁胀甚者，加瓜蒌30g，川贝母15g；冲任不调加鹿角胶10g，菟丝子20g；病程较长，久治不消加橘核30g，穿山甲15g，海藻30g，昆布15g。

【用法】水煎服，每日1剂，分早晚2次服。15天为1个疗程。

【疗效】临床运用此方加味治疗乳腺增生患者120例，临床治愈81例，显效24例，好转9例，无效6例，总有效率95%。在治愈81例中，服药最少者18例，最多者146剂，疗效满意。

【验案】某女，28岁，1992年3月24日初诊。患者2年前自觉乳房胀痛，按之有一肿块，经钼靶拍片，病理切片检查，诊断为乳腺增生症，屡治效果不佳。

刻诊：患者精神抑郁，胸胁疼痛，嗳气频作，纳呆乏力，究其因，婚后5年未孕，夫妻不和，忧郁过度所致。查体：右侧乳房外上方有一5cm×4cm×3.8cm肿块，表面光滑，推之可移，无红肿，灼热感边缘清楚，压之疼痛，舌淡，苔白厚腻，脉弦。辨证属肝气郁结，痰阻血凝。治宜理气化痰，活血通络，软坚散结。处方：

陈皮80g 夏枯草 海藻 橘核 王不留行各30g 丝瓜络20g 穿山甲15g 半夏 香附各15g 鹿角胶10g

患者服上药15剂，肿块明显缩小，疼痛大减，继出入加减60余剂，肿块全消，钼靶拍片示：增生右侧乳房未见异常而痊愈。

【按语】重剂陈皮汤系名老中医吴启尧老师治疗乳腺增生病的经验方。气血易理，痰邪难除，故非重剂不能胜任。方中王不留行活血通经、消肿止痛；夏枯草清肝热、散郁结；丝瓜络通络化痰消肿，尤重用陈皮，既有健脾燥湿之功，以清痰湿生化之源，更有理气散结，有消痰核之效，其性虽温，与夏枯草相伍，并无伤阴耗气之弊。

2. 麦山血通汤

【组成】生麦芽 30g　生山楂 10g　鸡血藤 20g　通草 10g

【主治】乳腺增生伴乳痛、溢乳者。

【用法】水煎服，隔日 1 剂，2 月为 1 个疗程。

【疗效】临床观察治疗乳腺增生病 860 例，停药后随访 1 年，近期总有效率为 99.3%。

【按语】该方有疏肝解郁、理气和胃、调理冲任、调整黄体功能，有抗雌激素等作用。李氏用此方治疗十余例，验证有效。

十八　带下病

1. 健脾止带方

【组成】白术 50g　泽泻 10g　女贞子 20g　乌贼骨 25g

【主治】脾气虚弱（即体虚）引起的白带症。

【加减】带下量多，清稀如水者，可加鹿角霜 10g；兼浮肿者，加益母草 30g；兼食欲不振者，加陈皮 10g，兼血虚者，可加当归 10g，白芍 10g。

【用法】药物用水浸泡后，文火煎 2 次，取汁 300ml，分 2 次服。

【疗效】本方是全国著名妇科专家许润三主任医师治脾虚白带之经验方，临床应用，疗效显著。

【按语】古人认为带下病成因不离乎湿，而湿又由脾虚而生，后世各家大都守此立法施治。湿多兼寒兼热，而本方施治，重点在脾虚之带病，并不兼寒兼热。故方中重用白术以健脾祛湿，复用泽泻以利湿脾，辅以女贞子养阴滋肾，乌贼骨固涩止带。四药合用，共奏健脾止带之功。

本方只适用于身体虚弱所引起的白带病，至于生殖器炎症或肿瘤引起的白带异常，多不宜用之。

2. 白带外洗方

【组成】生百部 50g　龙胆草 20g　木通 10g　明矾 30g

【主治】滴虫性阴道炎，白带多而腥臭，经刮片检验发现滴虫者。

【用法】本方宜用水 3000ml 煎沸后，倾入浴盆中，使阴部淹于水中或用注射器抽药水作阴部冲洗。坐浴前，先由男方外洗，坐浴时，女方应用药水上洗至腰，下洗至膝。每日 1 剂。连续坐浴 10 ~ 15 日，不内服。洗毕，将男、女换下贴身衣裤浸泡于洗剩的药水中一夜，至次日洗净，外晒备用，一定要洗至 10 次以上，病不复发。

【疗效】临床所治滴虫性阴道炎，白带腥臭者甚多，无一不效。

【按语】方中生百部杀虫，木通治霉菌，龙胆草杀菌，明矾对滴虫、细菌、霉菌均有效。四药合用，共奏清热解毒、杀菌灭虫之功，治滴虫性阴道炎所致带下病，疗效显著。

十九　不孕症

1. 调经种子酒

【组成】当归 45g　西红花 10g　桑寄生 30g　上元桂 10g

【主治】肾虚宫寒不孕症。

【制法】先将当归、桑寄生二味药物洗净，风干后浸入白酒1000ml 中，然后把上元桂（细末）、西红花放入酒内浸泡 15 天，每天振荡 2 ~ 3 次，可开始服用。

【用法】口服，每日 3 次，每次服用 10 ~ 15ml。

【验案】丁××，女，31 岁，已婚。1984 年 3 月 18 日就诊。婚后 5 年未孕，以往月经正常，后因经期涉水致月经 40 ~ 43 天一行，经量极少，色暗有块，经期小腹冷痛，得热较舒，平素腰膝酸软，畏寒怕冷，疲乏无力。舌暗，舌尖有瘀点，苔白，脉沉迟。妇检：外阴发育正常，阴道通畅，宫颈光滑，宫体大小正常，两侧附件无异常，诊断为不孕症。服调经种子酒 3 个月，月经正常。于 1984 年 12 月随访，已受孕 2 月。

【按语】不孕的病因病机为肾气不足，冲任失调。本方用当归补血活血；寄生补肝肾以养血；红花助当归补血活血，以通经；上元桂壮阳，并有引火归元之功。本方之妙在于取白酒辛甘走窜之性温经通脉，活血化瘀。诸药合用，使肾气旺盛，精血充沛，任通冲盛，月事如期，自能摄精受孕。

2. 活血通管散

【组成】郁金 90g　红花 60g　穿山甲 60g　血竭 45g

【主治】输卵管阻塞所致的不孕症。

【用法】上四味药共研细末，分 10 包，每日 1 包，分 3 次，开水送服。

【疗效】临床屡用，疗效显著。

【验案】童×，女，35 岁。1974 年 3 月 17 日初诊。结婚 7 年不育，月经不调，经期前后不一，并有痛经，余无所苦。妇科检查诊断为输卵管阻塞不通。给予活血通管散冲服。

复诊：6 月 15 日，近 3 个月间，散剂于每月经行前连服 10 天，共 2 个月，现经行腹痛减轻，当月去上海某医院行妇科检查，谓输卵管通液回流较少，原方再继续服 2 个月，处方为郁金 90g，红花 60g，穿山甲 60g，血竭 45g，共研细末，和匀分 10 包，服法同前，以黄酒加开水吞服。该病人 1975 年初怀孕。

【按语】输卵管阻塞属于病理性的，多见于月经不调的患者。本例经色不调，且见腹痛，显示气滞血瘀。治以郁金行气；红花、血竭活血化瘀；穿山甲消肿通络。药味不多，疗效显著。

3. 四味熏洗液

【组成】苦参　地肤子　蒲公英　龙胆草各 30g

【主治】女性不孕症（无器质性病变）。

【用法】将上药加水，煎取药液 500ml，加开水 1000ml，每晚熏洗阴道 1 次，每剂煎 3 次，3 剂为 1 个疗程。

【疗效】用四味熏洗液治疗不孕症患者，一般用药 3～4 个疗程即可怀孕。

【按语】女性不孕症病因复杂，除生理缺陷外，中医认为与天癸、冲任和胞宫的功能失调有关。临床辨证以肾虚、肝郁、痰湿和血瘀为多见，一般以汤剂、丸剂内服为治。笔者采用四味熏洗液治疗女性不孕症，则是一种新的尝试。方中苦参性味苦寒，能清热化湿祛风，并能引导湿热渗于下窍；地肤子苦寒降泄，能清利下焦湿热；蒲公英苦、甘、寒，具有清热解毒、消肿散结作用；龙胆草苦寒，善于燥湿清热，泻肝胆实火。四药合而用之，共奏清热利湿、解毒化浊之功效。在排卵期熏洗阴道，使药力直达病所，改善宫颈分泌物，为精子与卵子的结合创造条件，故获良效。

4. 忍冬藤汤

【组成】忍冬藤 45g　黄芪 24g　甘草 9g　淫羊藿 15g

【主治】抗精子抗体所致的免疫性不孕症。

【用法】水煎服，每日 1 剂，每月月经净后连服 20 剂为 1 个疗程，共观察 3 个疗程。

【疗效】治疗 47 例，受孕 26 例，受孕率为 55.32%。

二十　子宫内膜异位症

克痛汤

【组成】党参15g　赤芍12g　川芎12g　三七粉2g（分吞）

【主治】外在性子宫内膜异位症，见有痛经、肛坠、不孕、性交痛、妇检宫颈后壁有结节等。

【加减】经期加琥珀粉1g（分吞）；经后加黄精10g；非经期加莪术10g，三棱10g。

【用法】水煎服。第一个月为每日1剂，一个月后改为隔日1剂，3个月为1个疗程。

【疗效】应用11例，痊愈（子宫后壁结节及自觉症状消失）4例，显效（结节缩小，自觉症状消失）6例，好转（结节形状同前，但质变软，自觉症状减轻）1例。

二十一　子宫肌炎

1. 盆腔化瘀汤

【组成】当归尾3g　益母草3g　香附3g　苏梗3g

【主治】子宫肌炎、子宫内膜炎、输卵管卵巢炎、盆腔结缔组织炎等。

【加减】发热加金银花、蒲公英、败酱草；腹痛加川楝子；带下增多加土茯苓，失眠加五味子；食欲不振加焦三仙；月经量多加阿胶。

【用法】水煎服，每日1剂。

【疗效】治疗80例，痊愈47例，显效24例，有效7例，总有效率为97.7%。

【按语】方中当归、益母草活血祛瘀、调经凉血；香附疏肝理气、活血调经、解热镇痛、抗菌消炎；苏梗解表和中、行气，药理试验有扩张血管解热之功，还可抑制葡萄球菌。四药配伍，活血化瘀，调和气血，根据症状随症加减，多能奏效。

2. 三黄虎杖汤

【组成】黄芩 15g　黄柏 15g　黄连 15g　虎杖 30g

【主治】子宫肌炎、盆腔结缔组织炎、子宫内膜炎、输卵管卵巢炎等。

【用法】煎水 100ml，药液 38℃时行保留灌肠，每日 1 次，10 次为 1 个疗程。

【疗效】治疗 128 例，痊愈 95 例，显效 19 例，进步 9 例，总有效率为 96.1%。

【按语】方中黄芩、黄柏、黄连均清热燥湿，泻火解火。黄芩清泻肺火，解肌热，清上焦之热；黄连泻胃火，清中焦之热；黄柏除下焦之热，三药相伍清三焦之热。虎杖清热解毒，活血通络而止疼痛。四味药均有抑菌作用，对金黄色葡萄球菌、溶血性链球菌、变形杆菌等均有抑制作用。故治疗子宫肌炎、盆腔结缔组织炎等有效。

二十二　盆腔炎

红藤汤

【组成】红藤 30g　败酱草 30g　桃仁 15g　赤芍 15g

【主治】急慢性盆腔炎。

【用法】上药浓煎 2 次，共取药液 400ml，早或晚灌肠 1 次。每次灌肠后卧床休息 1 小时，一般 7 天为 1 疗程。

【疗效】用此方治疗急慢性盆腔炎 121 例，治愈 94 例，好转 27 例。用药最短 5 天，最长 15 天，无 1 例失败，有效率 100%。

【验案】郭×，女，42 岁。诊见左下腹胀痛，白带多，伴有血性物，舌红，苔黄腻，脉滑数。B 超提示"左侧附件积水"，诊断为盆腔炎。中医辨证属肝经湿热下注，治宜清热解毒，活血化瘀。上药煎液灌肠 1 个疗程后，左下腹胀痛明显减轻，白带减少。又治疗 1 个疗程，诸症消失，B 超、妇科检查均正常。

二十三 宫颈糜烂

1. 榆槐胶囊

【组成】生地榆 60g 生槐花 60g 明矾 30g 龙骨 1.5g

【主治】宫颈糜烂。

【制法】上药共研细末，分装空心胶囊内备用。

【用法】患者晚间用 1‰的高锰酸钾溶液将阴道冲洗干净，然后将榆槐胶囊放入阴道最底部，每次放 2 丸，2 天 1 次。4 次为 1 个疗程，停药 5 天后继续第 2 个疗程，月经前后各 5 天禁用。

【疗效】此法治疗宫颈糜烂 573 例，结果：痊愈 212 例，显效 92 例，有效 191 例，无效 78 例。

2. 玉红宫糜油

【组成】紫草根 9g 黄柏 15g 生大黄 15g 麻油 150g

【主治】宫颈糜烂。

【制法】先将三味药放在麻油中浸泡半天，再倒入小锅中炸枯去渣，待药油温后装瓶备用。

【用法】用时用消毒棉球如荸荠大小之棉球 10 个，并以消毒棉线扎好，分别将棉球放入药油中浸泡 1 日后备用。每晚临睡前取棉球 1 个，塞入阴道深部宫颈处，留长线在外，并用消毒药棉堵住阴道口，翌晨拉出棉球。

【疗效】治疗 80 例，全部有效。

【按语】宫颈糜烂属中医妇科带下病范畴。多因经行产后，胞脉空虚或手术伤后，湿毒之邪乘虚而入，损伤冲任之脉，以至

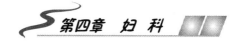

蕴而生热，秽浊下流。

玉红宫糜油直接作用于创面，方中紫草清热解毒，收湿敛疮，生肌长肉为主；辅以黄柏、生大黄清热燥湿，解毒消肿，活血祛瘀，减少渗出；同时麻油又有润肤生肌，保护创面，促进愈合之功。四药合用，共奏清热解毒、祛湿消肿、敛疮生肌之功，故疗效显著。

3. 儿茶散

【组成】明矾 30g　儿茶 30g　冰片 1g　麻油适量

【主治】慢性宫颈炎，症见白带量多、腰痛下坠等。

【用法】上药研成细末，用麻油调制成糊状备用。用消毒棉球擦净宫颈糜烂面上的白带，把 2g 糊状药安放在带线棉球上后，并紧贴宫颈糜烂面。24 小时后自行取出带线棉球，每 3～4 天 1 次，10 次为 1 个疗程。

【疗效】用本方治疗 68 例，治愈 42 例，好转 16 例，无效 10 例。

【按语】方中儿茶有收敛生肌作用；冰片有清热消肿功能；明矾亦有收敛消炎作用；麻油作为一种赋型剂，且植物油对上皮细胞有营养作用。以上四药能使炎症宫颈上皮水肿消退，并促进宫颈上皮新生，以利宫颈炎痊愈。在治疗中，对阴道的酸碱度亦有明显改变，从而合乎生理要求的功能，成本低，使用简单，疗效满意。

4. 黄倍散

【组成】黄柏 7.5g　炒蒲黄 3g　五倍子 7.5g　冰片 1.5g

【主治】宫颈糜烂，小腹胀痛，白带黏多。

【用法】上药共研细末，先用 1% 绵茵陈煎剂冲洗阴道，并拭干，再取本散适量撒于宫口糜烂处，以遮盖糜烂面为度（如阴道较松者，再塞入塞子，保留 24 小时，自行取出）。隔日冲洗喷药 1 次，10 次为 1 个疗程。

【疗效】治疗57例，其中痊愈41例，显效14例，进步2例，总有效率100%。

【按语】本病之起多由湿热所致。方中五倍子味酸而性平，外用能治皮肤黏膜溃烂流脓，久不收口者；黄柏味苦性寒，有清下焦湿热的作用；冰片味辛，苦而性凉，外用能治痈疽疮疡，拔毒生肌；蒲黄味甘性平，炒用能收敛止血。四药合用，可收到消炎拔毒，收敛生肌，促进糜烂面愈合，故临床用之，每收良效。用药期间，暂停性生活。

5. 复方狼毒液

【组成】狼毒 200g　茯苓 50g　生甘草 50g　车前子 100g

【主治】宫颈糜烂、阴道炎。

【用法】上药煎取 500ml 药液，经纱布过滤液冲洗阴道，每日1次。

【疗效】本方具有解毒杀虫、收敛止痛的作用，一般应用3次见效，无任何不良反应。此方施治多例，效果满意。

6. 宫糜散

【组成】儿茶 15g　枯矾 10g　黄柏 5g　冰片 3g

【主治】宫颈糜烂。

【用法】将上药共研极细面，加适量香油，或豆油，或甘油调成软膏状，装瓶备用。用时，先将阴道宫颈常规消毒后，再将软膏涂患处，每次 1g。如合并湿热下注的阴痒症（阴道炎、滴虫性阴道炎），采用六药汤熏洗，再按上法处理。六药汤：

百部　苦参各30g　蛇床子 50g　艾叶 20g　明矾 15g　防风 15g

水煎，趁热先熏洗，后坐浴。

【疗效】用上法治疗子宫颈糜烂患者200例，其中Ⅰ度31例，Ⅱ度97例，Ⅲ度72例。经治疗后痊愈185例，有效13例，无效2例。

二十四 阴道炎

1. 加味二妙散贴脐

【组成】苍术 10g 黄柏 10g 石榴皮 12g 车前子 10g

【主治】阴道炎。

【加减】如属滴虫性阴道炎，加苦参、百部；如属霉菌性，加土槿皮、白芷。

【用法】上方共研细末，每晚取少许水调涂脐，肤疾宁盖贴，日换 1 次，2 周为 1 个疗程。

【验案】吉×，女，29 岁。白带量多，呈凝乳状或脓样，伴有阴痒，已有年余。曾经妇科检查，诊断为霉菌性阴道炎，虽用西药灌洗阴道，制霉菌素等治疗，效果不明显。嘱用上方贴脐，一周后白带明显减少，外阴瘙痒减轻，续用一周基本痊愈，再贴一周以资巩固。同时注意用具的清洁卫生，勤换内裤，以防复发。

【按语】阴道炎属中医的带下病，大多由湿热下注引起，故用二妙散清热燥湿。车前子清利湿热；石榴皮杀虫收敛，另辨病加味。通过脐部给药，较熏洗简便，临床使用也确有疗效。

2. 熏洗冲剂

【组成】蛇床子 3 份 苦参根 3 份 艾叶 3 份 明矾 2 份

【主治】非特异性阴道炎。

【用法】上药按比例研成细末，用纱布包装，每包 30g，开水冲泡后趁热先熏阴部，水温后坐洗 15 分钟。

【疗效】治疗 70 例，痊愈 56 例，减轻 13 例，总有效率为 98.6%。平均用 9 包即愈。

【按语】方中蛇床子、苦参清热解毒、燥湿杀虫止痒；艾叶温经散寒止痛，药理研究，对细菌有明显的抗菌作用；明矾解毒消肿、收湿止痒，药理试验有较好的抑菌作用。

3. 灭滴栓

【组成】雄黄 1g　生烟叶 2g　明矾少许　鲜猪肝 60g

【主治】滴虫性阴道炎。

【制法】先将前 3 味药共研细末，再将猪肝切成三角形，在肝上用缝衣针扎些小孔，把药粉撒在小孔内。

【用法】晚上塞入阴道内，早上取出，并用高锰酸钾溶液（1/5000）冲洗阴道。

【疗效】连用 4~7 天即可痊愈。

【验案】李××，女，43 岁。外阴、阴道瘙痒及爬虫感约 12 年，流乳白色泡沫样白带。用此法治疗 2 天后，痒感大减，7 天后痊愈。至今 3 年未复发。

【按语】此病由湿热、滴虫所致。方中雄黄长于解毒杀虫；生烟叶亦能"散瘀消肿，杀虫解毒"（《闽东本草》）；明矾燥湿、解毒、杀虫。诸药合用有较强的解毒、燥湿、杀虫、消肿之作用，故对本病有较好的疗效。

4. 治阴道炎方

【组成】嫩苦参 30g　生大黄 15g　蛇床子 15g　鲜桃树叶 60g

【主治】阴道炎。

【用法】上药加清水 3000ml 煎取浓汁，去渣，将药液倒入盆内，趁热熏蒸外阴部。待温时即坐浴浸洗，至全药汁待冷为止，每日早晚各 1 次。

【疗效】屡用屡验，通常熏洗 3~5 日即愈。

5. 苦蓄煎剂

【组成】苦参 100g　萹蓄 50g　地肤子 20g　黄柏 20g

【主治】阴道炎、阴痒。

【用法】水煎趁热坐浴，每日 1 剂，早晚各 1 次，每次 20 分钟，10 天为 1 个疗程。

【疗效】治疗 100 例，痊愈 94 例（临床症状及体征消失），有效 6 例（临床症状及体征消失缓解）。痊愈率为 94%。其中 1 个疗程痊愈者 76 例。

【验案】曹×，女，29 岁。2004 年 7 月 10 日就诊。半年前开始阴道及外阴部瘙痒，白带增多，因羞于诊治而致病情逐渐加重，痒痛难忍，坐立不安。带下量多而黄，质稠而臭，口苦尿黄，胸闷纳差，舌苔黄厚腻，舌质红，脉弦滑有力，辨证为湿热下注型。用上方治疗 2 个疗程而愈，至今未复发。

6. 藿香煎

【组成】藿香　土茯苓　蛇床子　贯众各30g

【主治】霉菌性阴道炎。

【用法】将上药加水 1000ml，煎沸后取药液置便盆内或痰盂内，等温度适宜时先熏后洗，每日 1～2 次，连续 7 日为 1 个疗程，一般 2 个疗程即可。治疗时间以在月经干净后较为适宜。

【疗效】用藿香煎治疗霉菌性阴道炎 118 例，经 1～2 个疗程治疗后，痊愈 78 例，有效 34 例，无效 6 例。

【验案】本病的主要病机是湿热，故选用藿香芳香化湿浊而解秽恶之气；配以土茯苓清热解毒利湿，以增强其祛湿效果；佐以贯众、蛇床子杀虫止痒。必要时可配合内服方药，加用白术、黄精、黄芪能提高疗效。

二十五　外阴溃病

1. 祖传秘方水火丹

【组成】生、熟石膏各500g　冰片25g　黄连100g　黄丹适量

【主治】外阴溃疡。

【制法】先将黄连浸泡在 3000ml 的白开水中浸泡 3 天，再将

研细的生、熟石膏用黄连浸出的汁液水飞阴干。加黄丹至桃红色为度，最后加入冰片粉，共研极细末，密封备存。

【用法】先将患部进行常规消毒，然后取本散适量涂擦外阴溃疡面，每日擦 2 ~ 3 次，直至痊愈。同时加服龙胆泻肝汤，辨证加减，水煎内服，每日 1 剂。

【疗效】治疗 26 例，全部治愈。治愈天数 6 ~ 24 天，平均 11 天。

【验案】冯××，女，16 岁。外阴溃疡，瘙痒 16 天。查外阴及会阴处均有散在的红色疹子及溃疡，渗出少许黄色分泌物。诊断为外阴溃疡，外用水火丹 8 天痊愈。

2. 外阴溃疡方

【组成】漳丹 40g　生蛤粉 50g　炉甘石 20g　冰片 5g

【主治】外阴溃疡。

【用法】上药共研为极细末，贮瓶备用，勿泄气。用时取本散适量，用香油调匀成糊状，涂在外阴溃疡处，每日涂 2 次。至愈为度。

【疗效】屡用效佳，一般上药 5 天见效，15 天左右可痊愈。

二十六　外阴瘙痒症

1. 青黛散

【组成】青黛 10g　苦参 20g　紫草 10g　冰片 1g

【主治】外阴瘙痒症。

【用法】上药共研细末，混合均匀，紫外线消毒后备用。每日由固定人员用温开水冲洗外阴及阴道后，喷撒药粉 1 次，7 天为 1 个疗程。

【疗效】痊愈 99 例，显效 81 例，好转 15 例，无效 3 例。

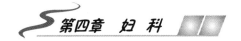

2. 蛇黄洗剂

【组成】 蛇床子 15g　黄柏 15g　没食子 15g　枯矾 10g

【主治】 女阴瘙痒，阴囊、肛门湿疹等皮肤病。

【用法】 将前 3 味药加水 2000ml，煎至 1000ml，过滤后加枯矾溶化即可。凡皮损呈溃烂、结痂者，用纱布浸药液贴敷之；皮损呈红疹，干燥脱屑者擦洗之；粗厚性皮损局部浸浴之。每日 2 次，每次 15～20 分钟。7～10 日为 1 个疗程。治疗期间减少活动，穿宽大柔软内衣，忌食辛辣刺激性食物，尽量减少抓搔，保持局部清洁。

【疗效】 用蛇黄洗剂治疗阴部瘙痒 82 例，结果：治愈 65 例，好转 17 例。一般用药后当时痒症减轻，3 日后渗出液明显减少或停止。多数患者 7～15 日即痊愈，少数严重者连续用药 20～30 日后，皮损大部分消除，皮肤恢复正常。

【按语】 阴痒多因湿热下注，故治以清热燥湿。方中蛇床子、黄柏、没食子、枯矾四药相伍，共奏清热燥湿、杀虫之功，起到消除湿疹以治阴痒的作用，对女阴瘙痒、阴囊、肛门湿疹等皮肤病均有很好疗效。

3. 苦皮二子汤

【组成】 苦参 30g　白鲜皮 15g　地肤子 15g　蛇床子 15g

【主治】 女阴瘙痒症。

【用法】 水煎至半盆，半温时反复洗患处，每次洗 15 分钟，每日洗 2 次。

【疗效】 有效率 100%。简廉验便，疗效显著，无副作用。

4. 椒艾白冰散

【组成】 花椒 10g　艾炭 10g　白鲜皮 10g　冰片 0.5g

【主治】 外阴瘙痒症。

【用法】 上药共研细末，香油调搽。若局部有渗出潮湿者，改用醋调搽。每日 1 次，10 次为 1 个疗程。用时，先用地骨皮 30g，加水 2500ml，煎汤，先熏后坐浴，最后外搽药膏。

【疗效】40 例患者中，痊愈 32 例，有效 5 例，无效 3 例。一般 1 个疗程即效，最长不超过 2 个疗程。

【验案】李×，女，36 岁。外阴部瘙痒，白带多，如豆腐渣状，确诊为"阴道念珠菌病"。用药一周后，白带显著减少，局部瘙痒症状减轻，用药 12 天即告痊愈。随访半年，未见复发。

5. 防风蝉蜕汤

【组成】防风 30g　蝉蜕 10g　生甘草 3g　泽泻 10g

【主治】外阴瘙痒症。

【用法】水煎 20 分钟，煎汁 250ml，50ml 口服，200ml 熏洗外阴。每日 1 剂，15 天为一个疗程。

【疗效】本方口服加外洗治疗外阴瘙痒症，常获显效。

【验案】李×，女，46 岁。1992 年 8 月 10 日就诊。患外阴瘙痒 2 年，经某医院妇科多次检查，无真菌及滴虫生长。服用中西药，疗效均不明显。邀余诊治，予防风蝉蜕汤内服外用，2 周而愈。随访 1 年未复发。

6. 黄蛇苍白汤

【组成】黄柏 45g　蛇床子 60g　苍术 45g　白矾 30g

【主治】外阴瘙痒症。

【用法】上药分为 3 剂，每剂煎熬后，用干净手巾在阴道部擦洗 3 次。

【验案】刘×，女，患有阴痒，白天在众人面前不敢挠，晚上用高锰酸钾溶液和洁尔阴洗液也无济于事。后用本方治疗，结果仅 1 天就有明显好转，治疗 3 天痊愈。

第五章 儿科

一 新生儿黄疸

1. 白茵车糖汤

【组成】白头翁9g 茵陈9g 车前草9g 白糖少许

【主治】新生儿黄疸，目黄，身黄，哭闹不安，呕吐腹胀，乳食不化，尿黄便结或有发热，舌质红，苔黄腻，指纹紫滞。

【用法】用水煎成50ml，加糖少许，分2~4次喂服，每日1剂，5日为1个疗程。

【疗效】使用本方治疗新生儿黄疸，包括黄疸较深、血胆红素较高的病例，不须加用其他药物。验之临床，常在3天内开始退黄，一周内黄疸消失，确有桴鼓之效。

2. 赤茵山糖汤

【组成】赤芍10g 茵陈6g 生山楂6g 白糖少许

【主治】新生儿黄疸，全身皮肤黏膜及巩膜黄染。

【用法】水煎服。

【疗效】该方有活血化瘀、利湿退黄的作用。无论阳黄、阴黄用之均可收取理想效果。小儿脏腑娇嫩，形气未充，而本方避免了苦寒败胃之弊，是退黄方中一张稳妥有效的方剂。

二 新生儿脐炎

黄乳枯冰散

【组成】黄连10g 乳香10g 枯矾5g 冰片1g

【主治】新生儿脐炎，脐部脓肿溃破流水。

【用法】上药共研细末，装瓶备用。治疗时取适量药末，外撒患儿脐部，用绷带包扎，每日换药1次。

【疗效】本方具有清热、解毒、燥湿、止痛的功效。一般用药3～4次即愈。

三 新生儿破伤风

1. 全蝎朱砂膏

【组成】全蝎1个 朱砂2g 灯心10cm 食油少量

【主治】新生儿破伤风。小儿初生7天内面苍喘哑，或牙关紧闭，口唇发青，双目上视，四肢抽搐。

【用法】将前2味药研末与少量食油调匀，取灯心浸泡片刻，即可使用。

首先认定自脐而上冲1条筋隐现，即用灯心在青筋顶端烧之，此筋即缩下寸许，再从缩下顶端烧之，此筋即消而病愈。若此筋上冲至剑突下，病危难治。

【疗效】余行医30年，用本方治疗8例，均获痊愈。

2. 蝉蜕止痉汤

【组成】蝉蜕50g 僵蚕5个 全蝎4个 蜈蚣大者1条

【主治】新生儿及成人破伤风。

【用法】水煎2次，每次煎1小时，药液混合后浓缩至

150ml，上下午各服 1 次（1 小时左右频频将 75ml 药液服完）。如抽搐无法口服，可改用鼻饲法。

【疗效】共约治疗 80 多例，服汤药一般不需配西药，少数重病患者可配合西药，均治愈，疗效甚佳。

【验案 1】刘×，女，6 天。1982 年 5 月 2 日初诊。其父母代述，小儿足月顺产，发育差，系旧法接生。近日发现小儿不肯吮乳，发热，不时啼哭，今早突然四肢抽搐，口吐白沫，每次持续 1～2 分钟，稍有动静即发抽搐。检查：检查时又抽搐，呈苦笑面容，颈项强直，时有窒息，唇青汗出不止，呼吸急促，啼不出声，腹胀，脐带已脱落，周围红肿，指纹青色。诊断：新生儿破伤风。治宜：祛风通络、镇痉解痉。

处以上方，3 剂后抽搐次数大减，有动静不再抽搐，仅小发作一晃而过，已能吮乳，体温降至正常。原方再进 3 剂，每次 70ml，徐徐灌服，日 2 次，连服 3 剂而愈。吮乳自如，疗程 6 天。共服蝉蜕 300g，无不良反应。随访 2 年未复发，小儿体健。

【验案 2】张×，女，20 岁。因割麦时不慎割破左大拇指，于割伤后第 8 天高热抽搐，呈苦笑面容，诊断为破伤风。投单味蝉蜕 120g，每日 1 剂，水煎 2 次，每次煎 1 小时，2 次共取药液 600ml，分 2 次，上下午口服。服 2 剂抽搐止，发热减轻，连服 6 剂病痊愈。

【按语】老中医刘名声，行医 50 余载，他的经验，临床上无论哪种原因引起的抽搐，在方药中加入大剂量蝉蜕，疗效很好。余效刘氏之法，几年来用大剂量蝉蜕治疗新生儿及成人破伤风，功效卓著。

3. 于氏祖传秘方

【组成】僵蚕 10 个，炒黄　蝉蜕 10 个，炒黄　蜈蚣 1 条，炒黄　朱砂 1.5g　牛黄 0.5g

【主治】新生儿破伤风。

【用法】上药共研为细末，每次用 1/4 量，乳汁送服。

【疗效】本方治疗23例新生儿破伤风，均获痊愈。多为服药1次即可。一般服药后1~2小时，肠鸣音活跃，排气，即为药已奏效，抽搐逐渐停止，全身症状消除，最长不超过12小时即可痊愈。

四 新生儿硬肿症

1. 复方生脉散方

【组成】吉林人参6g（另炖服）　黄芪4.5g　五味子1.5g　麦冬4.5g

【主治】新生儿硬肿症。

【用法】水煎服，每日1剂。

【疗效】综合病儿情况，用复方生脉散方加减，已治疗十余例，均获得较满意的效果。

【验案】产妇张××，25岁，妊娠33周。于1971年12月30日临产入院，当晚早产一男婴，体重2kg。半夜发现男婴下肢冷，色紫，且见左下肢中部脂肪微硬，双侧面颊、臀部稍硬，体温35.6℃，经用保温治疗多天，未见好转，邀余会诊。诊见男婴臀部、面部、四肢皮肤变硬，脉沉慢，唇舌红，口腔内有溃疡，吃奶量少。此为婴孩先天禀赋不足，又值寒冷天气，气血不和，气不运血，故肌肉变硬。脉随气行，元气不足，不能载脉上浮，故体温不升，脉搏变慢。治宜调补气血，血液一行，肌肉脉搏自可恢复正常。余投以复方生脉散方。病孩服药后，症状逐渐好转，服完2剂，已恢复如常儿。数日后平安出院。追访此婴孩精神活泼，生长健壮。

2. 附子参麦饮

【组成】人参10g　麦冬6g　五味子6g　附子6g

【主治】新生儿硬肿症。

【用法】水煎服，每日1剂，分数次服。

【疗效】本方治疗14例新生儿硬肿症，均取得了满意疗效。

【按语】本方阴阳并用，可起到益气生脉、活血强心、热而不燥的作用，对新生儿硬肿症颇为合理。

五 小儿感冒发热

1. 熨囟门法

【组成】艾叶 细辛 苍术 川芎各20g

【主治】婴儿感冒鼻塞。

【用法】上药共研粗末，装纱布袋中，先剃去头发，将药袋置于患儿囟门上，用纱布绷带固定。然后以热水袋温熨半小时，每日2~3次。

【疗效】本方治疗婴儿因感受风寒所致鼻塞，效果颇为理想。

【验案】纪×，女，1/4岁。其祖母代诉：患儿受凉后鼻塞流涕已半月余，因呼吸不畅而哭闹不止，苦无良方治疗。要求介绍简单的外治方法，乃嘱用上方热熨囟门，因家长白天工作无暇，改为夜间如法施治，连用3天即愈。

【按语】本方以细辛、艾叶、苍术祛风、散寒、燥湿；川芎温散上升头面，外敷囟门加热熨治小儿因感受风寒所致的鼻塞，效果颇为理想，无副作用，患儿易接受。

2. 香菊冲剂

【组成】藿香10g 香薷6g 青蒿10g 野菊花15g

【主治】小儿上呼吸道感染，各型感冒。

【用法】将上药共研为细末，制成冲剂，每服15g，开水冲服，每6小时一次。

【疗效】应用本方治疗小儿呼吸道感染177例，其中风热型感冒有效率为92.85%；风寒型感冒有效率为94.55%，风寒挟湿型感冒有效率为80%。

【按语】本方选用解表、化湿、清热之品，合方组成，对风热、风寒或挟暑、挟湿之急性小儿上呼吸道感染的发热，皆有成效。尤其对某些病毒性感染用西药无特殊疗效者，亦有一定疗效。方中藿香化湿和中，解暑发表；香薷发汗解表、利水消肿；野菊花清热解毒、平肝明目；青蒿清热解暑、善退虚热。四药合用，共奏发汗解表、祛湿解毒之功，故治小儿上呼吸道感染有奇效。

3. 蝉蜕散

【组成】蝉蜕9g　山栀子9g　钩藤3g　地骨皮5g

【主治】小儿发热。

【用法】将上药共研为细末，然后倒入少量的鸡蛋黄搅拌成泥状，做成4个如5分硬币大小的蝉蜕散药饼，贴压于患儿的涌泉穴（双）与内关穴（双），外包纱布。再用胶布固定，翌晨取下。

【疗效】用上方外敷治疗小儿发热90例，其中男37例，女53例；年龄小于1岁者29例，1~2岁者31例，3~4岁者17例，5~8岁者13例。属于上呼吸道感染35例，急性气管炎20例，支气管肺炎8例，急性扁桃体炎患儿27例。所有病例均在发热48小时内使用本法。

经1~3次治疗，90例患儿体温均恢复正常。其中外敷1次退热50例，外敷2次退热21例，外敷3次退热19例。

【验案】冯×，男，2岁，1994年7月1日就诊。患儿鼻塞，流涕，咳嗽3天。昨日发热，用小儿感冒冲剂、小儿消炎散等热不退。刻诊：肛温39.5℃，溲赤，咽红，扁桃体Ⅱ度肿大，舌红，苔薄黄。诊断为急性扁桃体炎。证属风热犯咽，乃用蝉蜕散如法治之，1次热退，再以清热利咽之品，加蝉蜕内服调理而愈。

【按语】蝉蜕散中四味药性皆寒凉。重用蝉蜕，功擅散风热、定惊痫；山栀子既能清气分热，又能清血分热；钩藤清热平肝，息风解痉；地骨皮清热凉血，退虚热。本品在用于阴虚发热时，不论有汗或无汗均可应用。上药外敷涌泉，即取上病下治之意，以清三焦之热；内关穴可清心经之热，此法治疗小儿发热常常获得奇效。外敷药较之内服更宜小儿接受，亦为优点之一也。

4. 石膏青蒿散

【组成】石膏100g　青蒿100g　蒲公英30g　黄芩20g

【主治】小儿发热。

【用法】共研细末备用。用时用凉开水或蜂蜜共拌成糊状，涂在纱布上贴于肺俞穴，每次50g，每日2次。注意：若局部皮肤未发现有刺激反应可每日敷，连用3天。

【验案】胡×，女，1岁。发热头痛2天，体温39℃。某医院诊断为风热感冒。经用青链霉素、病毒灵等，热势仍不退，遂用石膏青蒿散在肺俞穴敷之，2日后，体温恢复正常。

5. 复方蒿芩茶

【组成】嫩青蒿4.7g　条黄芩9g　薄荷叶4.7g　紫雪散1.6g

【主治】小儿流行性感冒。

【用法】以开水浸泡开，冲服，日服3~4次。

【验案】薄××，男，8岁。发热12天，无其他不适。热以夜间最高（40℃），有时微汗，大便微燥，小便正常。咽稍红，无咽痛，舌苔中后薄黄，脉数有力。证属风热外感，拟上方治疗，2天热退。

【按语】方中以青蒿、条黄芩清热和解；薄荷辛凉透表；用紫雪散，咸寒以解里热。

6. 外敷退热散

【组成】山栀3g　桃仁3g　杏仁3g　鸡蛋1个

【主治】小儿高热。

【制法】上药共捣末，加入蛋清和少量面粉、适量白酒，调匀成糊状。

【用法】贴于患儿一侧手、足心，以纱布包裹。如敷剂干燥，再加适量白酒调匀，敷至退热为止。

【验案】李×，女，11月。发热2天，曾经重庆市××人民医院儿科注射青霉素、非拉那、口服APC，治疗无效。体温继续升高。诊得患儿壮热（41℃），面赤，鼻塞流涕，微咳，不思饮食，神情倦怠，小便黄少，舌质红，苔薄白。投内服祛风热方剂，施用本方外敷。9个小时开始退热，兼证缓解。继续治疗，2天痊愈。

【按语】方中三药辛开苦降，清热泻火，敷于手、足心，使内郁之火循经走泄。加入蛋清有拔火外出之能，白酒有散郁火之力，合用之，共奏清热疏风、解毒之功。

7. 蒿柴薇丹汤

【组成】青蒿　银柴胡　白薇　丹皮各10g

【主治】小儿急性高热性疾病。

【用法】水煎服，每日1剂，日服2次或频服。

【加减】临证可根据症状随时加味。兼咳嗽者，加苏子、桑白皮、黄芩、杏仁；兼咽红肿痛者，加野菊花、大青叶。

【疗效】临床屡用，退热快，疗效显著。

【按语】小儿有"脏腑薄，藩篱疏，易于转变；肌肤嫩，神祛，易于感触"特点，所以感受外邪，从阳化热者为多，热易伤阴，易致耗劫液。故方用青蒿芳香，清热透络，引邪外出；银柴胡入少阳、厥阴，搜邪退热；白薇、丹皮清营凉血。四药相伍，即清气营之热，又益阴凉血而不腻邪，突出了清热凉营，护营防灼之力，从而避免了热邪伤阴耗液之弊。用于临床，对于小儿急性发热性疾患，不但退热快，而且对兼有咳嗽、咽喉肿痛者，可使症状减轻或消除。验之临床，奏效颇捷。

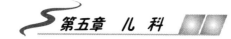

六 小儿咳喘

1. 麻款百凤膏

【组成】麻黄30g 款冬花50g 百合50g 凤凰衣（新鲜鸡蛋壳内薄膜，微炒）30个

【主治】小儿咳嗽，时常发作，咽中气塞，咳甚喘急，痰不多，咯不出，春寒秋凉发病为多。

【用法】上药用清水浸1宿，文火煎2遍，澄清，入蜂蜜60g，姜汁5g，收成清膏。每日2~3次，每次1羹匙，开水调服。

【疗效】本方为南京中医药大学丁光迪教授治小儿咳嗽验方。本方宣肺止咳，顺气平喘，味美可口，效果一流，患儿易于接受。

2. 穴位贴敷法

【组成】杏仁20g 百部30g 僵蚕24g 细辛6g

【主治】小儿支气管炎。

【用法】上四味药共研细末，加风油精12ml，50％二甲基亚砜适量调成软膏。用时每次取黄豆大一团，置肤疾宁贴膏中心，贴肺俞穴、膻中穴，1日换药1次，7次为1个疗程。

【验案】童×，女，8岁。有气管炎史，感冒则咳嗽缠绵难愈。现咳嗽20余日，痰多色白，胸闷食少，平素汗多易感冒。脉小滑，苔薄。证属肺卫虚弱，湿痰留恋。予上方贴敷一周，咳止痰除。嘱常服玉屏风口服液，以增强卫外功能，杜绝复发。

3. 穴位药熨法

【组成】白芥子 紫苏子 莱菔子各40g 食盐250g（焙干）生姜5g

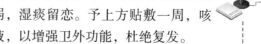

【主治】小儿顽固性咳喘。

【用法】上药混合共研末，炒热至50℃左右，装入薄纱布袋，扎紧袋口，在患儿两侧肺区及腋下来回熨烫 30～40 分钟。每日 2～3 次，一剂药可连续使用 2 天。

【疗效】用此法治疗小儿顽固性咳喘 118 例，结果全部治愈。1 剂治愈 78 例，2 剂治愈 32 例，3 剂治愈 8 例。

4. 桃杏栀胡膏

【组成】桃仁60g　杏仁6g　栀子18g　胡椒3粒

【主治】小儿支气管哮喘。

【用法】上药加糯米5g，共为细末，以鸡蛋清调成软面团状，分成 4 等量。分别贴敷双侧涌泉穴及其足背相对应的位置，贴药后以胶布包裹，12 小时去药，隔 12 小时可做第 2 次治疗。

【疗效】本方有行气、活血、化痰、纳气之功效。临床观察 12 例，全部达到完全缓解。其中 1 次缓解者 6 例，2 次缓解者 4 例，3 次缓解者 2 例，所有病例均随访 3 年以上未见复发。

5. 止咳方

【组成】白屈菜10g　川贝母5g　瓜蒌10g　半夏5g

【主治】小儿急性支气管炎，属痰热型。症见咳嗽、痰多，或伴有发热口渴，烦躁不安，大便干，小便黄，舌红苔黄，脉滑数或指纹青紫。

【用法】水煎服，每日 1 剂，早、中、晚食前 30 分钟各服 1 次。

【加减】咽喉肿痛者，加射干10g，重楼10g；胸闷不畅者，加枳壳10g；倦息乏力者，加白术10g，黄芪10g；大便干者，加枳实10g，番泻叶2g；发热者，加柴胡10g，黄芩10g。

【疗效】本方为治疗小儿咳嗽的有效方剂。止咳作用范围较广，适用于外感咳嗽及内伤咳嗽。在实际应用中，对百日咳、哮喘、肺炎、肺结核等病的咳嗽，均有止咳祛痰之效。

【验案】李×，男，4 岁，2006 年 11 月 1 日初诊。小儿于诊前 7 天因感寒后出现咳嗽，不发热，初起呈声咳，日达 15 次左右，逐渐加重，有痰难咳出。饮食、睡眠欠佳，二便正常。查体：神乏、面㿠白、唇干红、舌质红、舌苔薄黄、脉滑数，双肺呼吸音粗，可闻及不固定湿啰音。胸片显示双肺纹理增强。血常规，白细胞 8.5×10^9/L，GR55%，LV43%。中医诊断：肺热咳嗽。西医诊断：急性支气管炎。治法：清热、止咳、化痰。药用止咳方加白术 10g，4 剂，口服 4 日。服药 3 天，咳嗽减轻，少痰。继服 4 日，咳嗽消失而病愈。

6. 祛痰方

【组成】陈皮 10g　半夏 8g　桔梗 10g　莱菔子 10g

【主治】小儿痰症。症见咳嗽痰多，痰出咳平，痰黏腻或稠厚成块，胸闷，脘痞，便溏，舌淡红，苔白厚，脉缓。

【用法】水煎服，每日 1 剂，早、中、晚食前 30 分钟各服 1 次，亦可制成散剂。

【加减】呕吐者，加竹茹 10g，葛根 10g；腹满胀者，加枳壳 10g，佛手 10g。

【疗效】本方为治疗小儿痰症的基本方，可单用，亦可与其他药合用。文中仅四味药，但祛痰功效颇佳。可汤剂口服，亦可制成散剂。

【验案】李×，女，3.5 岁，2006 年 4 月 15 日初诊。患儿自出生后常有咳嗽，咳嗽之后，痰壅喉间，日久不消。经用抗炎、止咳治疗均无效。近 3 天咳重，痰多，黏稠成块，胸闷，便溏。查体见神清，咽肿，双肺可闻及痰鸣音。舌红，苔腻，脉缓。诊断为支气管炎。治法：祛痰止咳。药用祛痰方加瓜蒌 10g，同时口服该方剂。经治 4 日，痰去咳止。随访 2 个月，未见咳嗽发作。

【按语】本方半夏燥湿化痰；陈皮理气燥湿；桔梗消肺中之痰；莱菔子去积、化食、下气、宽中。四药合用，共奏祛痰止嗽之功。

357

7. 加味三拗汤

【组成】麻黄3g　杏仁6g　防风6g　甘草3g　茶叶2g

【主治】小儿感受风寒，发热或无热，喘促气粗，张口抬肩，舌质淡，苔薄白。脉浮紧。

【用法】水煎服。

【加减】喘甚者，加苏子、前胡降气平喘；痰多者，加半夏、橘红降逆化痰；胸闷者，加枳壳、桔梗、苏梗理气宽胸。

【疗效】加味三拗汤为吕靖中教授多年治疗喘证的常用方。临床经验认为，凡外感引起的喘证，不论是风寒、风热皆可应用。

【验案】赵×，女，12岁。于1990年11月因感受风寒出现恶寒发热，头痛，身痛，咳嗽气喘，倚息不卧，就诊于某人民医院。经检查诊断为感冒引起的支气管炎。予以口服感冒片等，头身疼痛减轻，但咳嗽仍剧，喉中痰鸣，张口抬肩，求治于余。查其舌质淡，苔薄白，脉浮紧。诊断为喘证（风寒犯肺），治宜宣肺平喘。方用加味三拗汤，服药3剂，寒热尽退，咳嗽渐缓，效不更方，继服6剂，咳喘止，病遂瘳。

【按语】本方由三拗汤加防风、茶叶而成。方中麻黄宣肺平喘，用杏仁止咳平喘，配防风辛开解表，使风寒外散，逆气得以平复；配茶叶清心肃肺，正与肺主清肃合拍；用甘草调和诸药，缓麻黄剽悍之性，使之无过汗伤正之弊。诸药合用，共奏宣肺平喘之功，使逆气得以平复而收表解喘定之功。

8. 冬花汤

【组成】款冬花5g　川贝母3g　麦冬3g　甘草2g　冰糖50g

【主治】小儿顽咳。

【加减】久咳体虚者，加太子参5g，减麦冬；伴发热口干者，加生石膏10g；伴喉中痰鸣者，加杏仁2g；干咳无痰者，加橘红5g。

【用法】水煎服或用开水冲泡，不拘次数当茶饮。

【疗效】治疗47例，疗程短者2剂而愈，长者最多6剂，全部治愈。

【验案1】罗××，女，2岁，于1987年12月24日来诊。一周前因洗澡受凉起病，流涕、发热。经用青霉素及小儿感冒冲剂治疗，咳反剧，时发热，以冬花汤加生石膏5g，不拘次数当茶饮，服2剂，热退，咳愈。

【验案2】周××，男，9岁。1989年4月7日来诊。咳嗽6天，经服咳特灵等西药少效。予款冬花10g，川贝母、麦冬、甘草、橘红各5g，冰糖30g，杏仁3g，1剂告愈。

【验证】按《四川中医》1989年第3期"冬花汤治小儿顽咳"一文之方验证于临床，的确速效。

9. 祖传秘方麻黄膏

【组成】麻油1850g　铅丹500g　麻黄粉7分　白胡椒粉3分

【主治】小儿风寒咳喘。

【制法】先将麻油熬至滴水成珠，将铅丹放入油中搅拌均匀，再炼熬至一定的黏稠度即为膏基。将麻黄粉、白胡椒粉混合均匀。在每份膏基上，放1小药匙（0.1g），趁热合拢备用。

【用法】治疗时将膏烘热，贴于患儿背部肺俞穴。每天换药1次，病情轻或幼儿可贴一侧或2天换药1次。

【疗效】治疗288例，治愈235例，好转42例，无效11例，总有效率96.2%。

【验案】卢×，1岁半，1983年12月7日来诊。患儿发热，流涕，咳嗽3天，咳喘甚而不欲食，经治疗效果不显。体温37.4℃，指纹淡红在气关。证为风寒犯肺，肺气壅遏，宣降失司。用麻黄膏外贴肺俞穴，每天贴1张，2天后其母来告，孩儿咳止喘平、饮食、活动正常。

【按语】余用此方治疗小儿风寒咳喘，疗效显著，风热咳喘则不适宜。

10. 哮喘饼

【组成】白芥子 30g　延明索 30g　甘遂 15g　细辛 15g

【主治】小儿支气管哮喘。

【制法】共为细末，等分 3 份，每伏第 1 天用 1 份加鲜姜汁调匀，做成药饼 6 个，临用时在药饼中心加丁桂散 0.3g。

【用法】贴于百劳、肺俞、膏肓穴，每次各二穴，约 2 小时，见皮肤红而无水泡者可除去，每伏各敷贴 1 次，3 天为 1 个疗程。

【疗效】经多年观察，疗效满意。

【按语】此病为寒痰阻滞，肺失宣降，气道不利所致。方中白芥子辛温入肺经，有辛散利气，温通祛痰作用；甘遂入脾、肺经，功能逐饮祛痰；延胡索入肝、脾经，功能活血理气；细辛入心、肝、肾经，有发散风寒，温肺化饮之功效。所选穴位，亦有调肺止咳、理气补虚之作用，故治支气管哮喘有效。

11. 麻甘豆腐汤

【组成】生麻黄 2g　生甘草 2g（打碎）　　法半夏 6g（打碎）
杏仁 6g（打碎）　豆腐一小块

【主治】小儿哮喘。

【制法】将豆腐放碗内，加水至豆腐平面为止，不要超过豆腐平面，然后将麻黄插入豆腐内，余药放在豆腐上面。再将碗隔水蒸半小时取出，去掉药，将碗内水取出。

【用法】口服，一日 3 次分服（豆腐亦可加入少量酱油调味，拌调后食用）。

【验案】袁×，女，8 岁。患儿在 3 岁时出现气急，喉间痰鸣，至县人民医院检查，诊断为支气管哮喘。经西药治疗，症状可控制，但不久又复发，经久不愈。邀余诊治，当即给予麻甘豆腐汤 2 剂，喘平咳止。再予 2 剂，诸症悉除，随访 8 年未复发。

12. 麻黄白前饮

【组成】麻黄　白前　荆芥　甘草各 10g

【主治】小儿风寒咳喘。

【用法】上药以沸水浸泡 20～30 分钟，酌加白糖适量，不拘时频频呷服，每日 1 剂，2～4 剂为一个疗程。

【加减】若痰稠或量多可加川贝母、杏仁；咳甚加紫菀。

【疗效】本方治疗小儿风寒咳喘 78 例，治愈 58 例，好转 16 例，无效 4 例。

【按语】本方是新州县名老中医裘笑梅的经验方。小儿风寒咳喘证为临床常见病、多发病之一，以冬春季多见。方中麻黄祛风散寒、宣肺平喘；白前化痰止咳，助麻黄理肺而安内；荆芥助麻黄表散风寒而攘外，甘草润肺而和诸药，使邪去正安。本方药虽四味，但药味少而力专效宏，且小儿脏气清灵，随拔随应，故疗程较短，一般 4 天均能奏效。

13. 祖传四味百部饮

【组成】百部 6g　川贝母 4.5g　前胡 4.5g　沙参 9g

【主治】小儿百日咳，肺气失宣郁热型。

【用法】水煎取汁，于药汁内加适量冰糖溶解服。以上为 5 岁小儿用量，可视患儿年龄体质酌情加减运用。

【验案】余×，女，3 岁。1971 年 11 月 10 日初诊。该患儿患百日咳，经治 20 余天不缓解，诊之属邪热壅肺型顿咳。因其舌红少苔，投四味百部饮加五味子以敛肺生津。处方：

百部　前胡各 4.5g　贝母　五味子各 3g　沙参 6g

3 剂，水煎，药汁加适量白冰糖溶解服用。

11 月 14 日二诊：家长诉服药 2 剂，咳即大减，三剂药毕，呛咳消失。为巩固疗效，改投滋阴润肺、敛气止咳之剂。处方：

百部　五味子各 3g　白冰糖适量

煎水代茶频服，连用 7 日而愈。

【按语】本方为河南中医药大学赵清理教授祖传治顿咳验方。顿咳，是以阵发性剧烈咳嗽为主症的病证，多发于小儿，且病程较长，甚至迁延数月，故又称百日咳。中医学认为本病主要是因外感时邪，邪壅于肺，肺失清肃，气道受阻而致。祖传四味百部饮，用于顿咳之发作期，往往取得满意效果。

七 小儿肺炎

石膏萸散

【组成】生石膏 10 ~ 15g　吴茱萸 3 ~ 6g　生大黄 3 ~ 6g　陈醋适量

【主治】小儿肺炎。

【用法】上药共研细末，用陈醋适量调和成饼状，以纱布固定于两足心涌泉穴，每 24 小时更换 1 次。此法运用于无脑水肿、严重缺氧以及心衰休克表现的患儿。若出现上述表现时，当首先对症处理，使其得以缓解后，再用此法治疗。

【疗效】共治疗小儿肺炎很多例，结果：退热 175 例，咳喘消失 154 例，肺部啰音消失 127 例，共治愈 115 例，好转 59 例，无效 6 例。

八 小儿吐泻

1. 清胃止吐汤

【组成】姜竹茹 6g　炒陈皮 3g　生大黄 1.5g　春砂仁 1g

【主治】新生儿呕吐。

【用法】水煎服，每日 1 剂，分多次频服。

【加减】若大便泄泻，舌质红，去大黄，加川黄连；腹胀加生麦芽；黄疸加茵陈。

【疗效】临床验证 40 例，疗效满意。

【按语】文中竹茹清胃，砂仁醒脾，二药均善止呕，陈皮理气和中，大黄通腑泄热。四药合用，共奏清胃止呕之功。此方对新生儿脏腑柔弱，瘀血湿热壅结肠胃，浊气上逆而致呕吐最为对症，故用之每能见效。

2. 车银散

【组成】车前子40g　银花30g　防风20g　鸡内金10g

【主治】小儿腹泻

【用法】上药共研细末备用。口服，每次 1 岁以内服 1.2 ～ 1.6g，1 ～ 2 岁 1.6 ～ 2g，3 ～ 5 岁 2.1 ～ 2.6g，6 ～ 9 岁 3 ～ 3.5g，10 ～ 13 岁 4 ～ 5g，每日 3 次。

【疗效】治疗 130 例，治愈 110 例，好转 12 例，无效 8 例。

【验案】谢×，女，3 岁，1985 年 4 月 13 日来诊。腹泻 3 天，每天泻黄色稀便 10 ～ 12 次，带少量黏液，伴腹痛，舌质红，苔黄，脉滑数。大便镜检：红细胞少许，白细胞 "＋＋"，黏液 "＋＋＋"。证属外感型湿热泻。给服车银散，每次 2.1g，每日 3 次。4 月 16 日复查大便常规正常而愈。

【按语】泄泻以脾为主脏，湿为主因，急性泄泻尤以湿热为多。车银散中重用车前子，利小便，实大便，且利尿不伤阴；银花清热解毒；防风祛风胜湿；鸡内金健脾助运、消食止泻。四药合用，既有清热解毒之功，又有祛风逐湿之效，更有健脾消导之力，对小儿外感湿热泻最宜。

3. 调中止泻汤

【组成】焦山楂12g　茯苓6g　车前子6g　葛根6g

【主治】小儿伤食腹泻。

【用法】水煎服，每日 1 剂，分多次服用。

【疗效】临床屡用，收效甚捷。

【按语】伤食泄泻，治宜消食化滞、调中止泻。故方中重用焦山楂，取其消食化滞、敛阴收涩止泻；茯苓健脾利湿；车前子利尿而不伤阴，与茯苓相伍，有健脾、利尿、止泻之功；葛根既能解肌退热，又能升清降浊、生津止泻。小儿阴常不足，泻下易伤阴而出现口渴、微热之证。此方药切中病机，四药合用，共奏消食健脾、升清降浊、利尿止泻之功。故用之临床，效果甚佳。

4. 乳儿风泻方

【组成】钩藤6g　防风5g　葛根5g　升麻1.5g

【主治】乳儿风泻。

【用法】水煎30分钟，每日1剂，分数次温凉服。

【疗效】临床用之，屡见奇效。

【验案】范××，男，4个月。患病7日，每日泄泻10次左右，如蛋花样，气甚腥，尿少，伴烦躁口渴，咳嗽气急。查：体温37.5℃，肛周红，唇红，指纹紫沉，脉数。投本方2剂，药毕泻止而愈。

【按语】本方为广东省名老中医陈一鸣主任医师经验秘方。方中葛根、升麻、防风、钩藤均能祛风解表，以除致病之因；又风药多燥，燥能胜湿；升麻、葛根并用，能升举脾胃清阳之气。四药合用，风除湿去，脾运得复，清气上腾，升降有度，而泄泻之症自止。临床用之，屡见奇效。

5. 止泻汤

【组成】车前子30g（另包）　　苍术10g　砂仁10g　白糖适量

【主治】小儿秋季腹泻。

【用法】上药水煎加白糖服，1日1剂，服药第1天应禁食6小时左右，停服西药。

【疗效】临床治疗37例，治愈率98%。一般轻者1剂泻止，重者2剂泻止。

【按语】止泻汤治疗小儿秋季腹泻，临床症状以大便次数多，如水样，伴有不消化乳食，腹胀，纳差为特征。重用车前子，淡渗利湿，减少肠道水肿，使湿从小便出。用苍术、砂仁芳香燥湿，醒脾开胃，3 药合用，湿除肿消，胃开脾健，泻止。经多次临床验证，若加入其他药物，疗效不如原方。

6. 白山枣车散

【组成】白术（伏龙肝研末炒）200g 山药（麸炒）200g 枣树皮（炒黄）150g 车前子（盐炒）150g

【主治】小儿腹泻神疲纳呆，面色白，食欲减退，食后即泻或久泻不止。

【用法】上药共粉碎为细末。1 岁以内婴儿每次服 0.5～1g，2～3 岁每次服 2～3g，4～6 岁每次服 3～4g。日服 3 次，饭前服。

【疗效】用此方治疗 100 余例患儿，治愈率达 80% 以上，且效捷如神。如大便黄臭者，可适当加黄连末。

7. 茯苓愈婴汤

【组成】炒淮山药 10g 茯苓 10g 生鸡内金 5g 米壳 3g

【主治】小儿腹泻日行数十次，大便腐臭或呈蛋花样，神疲纳呆，嗳吐酸腐等症。

【用法】水煎服。上为周岁剂量，按年龄酌情加减。

【加减】伤食加焦山楂；伤暑加香薷、黄连，米壳减半；湿热加葛根、黄连；寒湿加扁豆、干姜；脾虚加党参、伏龙肝；肾虚加党参、附子；久泻气陷加党参、黄芪、升麻等。

【疗效】治疗 200 例，显效 187 例，好转 11 例，无效 2 例。总有效率达 99%。

【按语】小儿泄泻病因虽多，然脾运失司为根本，脾虚则生湿，湿胜则脾困，无湿不作泻，故脾病湿盛乃发病之关键。本方选用茯苓为主药健脾利湿；辅以山药健脾和胃助运；鸡内金调中消滞；米壳固涩止泻。全方有利有涩，有消有运，顾护胃气，助脾运化，又调中消滞而不伤脾胃。

8. 艾叶透骨液

【组成】艾叶　白胡椒　猪苓　透骨草各 15g

【主治】小儿腹泻。

【用法】每日 1 剂，水煎 30 分钟，待温后外洗双足。

将上述药液备好，当温度达到 42℃ 左右，将双足浸入盆内药液中，以擦拭器蘸药液反复擦洗膝关节以下部位，并按摩足三里、三阴交、止泻穴（外踝垂线与足底皮肤相交处）、涌泉穴等。每次 15～20 分钟，每日 3 次，5 天 1 个疗程。

【疗效】治疗 342 例，结果：治愈 288 例，好转 41 例，无效 13 例。有效病例多在用药次日起症状改善，便次及水分渐减少，3～5 天痊愈。

【验案】赵×，男，10 个月。家长述患儿出生后 2 个月起腹泻至今，大便时夹有泡沫，从未间断，每于腹部受凉加重。大便呈黄稀水样，夹有泡沫，每日 5～10 次，腹泻重时伴有尿量减少。曾服思密达、妈咪爱及健脾消食止泻中成药多日，均收效欠佳。经检：精神好，呼吸平稳，无脱水征，皮肤弹性好，两肺呼吸音清，心音有力，心律齐，腹软，肠鸣音稍亢进。大便镜检，脂肪球"＋＋"。予艾叶透骨液洗足方外用，停用其他药物。2 天后便次减少，大便成形，日 1～2 次。大便镜检正常，继巩固 3 天，痊愈停药。

【按语】本方由艾叶、白胡椒、猪苓、透骨草组成，具有温里利湿止泻之功。四药通过煎剂熏洗双足，辅以穴位按摩，调理经络，补虚泻实，温中止泻，促进阴阳平衡，调节机体免疫状态。本法集物理疗法、药物渗透、穴位循经以安胃肠为一体，可达到温中、利湿、止泻之目的。本方外洗双足，婴儿易于接受，无副作用，值得推广应用。

9. 三香散

【组成】丁香　木香　小茴香　吴茱萸各 30g

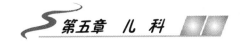

【主治】小儿腹泻。

【用法】将上四味药捣碎，与250g食盐混合，将上药放在铁锅内炒，以能闻到香味为度，不可炒焦，装入布袋（10cm×20cm）内，封口。小儿平卧床上或躺在其母怀中，将药袋放在小儿肚脐上，药袋上盖以毛巾等物，以免热量迅速下降。半小时后给患儿穿好衣服，勿使腹部受凉。每日1次，每料药物可用3天。

【疗效】使用本方治疗小儿腹泻，疗效较好。

10. 倍姜散

【组成】五倍子（炒黄）2份　干姜2份　吴茱萸1份　公丁香1份

【主治】婴幼儿迁延性腹泻。

【用法】将上药研细末，取10～15g药末，用75%酒精调成糊状敷于脐部，再覆盖塑料布块，用胶布固定，3天为1个疗程。

【疗效】经使用本方治疗小儿迁延性腹泻数例，有较佳疗效。

11. 丁桂散

【组成】干姜2g　车前子3g　丁香1g　肉桂2g

【主治】小儿寒性腹泻。

【用法】上药共研细末，贮瓶备用，勿泄气。用时，每取本散2～3g，纳入脐中，外用加热后的伤湿止痛膏或一般的纸膏药盖上固定。每2日换药1次。

【疗效】治疗40例，多1次见效，2～3次痊愈，屡用屡验。

12. 外敷药

【组成】白胡椒2份　肉桂1份　丁香1份　藿香1份半

【主治】小儿泄泻。

【用法】上药研成细末，混匀装瓶，密封备用。用时，每取药末1～3g，用温开水调成糊状，薄布包好，于脐部放消毒纱布一块，然后将药放上，用胶布固定。每天1次，24小时换药。湿热型泄泻忌用。

【疗效】治疗 10 例属脾虚型，脾肾阳虚型，风寒型之小儿泄泻，均在用药 2~3 次后痊愈。

【验案】程××，男，1 岁 4 个月。患儿曾因腹泻住院 2 次。现排蛋花样大便 2 天，每天 7 次之多，便下稀薄，挟有完谷，每食后作泻，伴呕吐，面色苍白，寐时露睛，舌淡，苔薄白。用上药末 1.5g 外敷神阙（即肚脐）2 次，第 3 天解黄色条状便 1 次，症消纳增，调养而愈。

【按语】泄泻之本在于脾胃。小儿脾胃发育尚未完善，消化机能较弱，无论内伤饮食，还是外感或脾胃虚寒等，均可使脾胃功能失调而致病。本方四味药性味均辛、温、热，味辛可发散而解表，性温热能祛寒而温里，气芳香能化湿浊而助脾健运。方中肉桂性大热，穿透力强，与他药合用可导诸药直达病所。采用外敷神阙，能达收涩止泻之效。

九 小儿腹痛

芍枳陈草汤

【组成】赤芍 8g 枳实 6g 陈皮 7g 甘草 5g

【主治】小儿腹痛。

【用法】水煎服，每天 1 剂。

【加减】兼食滞加神曲、山楂、莱菔子；兼蛔虫，去甘草，加乌梅、槟榔、使君子；寒甚者，加干姜、肉桂；热甚者，加黄连、黄芩；气滞血瘀者，加木香、青皮、丹参、桃仁；大便燥结，数日不通者，加大黄、芒硝、火麻仁；脾胃虚弱者，加白术、淮山药；呕吐者，加半夏、麦冬；腹泻加砂仁、车前子。

【疗效】经治 200 例，均愈。疗程最短 2 天，最长 4 天。

【验案】蔡××，男，4 岁。1988 年 4 月 14 日就诊。症见面色微黄，恶心呕吐食物残渣 2 次，纳差，腹痛且胀，食后痛甚。

治宜消胀止痛，导滞降逆。方药：基本方加神曲 6g，山楂 8g，莱菔子 7g，木香 5g。水煎、分 2 次服。

6 月 16 日复诊：恶心呕吐及腹胀痛等症状全消，进食量正常，大、小便亦调，舌淡红，苔微黄，脉和缓。继以基本方加白术、茯苓各 5g，生姜 1 片，大枣 3 枚。1 剂，水煎，分 2 次服，以调理胃肠，并巩固疗效。随访未见复发。

【按语】腹痛是小儿常见多发病，病因多因外感时邪，内伤饮食，饥饱不匀或饮食不洁所致。治拟行气止痛，消积导滞，健脾。方中赤芍凉血、祛瘀、止痛；枳实可破气消积；陈皮下气止呕；甘草补益脾气，清热解毒，缓急止痛。只要辨证准确，兼证并治，药证吻合，必收捷效。

十 小儿厌食症

1. 苍陈内金散

【组成】苍术 1 份 陈皮 1 份 鸡内金 1 份 蜂蜜适量

【主治】小儿不思饮食、腹胀、泄泻、舌苔白腻。

【用法】上药共研细末，以适量蜂蜜调和后开水冲服即可。1 日 3 次，2 岁以下每次 1g，3~5 岁每次 1.5g。

【疗效】本方为南京中医药大学、全国著名儿科专家江育仁教授验方，一般连服半个月即大见成效。

【按语】本方苍术健脾燥湿，是运脾药，脾得健运则水谷能消，配陈皮、鸡内金消食化积力强。方虽小而功甚宏，并且患儿易接受。

2. 山鸡醒脾粉

【组成】怀山药 150g 生鸡内金 50g（洗刷干净，晒干） 白豆蔻 20g 生大黄 10g

【主治】小儿厌食症。

【用法】晒干研细末，过100目筛，密封勿泄气。口服，每次取药粉2~3g，用生麦芽30g（晒干打碎）煮水（勿久煎）冲服，1日2次（午饭之前，晚饭之后）。

【疗效】本方为治小儿厌食之通用方。

【验案】邱××，男，9岁。1978年5月7日初诊。患儿为父母老年得子，溺爱超常，零食盈满，为补充营养，灌以补剂，但愈补愈瘦，以致厌食，形羸腹胀，体弱多疾，几成疳积。求草泽医"割治"2次，遍投诸药无效。诊其面色萎黄，舌淡苔薄，指纹淡红，脉来细软，治以健脾、调中、和胃、消积。山鸡醒脾粉先后用四料，嘱其严守医嘱，禁绝零食，四月愈。今已为健壮青年，服役归来。

【按语】本方山药性味甘平，能补脾气而益胃阴，张锡纯谓其为"肺、脾、肾三补之品"，与鸡内金相伍，创资生汤，列《医方》之首。张氏运用得意，进而筛选成山药、鸡内金一组对药。本方取其健脾助纳，加白豆蔻辛香醒脾，大黄味苦健胃。四味相合，相得益彰，共收醒脾开胃之功。生麦芽含有多种具有活力的酶，以助消化。

本方在应用时可加减运用，若舌苔厚腻者，加藿香12g；舌红少津者，加北沙参12g，皆与麦芽同煎送服，一周后酌情减去。

本方服用前应注意驱虫，亦可用于大病之后及肝病、肾病、结核病、肿瘤等病之食欲不振、胃纳呆钝者。运用之际，当杜绝零食，嘱其晨间饮以"开口水"（温开水），早餐宜清淡无油的稀粥、羹、糊等，佐以腐乳。禁吃荤汤、奶、蛋及油炸品。自制麦芽，芽长不过1cm者效佳。

3. 淮曲散

【组成】怀山药200g　酒糟曲150g　茯苓100g　丁香20g

【主治】小儿不思乳食、面色萎黄、脘腹胀满或兼见呕吐、唇舌色淡、苔白厚腻等症。

【用法】将上药研成极细末，过筛装瓶备用。每日3次，每

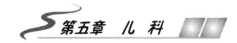

次 15g。于饭后用温开水或加少量糖调服。

【疗效】治疗小儿厌食症 115 例，有效率达 95%。

【按语】小儿厌食的主要病机是脾胃功能障碍。本方以山药健脾和胃，茯苓健脾燥湿，酒糟曲消食开胃，丁香温脾行气。四药合用既可健脾和胃，又可消滞启食，实为治疗小儿厌食症中脾虚兼有积滞之要方。

4. 秘方阳春白雪健脾糕

【组成】茯苓　山药　芡实　莲米各等量

【主治】小儿伤食、厌食、疳积。

【制法】上药烤熟制粉，加糯米粉及砂糖拌和，制成糕，备用。

【用法】每日早、中、晚各服适量。

【疗效】屡用卓效。

【按语】本方是龚其恕家传秘方。龚氏云："家传此方百余年，效闻乡里，秘不外传。经家父及余应用确有卓效。"

5. 消导散

【组成】焦楂肉 30g　神曲 30g　槟榔片 20g　枳壳 20g

【主治】小儿腹胀不食。

【制法】上四味药均用麦麸单炒成黄色，去麸，共研极细末，贮瓶备用。

【用法】每 1 岁 1 次服 0.3~0.6g，每增 1 岁加 1 倍。一日服 2 次，温开水冲泡后，文火煮沸去渣服。

【疗效】屡用有特效。

十一　小儿疳积

1. 鸡肝散

【组成】鲜母鸡肝1具　草决明20g　鸡内金10g　山楂10g

【主治】小儿疳积症。

【用法】先将鸡肝捣碎如泥状，3药研为细粉，共拌匀搓成团如鸡蛋大小，以清洁纱布包好，用线扎紧，用第2次的淘米水500ml，装入瓦罐，煎为100ml，先食药后饮汁。1日1次服完。

【疗效】治疗145例，痊愈127例，好转15例，无效3例，总有效率达98%。

【按语】疳积为脾胃虚损与积滞中州夹杂而成，是虚中挟实之症。由于脾胃长期受损，精微物质输布不足，气津乏耗而积热。本方用鸡肝益脾健胃，补益气血为君；辅以草决明清肝降火；鸡内金、山楂消食导滞；米泔水健脾消食。脾运复，积滞除，则疳积消。

2. 三甲散

【组成】龟板12g　鳖甲12g　穿山甲12g　鸡内金6g

【主治】小儿疳积。

【用法】将前2味用食醋泡1小时后，放炭火中烧黄研末。穿山甲土炒黄研末，鸡内金生用研末，共研后过筛，装入有色玻璃瓶内备用。口服，每次服2~3g，每日服2次，1剂为1个疗程。

【疗效】治疗24例，均有良效。

【按语】方中龟板滋补肝肾，强筋健骨；鳖甲清虚热，滋肾阴，软坚散结；穿山甲通经活络，调和气血；鸡内金消食导滞，健脾和胃。四药共奏滋阴清热，健脾消食，调整气血，强筋健骨，软坚散结之功，使脾气健运，气血调和而收效。

3. 山甲三仙散

【组成】炒神曲10g　炒麦芽10g　炒山楂10g　炮山甲珠5g

【主治】小儿疳积，食欲减退，恶心呕吐，面黄肌瘦，有的腹胀大，手足发热。

【用法】上四味药共研细末，加葡萄糖粉30g，和匀，视儿大小，饭后服1～3g。

【疗效】本方屡治效佳。

【按语】本方为山西省洪洞县已故儿科名老中医何其祥先生经验方。此方消食开胃、破积攻坚。妙在其味香甜微酸，小儿易服。常见有的患儿饭后主动要求父母给药吃。本方药简、效捷，是治疗小儿疳积之妙方。

4. 磨积散

【组成】鸡内金60g　黑、白丑各15g　神曲30g

【主治】小儿疳积（乳食积滞所致）。

【用法】上药共研细末，贮瓶备用。每次服2～3g，一日服3次。

【疗效】屡用特效。

十二　小儿传染性肝炎

1. 化疸复肝汤

【组成】茵陈180g　金钱草90g　郁金60g　甘草15g

【主治】小儿急性黄疸型肝炎。

【用法】水煎服。5天1剂，1日服3～5次，代茶冲红糖（量不限）饮。

【疗效】治疗小儿急性黄疸性肝炎250例，疗效显著。

【按语】小儿急性黄疸型肝炎属中医阳黄之湿热熏蒸肝胆型。

本方中茵陈善清热利湿、利胆退黄，特别是清肝胆之热兼理肝胆之郁尤著，使胆汁入小肠而出；金钱草增强茵陈除湿退黄，尽快使水湿从膀胱而走；郁金善于活血化瘀，使热清郁开，黄退疸清；红糖调和脾胃，又助郁金活血、行气、解郁。本方药味少，量大力专，又加甘草调和诸药，共奏其功。

2. 金车白虎汤

【组成】金钱草　虎杖　白英各2500g　车前草5000g

【主治】小儿急性病毒性肝炎。

【用法】上药煎2次，分别取汁，混合，再浓缩至8000ml，加适量防腐剂及白砂糖分装16瓶（每瓶500ml）。服用剂量：每日3~4次，1~3岁50ml，4~7岁60ml，8~12岁70ml，13~16岁80ml。

【疗效】治疗小儿急性病毒性肝炎330例中，治愈231例，显效91例，好转6例，有效2例。

【按语】目前治疗病毒性肝炎，国内外尚无特效药物。笔者使用的中药均系清热利湿、疏肝利胆、消炎解毒之品。对消除症状、缓解体征，特别在降低谷丙转氨酶方面效果尚较满意，且本方药源丰富，价廉效灵。

十三　小儿肾炎

1. 浮萍三草汤

【组成】浮萍6~12g　地胆草10g　马鞭草6~10g　益母草15g

【主治】小儿急性肾炎。

【用法】水煎分4~5次服。以上为5岁用量，不同年龄可随之增减。

【加减】咽喉肿痛，加一枝黄花、酢浆草；风热盛者，加白茅根、蝉蜕、木贼草；疮毒疖肿，加地肤子、七叶一枝花；血尿明显者，加茜草、紫珠草；高血压者，加草决明、黄芩、车前子。

【疗效】治疗 260 例，痊愈 218 例，好转 37 例，无效 5 例，总有效率为 98.1%。

【验案】黄×，男，6 岁。1986 年 8 月 12 来诊。其母代诉：半个月来头面皮肤出现多发性疖肿，经治疗后，疖肿好转，近 3 天头面部浮肿，眼睑较甚，尿少色赤。查：体温 37.7℃；尿检：蛋白"＋＋"，红细胞"＋＋"，舌红，苔黄腻，脉滑数。辨证：水肿（疮毒内蕴型）。治拟：清热解毒，利水消肿。以本方加味：

浮萍 马鞭草各 12g 益母草 18g 地肤子 9g（另包） 七叶一枝花 6g 地胆草 白茅根各 18g 甘草 3g 水煎服。

药 6 剂如果，体温正常，浮肿消退，疖肿已除。尿检：蛋白"＋"，红细胞少许。药即中病，继守前方，去地肤子、七叶一枝花，服 6 剂。诸恙悉平，尿检正常，半年后随访，未见复发。

【按语】小儿急性肾炎是儿科常见病之一，属中医学水肿病范畴。其病因病机，究其原因，多责之于风、热、湿、毒侵袭人体，肺失通调，开阖不利，水液潴留，泛溢肌肤，而成本病。浮萍三草汤专为此而设。方中浮萍轻浮升散，善开毛窍，功擅发汗开鬼门，下水洁净府，前贤曾曰"发汗胜麻黄，行水捷通草"，冠为主药；"水不行则病血"，故用地胆草、马鞭草、益母草，既善清热利水，又长于祛瘀消肿。该方组方简洁，四味药专力宏，无不良反应，用治肾炎，奏效甚速。

2. 荔蓟煎合剂

【组成】荔枝草 车前草各 300g 大蓟 小蓟各 150g

【主治】小儿急性肾炎。

【用法】上药加水煎成 600ml，并加苯甲酸、尼泊金防腐，分装备用。每天服 3 次，每次 10～20ml。

【疗效】治疗小儿急性肾炎 70 例，治愈 69 例，好转 1 例。

3. 三合化裁汤

【组成】黄芪40g　牡蛎40g　泽泻15g　黑大豆30g　大枣7枚

【主治】小儿肾病综合征。

【用法】每日1剂，上药用凉水浸泡30分钟，先煎牡蛎30分钟，再与其他药混合，微火煎煮40分钟。每剂煎2次，将两次药液混合，每日早晚各温服1次。

【疗效】临床屡用，疗效显著。

【按语】本方用黄芪既有补肺、健脾益肾之功，又有协调三焦，祛除水湿之效，一药而多能，故重用为君；牡蛎既泄水气，又涩精气；泽泻固肾而能治水，利尿又不伤阴；黑大豆益肾治水，消胀下气；大枣滋脾土，以平肾气，具有益土而胜水之功。诸药合用，寓补于通，扶正祛邪，渗利与收涩交相为用，使肺气得调，水道得畅，脾气得健，水湿能运，肾气得养，开阖有常，则疾病痊愈。本方药虽四味，但选用精妙，对正虚而邪胜者，治邪不伤本，扶正能祛邪，因而收效颇著。

十四　小儿遗尿

1. 麻益散敷脐

【组成】麻黄2份　益智仁1份　肉桂1份　食醋适量

【主治】小儿遗尿症。

【用法】上药共研细末。每次用3g，以适量食醋调成饼状，敷于肚脐，外以胶布固定，36小时取下。然后间隔6～12小时再以上药敷贴，共敷3次后，改为每周敷脐1次，连续2次，以巩固疗效。5次为1个疗程。

【疗效】用此法治疗小儿遗尿38例，结果：治愈18例，好转15例，无效5例，总有效率为86.8%。

【按语】方中麻黄入肺、膀胱经，有宣发温煦之功，使肺气宣通，增强膀胱气化功能。益智仁、肉桂均入肾、脾二经，能补脾肾之阳，使肾气充足，膀胱气化得以运行正常，制约水道的功能得以恢复。

2. 硫黄五倍脂膏

【组成】硫黄 30g　五倍子 30g　补骨脂 30g　大葱白适量

【主治】小儿遗尿症。

【用法】上药共研细末备用。使用时，每次取药粉 8g，取大葱白切碎，共捣成膏贴于患儿肚脐上，外用塑料布及胶布固定。应睡前敷，翌日醒后揭下。如肚脐局部潮红，可向下方移位，要连续贴用 3 日。治疗期间，晚上适当减少饮水，睡前、睡中最好唤醒小儿排尿。

【疗效】此方一般一剂可愈，重症不超过二剂。余用本方治愈了许多人（成年人）的遗尿症。

【验案】某女，5 岁，天天尿床，父母曾带她到过多家医院治疗，花了几千元都未治好，全家人都很苦恼。后用此方治疗，当晚外敷一贴，女孩睡到天亮未尿床。

3. 益麻桑石汤

【组成】益智仁 12g　麻黄 9g　桑螵蛸 15g　石菖蒲 9g

【主治】小儿遗尿症。

【用法】水煎服，每日 1 剂。

【疗效】屡用效佳。

【验案】罗×，女，12 岁。遗尿 4 年之久，每夜 1～2 次，夜睡甚沉，很难唤醒。给口服上方 7 剂，每日 1 剂，服完遗尿停止。共服 14 剂，随访半年，未再复发。

【按语】本方具有开窍益智、固肾缩尿、强壮兴奋的功效。以促使大脑皮质建立和形成夜间排尿的警觉点，从而治愈遗尿症。

4. 参芪姜草汤

【组成】党参 10g　炙黄芪 10g　炮姜 8g　炙甘草 15g

【主治】小儿遗尿、自汗、面色白、神疲乏力、语音低怯。

【用法】水煎服，每日 1 剂。

【疗效】经治数十例，经随访半年未复发。

【按语】本方具有温肺补气作用。由于肺气虚寒，制约无权，致小儿遗尿症。一般服药 7 剂后，遗尿症即可缓解。

5. 遗尿散（一）

【组成】麻黄 42g　五味子 28g　菟丝子 28g　益智仁 21g

【主治】小儿遗尿症。

【用法】上药共研极细末，分作 7 包备用。5～8 岁每次服半包；9～10 岁每次服 1 包；13 岁以上药量加倍。于每晚睡前用温开水冲服，7 天为 1 个疗程。

【疗效】治疗 63 例，除 1 例中断治疗外，其余 62 例，全部治愈。

【按语】临证应用本方，若肾气虚弱，加山萸肉 28g，桂枝、附子各 21g；脾肺气虚，加山药 21g，党参 42g；肝经湿热下注，加龙胆草 42g。

6. 遗尿散（二）

【组成】乌药　益智仁　山药　五倍子各 30g

【主治】遗尿。

【用法】上药共研极细末，贮瓶备用，每次服 10g，一日服 2次，温开水送服，小儿酌减。

【疗效】屡用均有良效，无论成人与小儿。

7. 鹿芪止遗汤

【组成】鹿角霜（冲服）3～5g　黄芪 10～15g　五味子 6～10g

柴胡 3~5g

【主治】小儿遗尿。

【用法】水煎温服，每日一剂，分 2 次服，5 剂为 1 个疗程。

【加减】夜尿多者，加巴戟天 6~10g；胃纳欠佳，加鸡内金 10~15g；便溏加苍术 6~10g。

【疗效】共治 38 例，均获痊愈。其中 1 个疗程治愈 25 例，经 2 个疗程治愈 13 例。

【按语】方中鹿角霜味咸性温，入肾温阳；黄芪提阳气；柴胡可散可升，调理气机；五味子上敛肺气，固涩下元，益气宁神。四药合用则肾阳得温，肺气得宣，脾气得升，心神宁，肾气足，而膀胱制约有权，机体的升降出入机能得到调节，遗尿随之可愈。

8. 白附萸散

【组成】附子　白术　吴茱萸各等量　生姜汁适量

【主治】小儿遗尿。

【用法】上药共研细末，过 100 目筛，装瓶备用。每晚先取鲜姜捣汁少许，取上方药末 2 汤匙，用生姜汁拌匀，搓成一元硬币大小药饼 3 个，分别敷于小儿双足涌泉（足心）与神阙（肚脐眼）穴，外用塑料纸覆盖。用胶布固定，第 2 天早起时取下，用温水洗净穴位，在晚上继续用上述方法。个别患儿出现红肿瘙痒及水泡者，可将姜汁改为麻油或米糊等调敷，也可改为 4 天外敷 1 次，一周为 1 个疗程。

【疗效】治疗 23 例，痊愈 11 例，好转 10 例，无效 2 例。

【验案】焦××，女，6 岁。自 1 岁开始就时发时止地遗尿，每遇受凉感冒加重，偶然随父母海水浴后症状加重，每晚至少遗尿 2 次。多方治疗无果，无其他疾病。采用上述方法治疗，首次治疗，当晚就没遗尿。第 1 周治疗后，遗尿 1 次。后又经一周治疗痊愈。随访半年未再复发。

【按语】众多医生对小儿遗尿症认为是肾与膀胱虚冷所致。

故本方中多运用温热之品附子、白术、吴茱萸、姜汁以暖下元，温煦膀胱，促进膀胱气化功能，使下元虚冷得暖，膀胱制约能力得以恢复，遗尿可止。本方外敷，患儿易于接受，很适合家庭自疗，易于推广应用。

十五　儿童多尿症

1. 黑豆白果汤

【组成】 黑大豆5～15g　白果仁　金樱子　覆盆子各6～10g

【主治】 儿童多尿症。临床可见每日排尿30次左右，无尿急、尿痛、血尿，偶有遗尿。血、尿及大便常规检验，肾脏及膀胱B超检查，均未见泌尿系感染、蛲虫病、肾与膀胱结石及其他器质性改变。舌质淡红，苔薄黄，脉数。

【用法】 将上药水煎至150～200ml，分早晚2次温服，每日1剂，10天为1个疗程。

【疗效】 用黑豆白果汤治疗儿童多尿症32例，其中男性11例，女性21例，年龄最大者13岁，最小者3岁，病程最长者3年，最短15天。结果：32例中，治疗2个疗程，症状消失，小便次数恢复正常者24例；治疗2个疗程，症状明显改善，小便次数每日9～13次者7例；治疗2个疗程，症状无明显改善者1例。24例痊愈者经3～6个随访，均未复发。

【按语】 现代医学对3岁以上儿童神经性尿频发病机制尚未明确，中医认为小儿脏腑娇嫩，形气未充，抗病能力差，感受外邪，调护不当，伤于惊恐均系多尿症发生病因。黑豆、白果中，黑豆味甘能补虚，色黑而入肾，有利尿下气解毒、补肾润燥之功效，故本品具有双向调节作用，既能利肾之浊，又能补肾之虚；金樱子、白果、覆盆子功效摄尿、缩小便，故可摄肾之精气。本方摄利同用，开合相兼。肾为脏，主封藏，摄为正法，可固肾精，充肾气，有利清气蒸腾布散。膀胱为腑，以通为用，利为反治法，可祛邪安正，有利浊阴下降化为尿液，使膀胱气化功能健全，开合有序，排尿转为正常。又本方药味简单，四味药性平和，无副作用，患儿乐于接受，且疗效高，值得推广。

2. 桑螵蛸散

【组成】桑螵蛸 15g 益智仁 15g 黄芪 10g 山药 10g

【主治】小儿尿频症。

【用法】上药烘干共研细末，冲服或吞服，一日 2 次，每次服 3g，或水煎服，每日 1 剂。

【疗效】治疗 51 例，治愈（尿频症状消失，无反复）49 例，治愈率 96.08%。其中服药 2 天治愈 2 例，服药 3 天治愈 4 例，服药 4 天治愈 14 例，服药 5 天治愈 21 例，服药 6 天治愈 6 例，服药 7 天治愈 2 例，2 例未追踪到结果。

【按语】小儿尿频是由于小儿体质羸弱，肾气不固，膀胱约束无能，气化不利，下焦虚寒，不能遏制水液所致。方中以桑螵蛸补肾助阳涩尿；益智仁、山药益肾缩泉；黄芪补气升阳。四药合用，共奏益肾缩泉之功。用治下焦虚寒、气化不利引起的尿频，临床效果显著。

十六 小儿水痘

荆防蓝根汤

【组成】荆芥 10g 防风 10g 板蓝根 20g 芦根 15g

【主治】小儿水痘，伴发热。

【用法】水煎服，每日 1 剂，日服 2 次。

【疗效】治疗 94 例，全部治愈。退热时间平均 6 小时至 15 天，水痘结痂平均 3 天。

【按语】本方系江苏名医徐汉江经验方，验之临床，疗效满意。

十七　小儿麻痹证（痿证）

白芍寄生汤

【组成】白芍 24g　桑寄生 15g　山羊角（家畜羊角亦可）　甘草 9g（儿童酌减）

【主治】半边手足麻痹。

【用法】用水 3 碗，先煎山羊角至 2 碗，纳诸药煎取一碗，分 2 次服，每日 1 剂。

【疗效】曾治愈几千例，一般 3 剂病减，10 剂痊愈。

十八　小儿过敏性紫癜

防风乌梅汤

【组成】防风 15g　乌梅 9g　大枣 15g　生甘草 9g

【主治】小儿过敏性紫癜。

【加减】热重者，加犀牛角粉、生石膏、鲜生地、茜草、赤芍、丹皮等；湿重者，加苍术、白术、薏苡仁；腹痛较甚者，可加川楝子、元胡；便血者，加地榆炭、侧柏炭、荆芥炭；关节肿痛者，加桑枝、络石藤、伸筋草；阴虚内热者，加六味地黄丸或大补阴丸。

【疗效】以皮疹消退，关节症状消失，各种出血停止为治愈；症状显著减轻，尿检结果明显好转。经治 20 例，治愈 17 例，好转 3 例。20 例中关节型 11 例，平均关节症状消失天数为 2.9 天，腹泻 5 天，平均消化道停止出血为 3 天；出血性皮炎消退时间平均为 8.6 天。

【按语】本方药味有四，防风祛风胜湿；乌梅酸收敛阴；生甘草清热解毒；大枣补血止血。据药理分析报道，乌梅、甘草、大枣均有抗过敏作用。防风对关节有镇痛作用，现代医学认为，本病为过敏因素引起，而应用此方治疗证实，也确有抗过敏作用。如能辨证治疗，适当采用本方加减法，则于临床应用更为理想。本方名由笔者所拟。

十九　儿童癫痫

1. 黄芪赤风汤加蜈蚣

【组成】黄芪60g　赤芍　防风各6g　蜈蚣1条（研冲）

【主治】儿童癫痫小发作。

【用法】前3味药水煎，用药汁送服蜈蚣末，每日1剂。

【疗效】治疗11例，治愈6例，显效1例，好转2例，无效2例。

【验案】李××，男，12岁。1976年11月6日来诊。1年前不慎从高处跌下，没昏迷而未治疗。半年来经常左手不自主抽动，持物落地。脑电图诊断为癫痫小发作。近20天加重，每日发作十余次，每次约1分钟。舌淡、苔白、脉弱。证属瘀痫，由外伤后血瘀脑络，日久气虚风动所致，治以补气行瘀。处以上方，服7剂发作停止。继服30剂，隔日1剂，以巩固疗效。追访1年未见复发。

【按语】本方是清代名医王清任补气行瘀代表方之一。王氏说："本方治诸病皆效者，能使周身之气通而不滞，血活而不瘀，气通血活，何患疾病不除。"

【病例】舒×，女，12岁。1985年12月25日来诊。患儿于1984年7月被电击伤，当即昏迷，经抢救苏醒，未做其他处理。半年后，双手不自主抽动，有时跌倒，双目凝视，面色苍白，言语中断，曾在当地医院诊断为癫痫小发作。笔者曾用祛风解痉之剂治疗，效不显，后改用此方获愈。随访至今，未再复发。

2. 葛根全蝎散

【组成】葛根 30g　全蝎 30g　僵蚕 30g　茯神 20g（朱砂）　生甘草 10g

【主治】小儿癫痫。

【用法】上药共研细末，去筋杂，拌匀曝干，贮瓶备用。2 ~ 5 岁患者每次服 2g；6 ~ 10 岁每次服 4g；11 ~ 15 岁，每次服 6g，每日 3 次。每日用生铁落 50g，赭石 30g（煅），煎水，取水置保温杯，分 3 次送服上药。

【疗效】治疗 5 例患者，均在用药 3 ~ 5 天后，症状得到控制，随访 2 年未见复发。

二十　小儿流涎

1. 缩泉丸

【组成】益智仁 4g　山药 4g　炙黄芪 4g　乌药 1.5g
用量可根据小儿年龄的大小按比例增减。

【主治】小儿流涎。

【用法】水煎取汁，温服，每日 3 次。

【疗效】治疗患儿 169 例，最多用药 5 剂，全部治愈。

2. 倍南散

【组成】五倍子　天南星　吴茱萸各等量　食醋适量

【主治】小儿流涎。

【用法】上药共研细末，醋调成膏，贴涌泉穴（双），胶布固定，夜贴晨取，3 次为 1 个疗程。

【疗效】此法治疗小儿流涎 56 例，全部治愈，以 2 岁以内效果最好，平均为 1.5 个疗程。

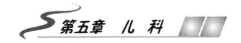

3. 吴桂南星散

【组成】吴茱萸 10g　肉桂 10g　天南星 10g　食醋适量

【主治】小儿流口水甚多，下颌部红肿皲裂，舌淡，苔白滑。

【用法】将上药研细末，用醋调敷双侧涌泉穴，胶布固定，夜敷晨去。

【疗效】本方有温阳摄水之功，善治脾肾阳虚，水津失摄小儿。曾治 130 例，最短 3 天，最长 10 天，均取得满意疗效，且方法简单，便于患儿接受，无任何副作用。

4. 加味缩泉丸

【组成】生山药 20g　乌药 6g　益智仁 15g　乌贼骨 10g

【主治】小儿经常不自主流涎，浸渍颐间及胸前，久者易导致颐部潮红糜烂。

【用法】水煎服。

【疗效】缩泉丸有助脾益肾，固涩津液之功。原方为治小儿遗尿症而设，笔者在其基础上加用乌贼骨，以增强固涩津液之力。用于治疗小儿流涎，无论寒热，均有药到病除之效。

二十一　小儿汗证

1. 山五汤

【组成】山楂 9g　五味子 9g　钩藤 9g　生牡蛎 15g（或生龙骨 15g）

【主治】婴儿盗汗、夜啼。

【用法】水煎加糖服，每日 1 剂。

【疗效】上方经治病例甚多，一般服药 2～3 剂即愈。

【验案】某男婴，9 个多月，盗汗 1 个多月，伴有夜眠不安、易惊、啼哭，饮食及二便正常。患儿面色红润，发育良好，曾服钙片及注射维丁酸性钙针剂，无明显效果。求余诊治，以自拟山五汤服用，3剂而愈。

【按语】婴儿盗汗、夜啼，常使一些母亲担忧，总认为是缺钙引起。观其患儿无病容表现，问其营养、日照条件均为良好，虽用钙剂治疗亦无效果。余究其因，婴儿乃"稚阳之体""肝旺脾弱"，处于阴阳容易失去平衡的时期。脾弱则滋生阴精之力弱，肝旺易动则耗阳，以此形成阴不潜阳而见盗汗、夜啼之证。

本方取山楂、五味子之酸和食糖之甘，即酸甘养阴之品以补其阳，此二味不仅无损于脾胃，还有助于消化。以钩藤、牡蛎（或龙骨）镇惊、敛汗相配合。以上四药煎服，既简单，婴儿又喜服用，疗效甚佳。

2. 五矾散

【组成】五倍子15g　枯矾15g　辰砂1.5g　食醋适量

【主治】小儿自汗、盗汗。

【用法】上药共研细末，贮瓶备用。每取本散15g，以食醋调敷脐中，外以纱布覆盖，胶布固定。每日换药1次，至愈为止。

【疗效】治疗30例，连敷3~5次后，均治愈。

【验案】钟×，女，3岁。患自汗、盗汗。白天不吃饭、不活动也满头大汗，晚上睡觉浑身全是汗。家长为她用了止汗停、龙牡壮骨冲剂等药，仍没有效果。后用本方治疗5次即愈，一年来未复发。

3. 五郁散

【组成】五倍子100g　郁金50g　麻黄根50g　冰片5g

【主治】小儿自汗、盗汗。

【用法】上药共研细末。每次取药末5g，以醋调作饼，敷贴一侧涌泉穴，每日1次。

【疗效】治疗小儿自汗、盗汗46例。结果：痊愈32例，显效10例，无效4例。观察表明，以表虚者效佳，气阴不足者

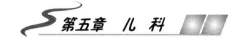

效差。

4. 五味敷剂

【组成】五倍子 赤石脂 没食子 煅龙牡各100g

【主治】小儿顽固性盗汗。

【用法】上药共研细末，加辰砂5g，共研，和匀备用。视小儿年龄增减使用，6个月~1岁每次用10g，1~5岁用15g，5岁以上用20g。用凉水、食醋各半调药成稀糊状，每晚临睡前敷肚脐，以纱布绷带固定，翌晨除去，3~5夜为1个疗程。

【疗效】治疗118例，连敷3次盗汗止者48例，连敷5次夜汗止者31例，连敷6~7次夜汗止者21例，无效6例（其中包括结核性盗汗3例），愈后复发续敷有效者9例，继敷无效者3例（年龄均为10岁）。本药无毒性，无副作用，对顽固性盗汗疗效迅速。

二十二 小儿夜啼

1. 蝉蜕钩藤饮

【组成】蝉蜕3g 钩藤2g 薄荷2g 朱砂0.6g

【主治】小儿夜啼。

【用法】水煎取汁，用酒数滴调服立止。

【疗效】本方经临床验证，对于无其他任何原因引起的一切夜啼都有较好疗效。

【验案】王××，女，1岁。小儿经常晚上啼哭，时哭时止，白天如常，脉数，舌质淡，苔白。经用本方治疗1次后，夜间啼哭再未发生。

2. 止啼汤

【组成】淡竹叶 钩藤 甘草梢 木通各等量，一般视患儿年龄

给 3~9g 剂量

【主治】小儿夜啼。

【用法】水煎服，晚睡前服用。

【加减】惊吓而哭者，加僵蚕 3g；食积而哭者，加山楂 3g。

【疗效】单纯性小儿夜啼，一般用药 3 剂内均可治愈。若合并有其他原因，尚需注意药量加减。

二十三 小儿夏季热

1. 麻杏石甘汤

【组成】麻黄 3g　生石膏 15g　杏仁 3g　甘草 2g

【主治】小儿夏季热。以长期发热、口渴多饮、多尿、汗闭为特征。

【用法】水煎服，每日 1 剂。

【加减】高热发惊者，加蝉衣 3g，僵蚕 5g，以清热定惊；食欲不振者，加鸡内金 3g，谷芽 5g，以健胃消食。

【疗效】治疗 25 例，其中 20 例经服药 3~5 剂后汗出热退，症状消失。其他 5 例，服药后体温降至 37.5~38℃，但身体仍未恢复正常，进入深秋后自愈。治愈率为 80%。

【按语】夏季热是婴儿时期一种特有疾病，多见于 3 岁以下小儿。临床以长期发热，口渴多饮，多尿，汗闭为特征。因其发病于夏季，故名为夏季热。多为感受暑气，蕴于肺胃，灼伤肺胃之津而成。本方中麻黄、杏仁宣肺；石膏清热；甘草调和诸药。四味同用，有宣肺清热之功。用之临床，确能收到一定效果。

2. 二皮绿豆汤

【组成】西瓜皮 2 块　香蕉皮 2 个　绿豆 10g　滑石 3g　鲜黄瓜 1 根

【主治】小儿夏季热。

【用法】把西瓜皮、香蕉皮、黄瓜切碎，与滑石、绿豆水煎服。

【疗效】本方治疗小儿夏季热，效果显著。若迁延日久，致气阴两亏，面色白，唇红颧赤，消瘦疲倦者，可加西洋参、五味子、鲜青蒿。

3. 蛋麦甘草汤

【组成】鲜鸡蛋2枚　麦冬9g　生甘草9g　白糖适量

【主治】小儿夏季热。

【用法】先将鸡蛋去蛋黄，搅拌成糊状。再将麦冬、生甘草加水500ml，文火煎至200ml，冷却后将药液倒入鸡蛋清内，加入白糖少许，分2次服完，早晚各1次，一般服3~4天。

【疗效】治疗26例，全部治愈（热退、渴止、小便正常）。

【按语】小儿夏季热是小儿夏季常见病。如失治日久，可致身体瘦弱，食欲不振，倦怠烦躁等。本方用药物佐以食疗，是另辟蹊径，方中麦冬、甘草养阴清热，对口渴少津效佳，鸡蛋清凉滋润，互为补益，以获疗效。

二十四　尿布皮炎

1. 葛根芩连汤

【组成】葛根5g　黄芩3g　黄连2g　甘草3g

【主治】小儿尿布皮炎。

【用法】水煎，每日1剂，分4次服用。

【加减】重症者，加云苓3g，连翘5g。

【疗效】治疗2例婴儿，其臀部及外生殖器周围皮肤充血、溃疡，并有大量渗出液，用本方治疗，服药5剂，诸症消失告愈。

【按语】本方所煎药亦可外洗，若能内外合治，效更佳。本方原见《伤寒论》，用治尿布皮炎为古方新用。

2. 黄柏滑甘膏

【组成】黄柏1份　滑石1份　甘草1份　麻油适量

【主治】小儿尿布皮炎，肛门周围、臀部、会阴部皮肤出现红色粟样皮疹，重则皮肤潮红肿胀，甚则溃烂。

【用法】上药晒干碾碎，筛取细末，用时以温开水将患部洗净，然后再用适量麻油和上药调成糊状，敷以患部，每日搽药2次。

【疗效】用本方治疗20余例，均在3～5天痊愈。

3. 紫草油

【组成】紫草20g　大黄5g　黄柏8g　生菜油200ml

【主治】小儿尿布皮炎。

【制法】将前3味药用水冲洗干净后，切成碎块，装入大口瓶内，再加入生菜油200ml，浸泡一个月后即可使用。

【用法】在搽药之前，先用温开水给婴儿洗净患处，然后用消毒棉球蘸紫草油涂于患处，每日早晚各1次。

【疗效】本方治疗小儿尿布皮炎95例，均获痊愈，且无任何副作用，一般搽药2～3次可愈。

若在小儿每次洗澡后，在腹股沟及其周围涂点紫草油，则能预防小儿尿布皮炎的发生。

二十五　小儿湿疹

1. 大黄甘草汤

【组成】大黄2g　甘草5g　六曲5g　马齿苋5g

【主治】小儿湿疹。

【用法】水煎服。

【疗效】应用52例小儿湿疹，仅5例发病。对照组（未服本方）48例中有31例发病。

【按语】婴儿湿疹病程较长，易于复发。经治疗病情好转后，如何防止复发，是一研究课题。本方在一定程度上解决了这一难题。对胃肠薄弱的婴幼儿用制大黄易生大黄，加薏苡仁后服用。

2. 乌韭汤

【组成】乌韭15g　半边莲15g　白英15g　金银花6g　红枣7枚

【主治】婴儿湿疹。

【用法】上方加水600ml，煎取200ml，以汤代茶，一日内分3~4次服完，5~10剂为1个疗程。

【加减】大便溏薄者，加葛根6g。

【疗效】治疗80例婴儿湿疹患者，其中痊愈60例，显效16例，无效4例，总有效率为95%。

【按语】服药期间，哺乳母亲禁忌鱼腥等发物。本方名由笔者所拟。

3. 倍冰软膏

【组成】五倍子30g　冰片3g　黄柏9g　凡士林适量

【主治】小儿湿疹、慢性湿疹尤宜。

【制法】上药共研细末，用凡士林调匀成软膏状，贮存备用。

【用法】先用土茯苓15g，野菊花9g，煎水，待温，外洗患处，再取本膏涂擦患处或干扑之，每日涂擦2~3次。

【疗效】临床数十年，治验甚多，总有效率达100%。其中治愈率为85%~90%。

4. 蒲丁洗剂

【组成】蒲公英30g　紫花地丁30g　炒黄芩15g　炒黄柏15g

【主治】小儿湿疹。

【用法】将上药加水 1000ml，煎取 500ml，滤去药渣，倒入盆中，待药温降至 37～42℃，以干净小毛巾蘸取，反复涂抹患处，每日 2 次，每次 15 分钟。如周身皆有，即将此方的药量加倍，煎水洗澡，每日洗 2 次，洗后不用清水冲洗。如局部破溃严重者，可用丝瓜叶捣汁，调适量的如意金黄散（北京同仁堂制药厂生产，12g/袋外敷患处），每日 2 次，治疗 7 日。

【疗效】临床治疗 46 例，治愈 21 例，显效 21 例，有效 3 例，无效 1 例，总有效率 97.8%。

【按语】蒲丁洗剂是经验方，其中蒲公英、紫花地丁性苦寒，功效清热、解毒、利湿、消痈散结；炒黄芩、炒黄柏具有清热燥湿、泻火解毒之功。四药共奏清热利湿、解毒除疮之功，对小儿湿疹因热毒外侵，湿热凝聚所致的皮肤局部破溃，糜烂渗液者尤为适宜，如系干性湿疹并不适宜。通过近年的临床运用，蒲丁洗剂治疗小儿渗出型湿疹疗效显著，痊愈显效率达 97.8%，且复发率较低。

5. 复方苦参散

【组成】苦参 20g　黄柏 15g　蒲公英 15g　野菊花 15g

【主治】婴儿湿疹。

【用法】上药混合烘干后粉碎，过 120 目筛，加入扑尔敏细末 20mg，水飞后的炉甘石 15g，混匀包装，密封备用。

湿性型：取复方苦参散 1 匙（约 10g 药量）放入带盖的容器内，加 150ml 沸水冲泡，并不断摇晃，待凉后用浸液或取煮汁涂抹或湿敷患处，每日 3 次。

干性型：取复方苦参散 1 匙，加适量水调成稀糊状，外敷患处，用 6～8 层纱布覆盖，每日 3 次。干结黄痂者，先用植物油浸泡，然后用干净棉签蘸本药浸出液或煮汁，洗去痂皮，连续用药 1～4 周，直至皮疹痊愈。如连续用药 4 周无效，停止治疗。

【疗效】临床治疗 186 例，经 3 周治疗，治愈 147 例，好转 36 例，无效 3 例，总有效率 98.38%。

6. 四妙霜

【组成】白鲜皮3g 地肤子3g 枯矾3g 青黛1g

【主治】婴儿湿疹。

【用法】先将前3味药共研极细末，再与青黛、单纯霜或香霜100g充分调匀，每天搽患处2次。

【疗效】用此方治疗婴儿湿疹32例，全部治愈，一般用药6~8次，皮疹即可消退。

【验案】徐×，男，3个月。颜面、耳后、胸腹部见大小不等的潮红皮损，内有米粒样大丘疹水泡密布，烦躁不安，哭闹4天。用此霜外搽3天后，皮疹消退，诸症治愈。

7. 硫黄霜

【组成】黄连 黄柏各30g 硫黄5g 冷霜100g

【主治】婴儿湿疹。

【用法】将黄连、黄柏加水2000ml，文火煎40分钟，过滤去渣，入硫黄搅拌，再加入冷霜，加湿调糊即成。用时搽抹患处，每日2~3次。一般只需均匀涂抹即可，不可用力涂搽。

【疗效】治疗70例，痊愈54例，有效12例，无效4例。有效率90%。

【按语】本方用硫黄杀虫止痒；黄连、黄柏清热燥湿、泻火解毒。硫黄有毒，一般以不超过冷霜用量的5%为宜，否则，可产生红肿、瘙痒等副作用。

二十六 小儿鞘膜积液

1. 金钮头汤

【组成】金钮头25g 赤小豆25g 土茯苓25g 荔枝核8g

【主治】小儿鞘膜积液。

【加减】体弱者，加黄芪20g；病程长且服药1个疗程后疗效不显著，可加甘遂末2g冲服，6岁以下减为1g。

【用法】上药加清水2碗，加入新鲜鸡肉100~250g炖服，以乌鸡肉为佳。每3天服1次，连续3次为1个疗程（金钮头2~7岁用15g）。

【疗效】本方治疗小儿鞘膜积液40例，积液全消，随访1年内未复发者为治愈，共30例；积液明显减少为有效，共5例；积液未减少无效，共5例。

【按语】笔者根据民间经验用金钮头外敷治疗"水疝"有一定效果，改为自拟金钮头汤炖鸡，口服治疗。经十多年来临床观察，效果较为理想，尤其以睾丸鞘膜积液效果显著。方中金钮头，亦名金纽扣、小颠茄等别名，是一种有刺灌木，属于茄科茄属植物，多生长在路旁、山坡等地，以生在竹林者入药疗效最好。味微苦，性凉，有小毒。有活血通络、消肿除湿、止痛等功用。与土茯苓、赤小豆合用，更增加其利水消肿的作用。荔枝核有疏肝解郁、行气散结之功。加鸡肉炖汤服用，有补虚、养气血、补脾肾的作用，乌鸡肉补虚养血之功更佳。

在正常情况下，腹膜鞘状完全封闭，睾丸鞘膜囊内有极少量浆液。如液体积聚增多，称睾丸鞘膜积液。患儿阴囊内有光滑肿物，透光阳性，多不能触及睾丸。本病相当于中医的"水疝"。

2. 桂龙五枯汤

【组成】肉桂6g　煅龙骨15g　五倍子15g　枯矾15g

【主治】小儿睾丸鞘膜积液。

【用法】将上药捣碎加水约700ml，放于药锅内煎煮，煮沸后30分钟将煎出液滤出，待冷却与皮肤温度相近时，把阴囊全部放入盛药的容器内，浸洗约30分钟，每日1剂，连用8剂。

【疗效】经治11例均获痊愈，随访1年内未见复发。

【验案1】曹××，男，5岁。1976年10月6日发现阴囊左侧逐渐增大，无疼痛、发热，阴囊大小与体位、咳嗽挤压均无关。10 日来诊。检查：阴囊左侧肿大，触之似有囊性感，微有波动；局部无红肿热痛，左侧睾丸未触及；透光试验阳性。继用上方 3 剂。10 月 13 日复诊，肿大阴囊明显缩小，再用 2 剂后恢复原来大小。1977 年 9 月随访，未见复发。

【验案 2】张 ×，男，6 岁。1986 年 10 月 5 日来诊。自诉1983 年 7 月发现右侧阴囊肿大，经地区医院外科诊断为睾丸鞘膜积液，建议手术治疗，家长不同意而来诊。按上方药，用法每晚浸洗 1 次，每剂可用 2～3 次，连用 2 周，并用市售艾条点灸水道穴（位于腹正中线脐下 3 寸旁开 2 寸处）、气冲穴（位于腹正中线脐下 5 寸旁开 2 寸处），交替施灸 30 分钟，以局部皮肤红晕或温热灼手，患儿能耐受为度。每晚 1 次，连用 2 周。经上述两法治疗，肿大的阴囊逐渐复常，随访至今未复发。

二十七　小儿脱肛

复方苦参液

【组成】苦参 50g　明矾 30g　石榴皮 20g　五倍子 10g

【主治】小儿脱肛。

【用法】水煎外洗（脱出时洗效更佳），每日 2 次。

【疗效】共收治不同程度脱肛患者 30 例，23 例痊愈，5 例好转，2 例无效，疗效甚捷。

二十八　鹅口疮

1. 黄根乌甘汤

【组成】黄连 5g　金银花 10g　乌梅 10g　生甘草 5g

【主治】鹅口疮。

【用法】水煎 30 分钟。每次喂药 2 汤匙，每日 8 次。

【疗效】十多年中，用此法治鹅口疮数十例，每治皆效。

【验案】邻居小儿满口白色糜点，哭闹不能吮乳，中西药治疗4天无效。用本方2天告愈。

【按语】鹅口疮，又名霉口，为心脾二经湿热上蒸于口所致。本方黄连苦寒，清热燥湿；生甘草、金银花清热解毒；乌梅有化腐解毒之效。四药合用，共奏清热解毒之功，药证合拍，故疗效显著。此方之妙，还在于频频饮服，频饮可使药液接连冲洗口腔，起到局部解毒之效。因本方为汤剂，汤液入口，会使整个口腔接触药液，比冰硼散粉剂用之更方便。鹅口疮为口腔黏膜白念珠菌病，小儿鹅口疮往往是在分娩过程中，因感染阴道内白念珠菌发生的急性损害，也可以通过接触感染白念珠菌的生活用品，或人工哺乳等多种途径而得病。临床表现为唇、舌、颊、软腭等部位黏膜充血，有散在的色白如雪的柔软小点，稍微隆起，不久即相互融合，呈白色丝绒状斑片，并迅速扩大蔓延，并兼有烦躁不安、啼哭、难以哺乳、轻度发热等症。中医又称"雪口""白口疮""乳蛾""鹅口"。

2. 冰硼蜜剂

【组成】冰片1.8g 硼砂1.8g 朱砂1.5g 玄明粉1.5g

【主治】鹅口疮。

【用法】上药共为细末，徐徐兑入蜂蜜适量，随兑随搅，成糊状后，装瓶备用。用时以棉棒涂之，每日3～4次，甚则日搽5～6次有效，应洗净口腔后再搽药。

【疗效】上方治疗鹅口疮患儿350例。其中2～6天内治愈者达237例，6～15天内治愈者92例，15天以上治愈仅为21例，总有效率100%。

【按语】本方具有清解心脾积热、消炎解毒之功，辅以蜂蜜防腐润肤之力，实为治疗小儿鹅口疮之要药。再则小儿恶食味苦之品，涂搽苦味药粉易致呕吐，而本方味清凉而甜，没有苦味，无刺激黏膜作用，并且婴幼儿用之不会吐出，咽下无妨。配制简

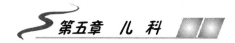

单，疗效较好，是治疗小儿鹅口疮的一种简易便行的方法。

3. 冰硼五倍散

【组成】五倍子10g 冰片3g 硼砂1g 蜂蜜10g

【主治】鹅口疮。

【用法】将五倍子、冰片、硼砂共研细末，用蜂蜜调和，涂敷患处。

【疗效】本方清热解毒、敛疮止痛。临床用之，每用必效。

4. 鹅口疮散

【组成】冰片3g 黄连6g 人中白12g 寒水石6g

【主治】鹅口疮。

【用法】将上药共研为极细末，贮瓶内备用。用时，先用2%～4%碳酸氢钠溶液清洁患面，然后再取药粉适量吹于患处，每日3～4次。

【疗效】用上药治疗鹅口疮患儿15例，其中2～3天治愈者11例，4～5天治愈者4例。

5. 釜底抽薪散

【组成】吴茱萸15g 天南星5g 胡黄连10g 大黄10g

【主治】鹅口疮。

【用法】上药先研细末，加陈年老醋适量，调成糊状，敷足心涌泉穴24小时。

【疗效】本方是吉林省长岭县已故老中医刘万桐家传方，用此方治鹅口疮，重症患者用4剂，轻则1～2剂便可痊愈。

附方 倍明散

【组成】五倍子 明矾等分 冰片少许

【主治】鹅口疮。

【制法】将五倍子、明矾分别捣碎如米粒，和匀放于砂锅内用文火炙炒，并以竹筷不停搅拌。融合释放水分如枯矾状，离火冷固取出，研极细粉末，另研冰片少许加入拌匀，贮瓶备用。

【用法】以净指蘸凉开水蘸药粉少许涂患处，每日1～3次。

【疗效】用此法治疗200余例，均获痊愈，一般1～3次即愈。如一天无效者，可加醋调细辛散敷脐疗法，效果亦显著。

【按语】此法具有收效快，痛苦少，药源广，易配制，易保存，无副作用等优点，可供临床推广应用。

二十九　小儿口疮

1. 五代祖传验方口腔解毒汤

【组成】银花5g　连翘5g　薄荷2g　甘草3g

【主治】小儿口腔炎。

【用法】每日1剂，水煎频饮。

【加减】疱疹性口炎和咽峡炎，全身反应重，高热者，可易银花为羚羊角粉（山羊角代）或加栀子、黄芩、牛蒡子等；膜性口炎和念球菌病，因见假膜，为湿浊之象，加黄芩、黄连、黄柏；若见阴虚，加生地、麦冬、石斛；便秘加大黄；小便黄赤，加木通、滑石；易惊加朱茯神、嫩钩藤。

同时配用"吹喉散"外治，处方：

煅炉石60g　青黛30g　煅珍珠粉2g　硼砂6g　冰片3g　枯矾少许

共研极细末，过筛和匀备用。每次取此散少许，吹入口腔患处，每日吹4～5次。

【疗效】此两方均为五代祖传中医喉科主任田儒钦之验方，临床屡用，内外并治，治愈者颇多，疗效满意。周景华医师用此法临床治疗小儿口腔炎50例，均获痊愈。

【按语】口腔炎属中医口疮范畴。根据症状和部位不同，又有口疮、口糜、鹅口疮之分。口疮相当于疱疹性口炎、咽峡炎；

口糜相当于膜性口炎；鹅口疮相当于假膜性念珠菌病。但三者病机相似，多以心脾二经为主，而且实证多于虚证，均以清热解毒立法。方中金银花、连翘清热解毒；薄荷疏散风热；甘草解毒和中。且四味药性平和无毒，又为清热解毒之良药，用于小儿口疮最宜。

2. 釜底抽薪散 （一）

【组成】吴茱萸 15g　生大黄 6g　胡黄连 6g　生胆南星 3g

【主治】小儿口疮。

【用法】上药共研细末，混匀贮瓶备用。每次取此散 3～5g，用陈醋适量烧开放入散剂，调成糊状，敷于双侧涌泉穴。以塑料薄膜或干净纱布覆盖，胶布固定。每日换药 1 次。

【加减】同时配用鸡蛋黄油外擦患处。方用鲜鸡蛋 4～6 枚，煮熟后去壳取黄，将蛋黄放在小铝锅内（或勺内），用文火炼出油即成。取油涂口腔溃疡面上，每日 3～4 次。

【疗效】临床屡用，疗效颇佳。本方临床验证多例，连用 3～5 日，均获痊愈。

3. 釜底抽薪散 （二）

【组成】吴茱萸 4 份　胆南星 1 份　大黄 2 份　陈醋适量

【主治】心脾积热型小儿口疮。

【用法】将上药共研细末，用时将药末与陈醋（日常食用醋亦可）适量调成糊状，待睡时涂敷于两足心（涌泉穴），外加纱布包扎，12 小时后去之，根据病情次日可再用一次。本方药一般不做加减，用量可根据患儿年龄、病势，按比例略事增损。

【疗效】治疗 260 例，经治痊愈 202 例（口疮诸症悉除，乳食正常）；好转 58 例（口疮、流涎减轻，但未全消）。

【验案】魏××，女，1 岁。1984 年 12 月 29 日来诊。3 天前发热，现热已退，而口腔疼痛溃烂、流涎多、啼哭不肯吮乳。诊见患儿烦躁不宁，口唇及舌边灰白色，有多个椭圆形小疮，周围有红晕，稍有接触即痛而啼哭，舌红，苔白，指纹淡紫，体温36.8℃。辨证外感初起，失于调治，致毒邪入里化热，心脾积热，上熏口舌，故发口疮之疾。治宜导热下行，处釜底抽薪散：吴茱萸8g，胆南星2g，大黄4g，共研细末，醋调如糊状，分2次外敷两足心（涌泉穴）。2天过后，患儿知饥索食，余症悉除，口疮告愈。

【按语】小儿口疮是婴儿时期常见的口腔疾患，以口腔、舌边、上腭、齿龈、口唇等处发生溃疡为特征。本病主要是由脾胃积热或心火上炙而致，亦有由虚火上浮而发者。本病相当于西医之口腔炎。

方中吴茱萸为主药，以热治热引热下行，古医籍早有记载，如《本草纲目》谓：吴茱萸，咽喉口舌生疮者，以茱萸末醋调，贴两足心，移热便愈，其性虽热，而能引热下行，盖从治之义；小儿多热生痰易惊，以胆南星清热化痰镇惊；大黄苦寒，长于通下；醋溶和诸药，且散中有敛，协同引热。四药合群，寓有引热下行，引火归原之义。本方用药少，收效捷，便于儿童用。

三十　腮腺炎（痄腮）

1. 双黄散

【组成】黄连10g　大黄10g　吴茱萸10g　胆南星7g

【主治】流行性腮腺炎。

【用法】上药共研成细末，用冷水调敷患者双足心，翌晨去掉，连敷3晚。

【疗效】治疗200多例，一般均敷2～3日即愈。

【按语】方中黄连、大黄为清热解毒之品；吴茱萸、南星有消肿止痛之效。四味外敷，疗效亦不凡，既可减少服药之苦，又能取得速效之功效。本方名由笔者所拟。

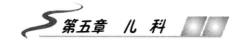

2. 消肿膏

【组成】 大黄 100g　芒硝 100g　赤小豆 100g　白矾 20g

【主治】 腮腺炎。

【用法】 上药共研细末，过 80 目筛，将凡士林 300g 熔后与药粉调和为软膏状，贮存备用。用时，视肿面大小，取膏药外敷之。

【疗效】 治疗 268 例，均在 3～5 天后治愈。

【验案】 李××，6 岁。寒热一周，继之左耳下酸痛，肿胀，吞咽咀嚼不利。诊断为流行性腮腺炎。查：左耳垂下方漫肿如手掌大，质硬微热，有压痛。用此膏外敷 3 次而愈。

【按语】 痄腮一病乃温热之邪结聚少阳、阳明二经。本方用大黄、芒硝泄热解毒，活血化瘀，软坚散结；赤小豆消肿泻火；白矾收湿敛疮。四药相伍，收效速，功效著。

3. 赤小豆散

【组成】 赤小豆 30g　大黄 15g　青黛 30g　鸡蛋清 2 个

【主治】 腮腺炎。

【制法】 先将赤小豆、大黄研细末，再与青黛粉混匀，分成 5 包（每包 15g 重）备用。

【用法】 取赤小豆散 1 包，与鸡蛋清 2 个调成稀糊状，用鸡毛蘸药液涂两腮部，干后再涂，不拘次数。

【疗效】 用此方治疗 79 例，1～3 天全部治愈。

【验案】 张××，男，7 岁。患腮腺炎，腮部灼热肿大，酸痛，咀嚼困难，吞咽不便，脉浮数有力，苔微黄。投赤小豆散 1 包，嘱按上法治疗，次日肿消。

4. 痄腮外敷方

【组成】 吴茱萸 15g　白蔹 6g　大黄 6g　胆南星 3g

【主治】 痄腮。

【制法】以上四味共为细末，用瓷瓶装好，备用。

【用法】1 岁以下小儿，每次用药 3g；1～5 岁，每次用药 6g；6～10 岁，每次用药 9g；11～15 岁，每次用药 12g；16 岁以上者，每次用药 15g。使用时，先以酒精棉球擦两足心涌泉穴，然后将药摊于敷料上，贴于涌泉穴。再用绷带包扎，隔 24 小时换药 1 次，病情严重者可连用。敷药期间，如敷料干燥者，可用醋滴在绷带上以润之。

【疗效】观察治疗 48 例，敷药 2 次即热退肿消者 26 例；敷药 3 天症状消失者 16 例；敷药 4 次症状消失者 6 例。全部治愈。

【验案】刘×，男，9 岁。两面颊红肿疼痛已 2 天，未发病前，感觉周身疲倦，发热，口渴。曾用青霉素、土霉素治疗，热未退。此后，病情有所加重，两耳下焮热，张口或咀嚼则痛甚。体温 39.5℃，脉搏 128 次/分，舌质红，苔黄。诊断为痄腮。治疗予上药 9g，按敷于涌泉穴。次日上午复诊，两腮肿已消，焮热已退，疼痛消失，体温 37℃，脉搏 90 次/分。又按原法敷药 1 次，巩固疗效。

【按语】此病由热邪壅结所致。方中吴茱萸性味辛、苦、温，辛能开郁，苦能降泻，长于理气止痛；白蔹、大黄能解毒祛瘀；胆南星味苦性凉，清热化痰，善解风痰热滞。敷涌泉穴，此为上病下取，启动少阴寒水，速去其毒热。药虽四味，疗效甚佳。

笔者所拟。

5. 痄腮散

【组成】吴茱萸 9g　虎杖根 4.5g　紫花地丁 6g　胆南星 3g

【主治】痄腮。

【用法】上药共研成粉，备用。用时，2～5 岁用药 6g，6～10 岁用药 9g，11～15 岁用药 12g，15 岁以上用药 15g。按年龄调整药量，用醋适量调成糊状，外敷双足涌泉穴。

【疗效】治痄腮患儿 50 例，疗效显著。

【验案】钟××，女，5 岁。患两侧腮腺炎肿痛，畏寒发热，体温 39.3℃，咽物不利有痛感。用此方 6g 外敷涌泉穴，第 2 天复查痊愈。

【按语】吴茱萸外敷足心，其性虽热，而能引热下行；虎杖性味苦、平，攻诸肿毒；紫花地丁功能清热、解毒、消肿；胆南星外用，解毒散结。四药共奏清热、解毒、消肿之功，故对疬腮有较佳疗效。

6. 凉血膏

【组成】丝瓜（鲜者加倍）　虎杖　赤小豆各等量　鸡蛋清适量

【主治】疬腮。

【用法】将上药共研细末，用鸡蛋清适量调成糊状，外敷患腮，每日换药 1 次，至病愈为止。

【疗效】患儿多于敷药 2 天后开始见效，体温逐渐降至正常，腮腺肿胀消失。

【验案】姬×，男，8 岁。自述两腮肿痛 2 天。查：体温 38.6℃，双侧腮腺肿胀，触痛。诊断：疬腮。给予凉血膏外敷，2 天痊愈，后又外敷 5 日以巩固之，随访未复发。

【按语】本方中丝瓜清热解毒，凉血避疫；虎杖清热利湿，活血散瘀；赤小豆清热、利湿、消肿；鸡蛋清清爽透达，外敷能使药物直达病所。四药共奏清热解毒、凉血避疫、清透解毒、活血散瘀之功。故治腮腺炎，效果良好。

7. 祖传验方黛黄散

【组成】青黛　生大黄各等量　冰片适量　食醋适量

【主治】腮腺炎。

【制法】先将青黛、生大黄二药研细末，再加冰片少许调匀，用食醋调成糊状备用。

【用法】外涂患处，每天换药 1 次，以患部肿胀消失为止。亦可加服六神丸，根据患儿年龄确定内服量。

【疗效】治疗 68 例，均治愈。一般用药 3～5 天可痊愈。

【按语】本方是江苏高邮市东逻医院张子惠医师先父张世安所传验方，临床治疗小儿急性腮腺炎均获效验。

8. 祖传验方昆赤夏山汤

【组成】昆布 10g　赤芍 15g　夏枯草 12g　山慈姑 10g

【主治】疒腮。

【用法】水煎服，每日 1 剂。

【疗效】本方为祖传验方，每用效验。此方不但对疒腮有特效，而且对化脓性腮腺炎、颈及耳后淋巴结炎、甲状腺肿大等颈部疾患亦有很好疗效。

【验案】翟×，男，5 岁。双侧腮腺肿大而硬 2 日，以耳垂为中心，局部皮肤发亮紧张，不红，边缘不清，胀痛拒按，张口咀嚼、吞咽时疼痛加剧，腮腺管口红肿，患儿倦怠，头痛，身热，体温 39℃，咽喉红肿，尿少，舌红，苔黄，脉滑数。发病 2 天曾服用板蓝根冲剂等中西成药，无效。给予上方 2 剂后，患者热退身凉，精神转佳，腮腺肿胀完全消失。

【按语】本方中山慈姑清热解毒、消肿散结；昆布消痰软坚；夏枯草清热散结，并可降肝火、清肝热；赤芍既可凉血祛瘀、散肿消痛，又能止痛泻肝火。四药合用，共奏清热散结、行瘀化痰、消肿止痛、解毒破结、疏肝清热之功。本方用药少，疗效好，的确是治疗疒腮的良方。

9. 绿豆紫英散

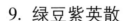

【组成】绿豆 30g　紫草 30g　蒲公英 30g　蜂蜜适量

【主治】小儿流行性腮腺炎。

【用法】上三味药共研细末，将药末与适量蜂蜜拌成膏状，外敷患处。

【疗效】用此方多年，大多 1 次即可肿消。若见大便干燥，可用大黄 10g，白开水冲服，代茶饮。

第六章 五官科

一 结膜炎

1. 熏洗方

【组成】金银花 20g 菊花 20g 大青叶 40g 蛇床子 20g

【主治】急性结膜炎（红眼病）。

【用法】上药加水煎沸，过滤去渣取汁备用。趁热熏药患眼，稍温时用毛巾蘸药水洗之，最后用毛巾浸药水温敷患眼。每日熏洗 2 次，每次 20 分钟。

【疗效】治疗 23 例，痊愈 22 例。熏洗后应避风。若能同时加服黄连上清丸（中成药）效果更佳。

2. 菊萍洗剂

【组成】甘菊花 9g 浮萍 9g 明矾 3g 胆矾 3g

【主治】各种急性结膜炎、睑缘炎。

【用法】上药用开水冲泡 15 分钟后，滤出药液，用纱布浸液，闭目洗眼 10 分钟，晚上睡前洗，每剂洗 1 次。

【疗效】屡用特效。

3. 二黄白皮汤

【组成】白头翁 30g 秦皮 12g 黄柏 6g 黄连 6g

【主治】急性结膜炎。

【用法】每天 1 剂，水煎 2 次，分早、晚 2 次口服。

【疗效】此方治疗急性结膜炎 103 例，均治愈。服药最多者 5

剂，少者 3 剂，治愈率 100%。

【验案】王×，男，21 岁。患急性结膜炎 2 天，经抗菌药物及乳汁外用等治疗无效。患者右侧眼睑肿胀，白睛暴赤疼痛，热泪如汤，并兼发热，头痛，大便不畅，小便短赤，舌质红，苔薄黄，脉浮数。此为肝肺之火俱盛之暴赤热证。予本方 3 剂而愈。

4. 复方三颗针滴眼液

【组成】三颗针 200g　忍冬藤 250g　猪苦胆 5 个　冰片少许

【主治】急性结膜炎。

【用法】前 2 味洗净，加水 1500ml，煎至 1000ml，用 7 层纱布过滤，入后 2 味，瓶装备用，每日滴眼 3～5 次。

【疗效】治愈 100 余例，一般滴眼 10～15 次即愈。

二　麦粒肿

1. 三黄汤

【组成】黄连　生大黄各 10～15g　黄芩 15g　金银花 30～60g

【主治】麦粒肿（针眼）。

【用法】每天 1 剂，水煎，取 1/2 药液待温内服，余下药液趁热熏蒸敷洗患处。

【加减】血瘀者，加红花、赤芍各 10g；眼痛牵引致头痛者，加川芎、菊花各 10g。

【疗效】此方治疗麦粒肿 166 例，经 1～2 剂治愈 61 例，3～5 剂治愈 105 例，治愈率 100%。

【验案】张×，女，23 岁。右上睑内眦角处长出一粒小白点，感觉羞明并疼痛。曾外用氯霉素眼药水和金霉素、红霉素眼膏，并肌注青霉素治疗无效，特来求诊。诊见右眼下侧角膜充血，红肿热痛，眼痛牵拉致头痛。予本方加红花、菊花、川芎各 10g，水煎 2 次，共取 400ml 药液，用 200ml 分 2 次服，200ml 熏

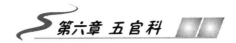

敷患处，共进 3 剂而愈。追访半年未复发。

2. 清解散

【组成】全蝎 3g　大黄 1.5g　金银花 9g　甘草 1g

【主治】多发性麦粒肿。

【用法】共为细末，每次服 1g，早晚各服 1 次，白开水送服。

【疗效】屡用效佳。临床中观察，本方除对麦粒肿有良好效果外，对多发性疖肿、眼部丹毒亦有较好的效果。

【验案】金××，男，7 岁。1977 年 9 月 15 日初诊。一年来双眼反复生麦粒肿，此愈彼起。曾行麦粒肿切开两次，终未根除，特请中医诊治。

检查：双眼睑缘红赤，上下睑有 4～5 处麦粒肿，内眦部感染较重。便赤、苔黄、脉数。患儿家长不同意再切开，投清解散三剂，每用半量，眼部用黄连素液湿敷。

三日后来诊，症状已愈一半。又照方再投 3 剂，症状全部消失，而告痊愈。追访半年未见再发。

3. 双天膏

【组成】天花粉　天南星　生地　蒲公英各等量

【主治】麦粒肿。

【用法】上药焙干研细末，用食醋和液体石蜡调成膏状，经高压消毒后备用。据麦粒肿大小，用不同量膏剂涂在纱布上或胶布上敷贴患部，每日换药 1 次。

【疗效】经治 143 例，用药 1～5 次，均获痊愈。

三　睑缘炎

苦黄汤

【组成】苦参 20g　黄连 6g　黄柏 10g　花椒 3g

【主治】睑缘炎。

【用法】水煎，用棉球蘸药水洗涤眼睑缘患处，每剂洗 2 次，每天洗 3 次。

【疗效】治疗 215 例，痊愈 206 例，显效 8 例。

【禁忌】用药期间，注意眼部卫生，禁止揉擦，忌烟、酒、辛辣及其他发物。

四　角膜炎

1. 祖传八代验方光明散

【组成】制月石 10g　荸荠粉 10g　飞朱砂 4g　冰片 2g

【主治】角膜炎。

【制法】先将制月石、荸荠粉研极细，与飞朱砂和匀，再入冰片缓缓轻研，过 200 目筛，收入瓷瓶备用。

【用法】用玻璃棒挑药粉如粟米粒大，轻轻点于大眦内，闭目避光，待其缓缓溶解而感凉快，待药自然化尽，方能睁眼，每日 3～5 次。

【疗效】本方为浙江省临海市中医院杨国松主任医师祖传八代验方。治疗角膜炎疗效甚捷。

【按语】方中朱砂通血脉、解疫毒；制月石性凉味甘咸，清热解毒，散结消肿，退翳障；荸荠粉性凉，化痰热，消瘀积，祛翳明目；冰片性凉味辛，通诸窍，散郁火。现代药理研究，对多种致病菌、病毒有抑制作用。临床观察，点药后结膜轻度充血，增强新陈代谢，加速角膜上皮生长，故外障目疾所致的胞睑红肿，白睛赤膜障翳等，疗效甚捷。对于虹膜睫状体炎，亦有一定效果。

五 电光眼炎

黄连慈姑液

【组成】川黄连 2g 山慈姑 2g 人乳 20ml 猪胆汁 5ml

【主治】电光眼炎。

【用法】将黄连、山慈姑用人乳、猪胆汁磨汁，药汁澄清过滤滴眼，每天滴 3~10 次。

【疗效】此方治疗电光眼炎 20 余例，多在 3 天内痊愈。

【验案】凡×，男，15 岁。上学路上遇建房用电焊，被电弧光灼伤而致两眼发红，红热灼手，欲睁不能，畏光流泪。检查除结膜充血外，尚见角膜浑浊不清。以此液滴眼，5 小时后即可睁眼，1 天后热除肿消，共滴 7 次痊愈。

【注】药液以鲜品为佳，超过 2 天则不宜用。

六 青光眼

羚羊菊花饮

【组成】羚羊角 3g 菊花 20g 草决明 25g 五味子 15g

【主治】慢性单纯性青光眼。

【用法】水煎频频代茶饮之。

【验案】赵××，男，28 岁。患单纯性青光眼在医院住院，保守疗法 20 天，眼压时高时正常。于 1974 年 7 月 8 日来院会诊。头痛眼痛 2 年余。

检查：视力右 1.0，左 0.7，眼压右：4.93kPa（37mmHg），左：6kPa（42mmHg），双瞳孔稍大，眼底 OB，即诊断为慢性单纯性青光眼（双）。投上方 10 剂，眼压恢复正常，症状消失，追访二年未再复发。

七 近视眼

复方姜膏

【组成】鲜姜（洗净去皮）0.6g　明矾面6g　黄连面0.6g　冰片0.6g

【主治】近视眼。

【制法】将四味药捣研成泥膏状，装瓶备用。

【用法】病人取仰卧位，用3.3cm长，1.7cm宽的2层纱布条将眼盖好，然后在眉上1横指往下，鼻上1横指往上，两边至太阳穴区域内将药膏敷上，眼区可稍厚一些。敷后静卧，待药膏自然干裂时为止。每日敷药1次。

【疗效】治疗298只眼，显效进步143只，进步129只，无效26只。

【按语】太阳穴有疏风散热、清头明目作用。本方贴敷此穴，更能清热明目，故对近视眼有一定疗效。

八 中耳炎

1. 黄枯散

【组成】黄连10g　枯矾10g　轻粉10g　冰片3g

【主治】化脓性中耳炎。

【制法】先将黄连烘焦黄，同枯矾、轻粉共研细末，再将冰片研末，同前3药搅匀，装黑色瓶内备用。

【用法】外用，先用双氧水洗净患耳，用塑料管吹入黄枯散适量，每隔3天吹药1次，10次不愈改用他法。

【疗效】治疗100例，痊愈78例，好转17例，无效5例。

【验案】刘×，男，10岁。1986年3月6日来诊。患儿因感冒继发左侧中耳炎，长期流脓已3年，来诊予黄枯散如法治疗，6次而愈。

【按语】化脓性中耳炎总属湿热为患。黄连清热、解毒、燥湿；枯矾收湿生肌；轻粉解毒杀虫；冰片清热、止痛、生肌。四药合用，有清热解毒、收湿生肌之功。

2. 耳灵散

【组成】冰片1g 朱砂0.3g 玄明粉1g 硼砂1g

【主治】急性和慢性化脓性中耳炎。

【用法】各药分别研成极细末，均匀混合后备用。用时，先用棉签将患耳中的脓液擦干净，如耳中脓痂较多者，则用双氧水洗耳，然后用喷粉器将耳灵散药粉均匀喷撒入耳腔，在黏膜上涂薄薄一层淡赭色粉末为度。每天喷药1次，喷药期间，停用其他药物治疗。

【疗效】治疗100例，其中包括急性化脓性中耳炎40例；慢性化脓性中耳炎60例。耳内变干者59例，仍有湿润感者23例，好转者15例，无效者3例。获得干愈者的患者，治疗最短者1天，最长者12天，用时大多数在1~7天。

3. 四黄液

【组成】黄连15g 黄柏9g 黄芩9g 黄栀子6g

【主治】慢性化脓性中耳炎。

【用法】上药加水300ml，浸泡24~36小时，文火煎沸20分钟，待冷去渣，过滤两次，加入2%苯甲醇防腐备用。患者每日或隔日来门诊，先用3%的双氧水清洁患耳，除净外耳道内脓痂及分泌物，头偏向健侧，患耳向上，滴药液4~5滴，保持此姿势10~15分钟，使药液充分进入中耳腔内，一天滴药3~4次。

【疗效】治疗慢性化脓性中耳炎50例，除2例因故中断治疗外，余48例经治后获愈32例，进步9例，无效7例，总有效率为85.4%。其中慢性化脓性中耳炎22例，痊愈14例，进步5

例，无效 3 例。慢性化脓性中耳炎的急性发作 26 例，分别各 18 例，4 例，4 例。

【按语】 笔者所治本组病例用药前鼓膜均已穿孔，无发热等全身症状，故未加用其他药物。在治愈的慢性化脓性中耳炎急性发作 18 例中，有 8 例鼓膜孔愈合，说明四黄液有促进鼓膜愈合作用。从临床治愈病例来看，四黄液滴耳未发生毒副作用及不良反应，亦未发现有药液沉积中耳腔阻碍引流现象。初步认为本法治疗具有简、验、廉等优点，值得推广。

4. 二黄滴耳油

【组成】 黄连 3g　黄柏 3g　枯矾 2g　冰片 1.5g

【主治】 中耳炎。

【用法】 先将黄连、黄柏烤焦研极细末，枯矾、冰片碾碎，再将香油 64g 煎沸，冷却 5 分钟。上药共调匀成混合油剂，盛瓶备用。用消毒棉签擦净患耳脓汁，蘸取药油滴入患部。

【疗效】 一般急性患者用药 2 ~ 3 天后炎症即可消失，慢性患者需要用药一周左右。

【验案】 姜××，男，38 岁。左耳间断流臭秽脓汁 2 年余，听力减退，屡用中西药无效。用本油剂滴耳 3 天脓液显著减少，治疗 5 天炎症全部消失获愈。随访年余，听力正常。

5. 加味排脓汤

【组成】 枳实 9g　白芍 6g　桔梗 6g　生黄芪 15g

【主治】 诸种脓肿，如慢性化脓性中耳炎等。

【用法】 将上药加水 300ml，浸泡 1 小时后，再煎至 100ml。每剂药煎 2 次，将 2 次煎出的药液混合，每日 1 剂，日服 2 次。

【验案】 郭××，女，53 岁，1980 年 5 月初诊。左耳流脓 20 余年，听力下降伴头晕头痛，纳差，夜寐不安。诊断为左耳慢性化脓性中耳炎，脓液潴留。因不愿手术而来中医诊治。舌苔白腻，脉弦细。本方加味服药 4 剂后，耳中即排出大量脓液，听力好转，头痛头晕消失，又继服 3 剂而愈。

【按语】本方系《金匮要略》排脓散加生黄芪而成。方中枳实苦寒除热破滞，配白芍则通血，配桔梗则利气，有行气血、和营卫之功效。同时桔梗有宣通气血、载药上浮排脓之功，生黄芪为排脓托疮之圣药。故本方为排脓化毒治诸脓肿之重要方剂。

如耳流脓加苍耳子；鼻渊者加辛夷、僵蚕、蝉衣或露蜂房，以利鼻排脓；口疮加土牛膝、野荞麦根，以解毒排脓；发热、昏迷的痈疽患者，加大量清热解毒之品。

6. 猪胆枯矾散

【组成】猪胆 1 个　活地龙 1 条　枯矾适量　白糖适量

【主治】中耳炎。

【制法】取猪胆 1 个，放入适量枯矾，令其自然干燥后，研末装入瓷瓶中备用。适量白糖放入干净碗中或器皿中，将地龙用清水洗净，放入碗中或器皿中的白糖上，待其自行化水。

【用法】用时先将备用的猪胆枯矾散撒于患耳中，然后再滴数滴地龙白糖水于耳中，稍加揉按，休息片刻，1 日 2 次。

【疗效】本方系民间流传方，临床用之，屡获奇效。

【验案】笔者本人少年时曾患中耳炎，久治不愈，用本方 1 次即效，2 次痊愈，再未复发。

【按语】本方药源广泛，随处可取，不需医生，自己可配，疗效可靠。

九　外耳道炎

1. 芩柏滴耳液

【组成】黄芩　黄柏各 12g　枯矾 6g　冰片 3g

【主治】外耳道炎。

【用法】先将黄芩、黄柏放入 500ml 麻油中浸泡 24 小时，然后放入铁锅上煎炸变为黑黄色，取出后研末，与枯矾、冰片细末同时放入麻油中，过滤装瓶备用。用棉签蘸药液涂抹或塞入外耳道，每日换药 1～2 次。

【疗效】治疗 96 例，疗效满意。

【按语】外耳道炎属中医"耳疖""耳疮"之范畴，以耳内剧痛为主要特点。在治疗上大都用西药，中药制剂甚少。芩柏滴耳液疗效显著。方中黄芩、黄柏清热解毒，泻火消炎；枯矾清热燥湿；冰片散热、通窍、止痛；麻油清热，润滑肌肤。芩柏滴耳油对外耳道湿疹，中耳炎鼓膜充血期均有较好的效果。

2. 耳炎灵

【组成】枯矾 8g　黄柏 2g　黄连 1.5g　冰片 0.2g　猪胆汁粉 1.5g

【主治】外耳道炎。

【用法】上药研为极细末，装入大口瓶中，紫外线照射 45 分钟备用。使用前用 3% 双氧水清洁外耳道，拭干后将药粉撒于患处，隔天 1 次。

【疗效】此方治疗外耳道炎 186 例，全部治愈。一般 3～5 次可治愈，治愈率 100%。

十　耳聋　耳鸣

1. 三花汤

【组成】金银花 9g　槐米 9g　杭菊 9g　青茶适量

【主治】因中耳炎、外耳道发炎（未化脓）而致的耳聋。

【用法】上药煎 20～30 分钟，取汁约 300ml，早、晚各服 1 次。

【疗效】治疗患者 64 例，治愈 62 例（用药 3 剂，炎症消失，完全恢复听觉功能）；显效 2 例（用药 5～6 剂，炎症有消减，耳

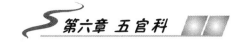

聋有所改善)。

【验案】卢×，6岁。因患中耳炎引起耳聋，本方服用6剂后，听力恢复。

【按语】全方配伍严谨，疗效神奇，最适用于100天以内的耳聋患者。服药期间，保持静态休息，忌食生冷酸辣及荤厚油腻食物。

2. 民间验方

【组成】瘦猪肉500g（切丝）　豆腐250g　大葱250g　石菖蒲200g

【主治】耳聋。

【用法】上四味煮在一起，熟后吃肉、豆腐并喝汤。每次适量，一次食不完可分次服。

【疗效】本方疗效可靠，一般连食3剂，即获显效。因为方中瘦猪肉、豆腐含蛋白质，为补虚佳品；石菖蒲、生葱宣气透窍，四味同煮，共奏补虚、通窍之功，故而疗效显著。

【验案】王×，男，53岁。因小时患麻疹导致40多年耳聋，曾在多家有名大医院治疗，花钱无数，均无效果。后用木方治疗，服药5剂就恢复一定的听力。

【注意】（1）吃药过敏的人不可用此方，因过敏者吃后上吐下泻，起反作用。

（2）石菖蒲并非有毒中药，每剂药石菖蒲为200g，是特殊用量用法，服后如感觉不适，可以将药量减少或停服。

（3）此方不要加油、盐及其他佐料，以免影响疗效。

（4）每日早、中、晚三餐饭后服用此药，食肉、吃豆腐、喝汤，每次适量，一般1剂药可吃3天。

（5）每次需加热烧开后温服。

（6）方中石菖蒲属于芳香开窍药，久服易泄人元气，一般连服3剂即获良效，服3剂无效者，不必再服用。

（7）体质虚弱的老年人应慎用此方。

415

3. 肾虚耳聋塞药方

【组成】 川椒 10g　巴豆 10g　菖蒲 10g　松香 5g　黄蜡 15g

【主治】 由肾虚引起的耳聋初期。

【用法】 将前 3 味药研细末，与松香、黄蜡熔成汁后相合为丸，塞入两耳，每日 1 换。

【疗效】 在临床 30 年中，治疗数十例肾虚聋闭患者，屡用屡效。

在使用本方前，需清洁外耳道，忌辛辣及情绪刺激。

4. 宁神膏

【组成】 磁石 30g　朱砂 2~3g　吴茱萸 15~20g　食醋适量

【主治】 耳鸣。

【制法】 将前 3 味药共研为细末，用食醋调为膏状摊于两块干净的白布上备用。

【用法】 将患者双足用温水洗净擦干，用双手掌交叉搓摩两足心，约搓 5~10 分钟，待两足心发热后迅速将备好的宁神膏敷于双足涌泉穴上，外用绷带或胶布固定。每晚治疗 1 次，每次敷药 6~8 小时，一周为 1 个疗程。1 个疗程未愈者可继续治疗，如 2 个疗程未好转，可改用他法治疗。

【疗效】 治疗 22 例，痊愈 9 例，好转 10 例，无效 3 例。

【验案】 胡××，女，38 岁。因忙于农活废寝忘食，近几日觉头晕头胀，心烦易怒，大便秘结，口苦咽干，但仍不得休息。晨起后觉头晕头胀加重，耳内觉有蝉鸣声，鸣叫不断，并出现听力下降。就诊时中医诊断为耳鸣（肝胆火盛型），服用龙胆泻肝汤 3 剂，症状无明显改善。第 4 日起改用宁神膏外敷涌泉穴，每晚 1 次，同时给予生大黄 9g，开水泡服，每日 1 剂。3 日后，大便通，耳鸣停，基本痊愈。

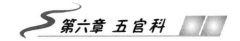

十一 鼻窦炎

1. 鼻灵散

【组成】辛夷 桔梗 柴胡各一份 葶苈子三份

【主治】慢性鼻窦炎、头痛（包括额、眼等部位疼痛）、鼻流脓性涕、黏液性涕、鼻塞、急性鼻窦炎。

【用法】上药共研成细末状，每次饭后口服6g，日服3次。

【疗效】此方经过20年来的临床运用，治疗慢性顽固性鼻窦炎患者1000余例，有效率100%。治愈病例不胜枚举。

【验案1】苏×，女，26岁。自10年前患慢性鼻窦炎以来，从未间断治疗，但不愈。因为不能低头，不能用脑，记忆力不好，影响学习，在中学时代辍学。

1994年夏，找我治疗。症状：头痛，眼内痛，额痛，低头痛甚，精神萎靡。经常鼻塞，鼻流脓涕，嗅觉减退，晨起吐黄黏痰，脉微。给予鼻灵散，服用8日即愈。寻访2年余，未复发。

对这样迅速、可靠、彻底的疗效，患者十分感激。

【验案2】王×，男，57岁。患有鼻窦炎病史10年以上。X线拍片，扫描，超声波，穿刺确诊。头昏，额痛，时鼻塞，鼻流脓性浊涕，嗅觉丧失，晨醒后吐白痰，易倦，记忆力减退，不能持久低头工作，食欲不振。曾服过各种中、西药物，穿刺冲洗数次，不愈，病情与日加重。

给予鼻灵散，服用13天见效，共服60例，症状体征消失，客观检查恢复正常。

2. 芙香辛冰散

【组成】芙蓉叶15g 香白芷15g 辛夷花15g 细辛3g 冰片1g

【主治】急慢性鼻窦炎。

【用法】上药共研细末和匀，贮瓶备用。使用前用棉签将患者鼻腔内涕液拭干净后，取上药末适量吹入患侧鼻腔内，每天3次，每次吹2~3下。

【疗效】此方治疗急慢性鼻窦炎数百例，疗效甚佳。

【验案】赵×，女，36岁。两鼻常流清稀涕液，头昏脑涨已2年余，诊断为慢性鼻窦炎，多次治疗效不显。诊见两鼻塞、微痛，常流清涕，有腥味，嗅觉减退，伴头晕，纳减神疲，记忆力减退，舌淡红，苔薄白。检查鼻腔及鼻周围无红肿，呈淡红色。以本方吹药10天后，症状显著改善。15天后，鼻通涕止，仍觉纳差神疲，嘱内服补中益气丸，每天服3次，每次9g，温开水送服。外治仍同上，每天1次，又调治15天后痊愈。随访1年未复发。

3. 苍辛白菊散

【组成】苍耳子 5g　辛夷 2g　白芷 2g　菊花 2g

【主治】急慢性鼻窦炎。

【用法】晒干共研成细粉末，每晚取少量吹入或置入双侧鼻孔中，留置一夜，第2天清晨洗去。在用药过程中，鼻腔可能有些许不适感，但无其他不良反应。可用口腔呼吸。

【疗效】临床观察43例，有效率98%，其中急性鼻窦炎有效率达100%，慢性副鼻窦炎有效率达98%。一般用药1次就有明显效果，流涕，鼻塞减轻，头痛胀感减轻，继续用药2~3次，上述症状基本消失。嗅觉灵敏，恢复正常生理功能。

【按语】苍耳子善于疏散风热，宣通鼻窍，散寒通窍，主治风寒头痛，为治疗鼻渊之专药；辛夷香散，善通鼻窍，有消炎作用；白芷辛温，归肺经，主治头痛、眉棱骨痛、鼻塞鼻渊等；菊花对绿脓杆菌、大肠杆菌、葡萄球菌、溶血性链球菌都有抗菌和抑菌作用。本种药物直接作用于鼻腔，使肿胀充血的鼻黏膜直接吸收而达到消炎作用。比在临床上注射抗炎药治疗效果好。

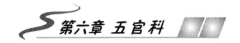

4. 80 余年验方石胡荽散

【组成】 石胡荽 3g　苍耳茎叶 3g　辛夷花 3g　薄荷叶 15g

【主治】 急慢性鼻窦炎、鼻息肉、鼻甲肥大等。

【用法】 上药共研极细末（忌火烘），加入梅片 0.3g，混合研至无声为度，瓷瓶收贮，勿令泄气。用时，患者口中含水，用药粉少许吹入鼻内，1 日 3~4 次，不可间断。

【疗效】 此系李济舫家传 80 余年的验方，治疗急慢性鼻窦炎、鼻息肉、鼻甲肥大等均有良效。一般用药 3 天即效，慢性或年久者两旬可痊，且多可根治，不再复发。

治疗期间，忌食椒、姜、韭、蒜、羊肉、海味发物。

十二　鼻炎

1. 利窍液

【组成】 无花果 30g　无花果叶 10g　鹅不食草 15g　蜂房 15g

【主治】 过敏性鼻炎。

【用法】 煮沸 10 分钟后熏鼻，每次 30 分钟，7 次为 1 个疗程。

【疗效】 治疗 13 例，全部有效。

【验案】 杨××，女，50 岁。经常鼻腔发痒，酸胀不适，继则喷嚏频作，鼻塞不通，流涕清稀量多，嗅觉暂时减退，并伴有耳鸣、头痛。症状来去迅速，消失后则如常态，多方治疗未见效。查舌质淡，脉沉细，苔白润。耳鼻喉科检查：鼻内黏膜肿胀湿润，其色白，鼻流清涕。本方熏鼻 2 个疗程，症状完全消失，随访 1 年未见复发。

2. 三伏天灸法

【组成】 白芥子 5 份　细辛 3 份　甘遂 2 份　姜汁适量

【主治】过敏性鼻炎。

【用法】上药共研细末，用生姜汁调和，做成直径 2cm 大小药饼。三伏天用时，将药饼放在 4cm×4cm 防潮纸上，选取肺俞、风门、厥阴、心俞，其中 3 个腧穴（均为双侧）贴敷，用胶布固定。每次 1~3 个小时，皮肤感觉灼热即取下，小儿用 40 分钟即可。

【疗效】用此法治疗过敏性鼻炎 360 例，结果：显效（半年内不复发）300 例，有效（3 个月内复发，但症状减轻，或发作间隔时间延长）60 例，有效率 100%。

3. 归芷薄冰液

【组成】当归 10g　白芷 6g　薄荷 3g　冰片 1g

【主治】干燥性鼻炎。

【用法】水煎 2 次，浓缩，然后与适量蜂蜜混匀，装瓶备用。用滴管滴鼻，每日 2~3 次。

【疗效】本方滋阴养血，芳香开窍，临床应用可有效缓解症状，滋润鼻腔。同时也用于萎缩性鼻炎而以鼻内干燥，鼻痂多，呼吸不畅，易出血，灼热疼痛，可兼有口咽干燥感，咽痒，舌红少苔，脉细数。

4. 滋鼻丸

【组成】生地　玄参　麦冬　百合各等量

【主治】萎缩性鼻炎，鼻腔干燥疼痛者。

【用法】上药共研细末，做蜜丸，每丸重 15g，早晚各服 1 丸。同时配合蒸气熏蒸鼻腔，将鼻腔对着开水瓶吸入蒸气，早晚各 1 次，每次 10~20 分钟。

【疗效】临床治疗多例，疗效较好。

【按语】滋鼻丸乃《温病条辨》增液汤加百合而成。方中生地、玄参配百合、麦冬，主养肺阴而清心，可防心火乘肺金，并润肺清心而滋肾；玄参补肾气，可防母病及子，而无肺肾两虚之虞。蒸气吸入，改善局部血液循环，如肺阴得复，鼻乃滋润。

十三 鼻前庭炎

1. 银参汤

【组成】 银花30g 苦参30g 川连10g 硼砂10g

【主治】 鼻前庭炎。

【用法】 煎煮后外洗患处，1日4次，6天为1个疗程。症状严重者，加服黄连上清丸，每次6g，1日3次。

【加减】 如局部痒甚，糜烂明显者，加黄柏10g；渗出物较多者，加枯矾10g。

【疗效】 治疗57例，治愈48例，显效7例，无效2例，总有效率为96.5%。

【按语】 鼻前庭炎是鼻前庭皮肤的弥漫性炎症，分急、慢性两种。多由鼻腔分泌物的刺激，长期在粉尘环境中工作或不良的挖鼻习惯等引起的。急性者以鼻前部疼痛，慢性者以鼻内作痒、发热、鼻干及有异物感为主要临床特征。本方银花解毒；川连、苦参清热泻火，解毒燥湿，现代医学研究证明，银花、川连有广泛的抗菌作用；苦参对多种皮肤真菌有抑制作用；硼砂对皮肤黏膜有收敛、保护和抑制某些细菌生长之功。四药合用，力专效宏，临床用之，疗效显著。

2. 硫雄膏

【组成】 硫黄80g 雄黄20g 漳丹10g 凡士林200g

【主治】 鼻前庭炎。

【用法】 上三味药共研细末，入200g凡士林中调匀。使用时用消毒棉签蘸药膏适量涂布于创面上，可沿鼻小柱上端，右鼻孔反时针而左鼻孔顺时针方向旋转涂布。涂药时尽量不要深及鼻腔黏膜，否则受到刺激并产生不适感。每天1~2次，重症3~5次、轻症 2～3 次可痊愈。

【疗效】治疗鼻前庭炎患者 45 例，治愈 41 例，有效 4 例。

【验案】王×，男，10 岁。右鼻孔烂痛一周，素有挖鼻习惯。检查右侧鼻前庭充血、红肿、渗出、糜烂，鼻中有淡黄薄痂黏附，诊断为急性鼻前庭炎，以本方治疗 3 天痊愈。

十四　鼻耳部疖肿

虎蒲软膏

【组成】虎杖 500g　蒲公英 150g　紫花地丁 100g　冰片 50g

【制法】共研细末，装瓶备用，即成虎蒲散。该散用凡士林软膏调和，即成虎蒲软膏。

【用法】将软膏用合适片状器械涂于患处，或涂于小纱布上敷于患处，每天换药 1 次。对于暴露部位的肿疖，先冲洗脓痂，再用虎蒲膏撒在疖上，外用纱布固定。

【疗效】治疗鼻耳部疖肿 22 例，全部治愈（鼻部疖肿 4 例，外耳道疖肿 15 例，鼻疖伴发颜面静脉感染者 3 例）。其中换药 2 次治愈者 5 例，3～5 次换药治愈者 13 例，其余 4 例均 9 次换药而愈。病程越短者，痊愈越快。

【验案】丁××，男，17 岁。右耳疼痛伴低烧 5 天，无中耳炎病史，耳郭牵引痛明显，耳屏压痛，耳后沟消失，外耳道各壁均肿胀，鼓膜已无法窥见。体温 37.8℃，白细胞 16000 立方毫米，中性 80%。诊断为多发性耳疖。治疗用虎蒲散软膏外涂布外耳道，每天换药 1 次。第 2 次换药时，疼痛明显减轻，肿胀消退，可窥见鼓膜，共换药 4 次告愈。

【按语】虎蒲软膏具有清热、解毒、消肿之作用。据现代医学实验研究，虎杖能消炎镇痛，抑制肉芽组织生长，在体外对金黄色葡萄球菌、卡他球菌、链球菌、白色葡萄球菌、大肠杆菌、绿脓杆菌均有抑制作用；蒲公英对葡萄球菌有明显的抑制作用；

紫花地丁有广谱抗菌作用；冰片能使药力透达病所。四药组合，共奏清热解毒、消肿止痛之功，对治疗鼻耳部疖肿疗效显著。

十五 鼻息肉

1. 苍白梅味液

【组成】苍术 20g 白芷 20g 乌梅 15g 五味子 15g

【制法】先用厚纸做成一个漏斗样物，然后将上药煎沸，沸后将纸漏斗大口罩在煎药器的上口，基本做到不漏气，漏斗小口直径约 4cm 大。

【用法】鼻孔部靠近漏斗小口，闭口用鼻呼吸，使蒸气从鼻腔吸入，每次熏半小时，每剂可熏 3~4 次。每日熏 1~2 次，连续熏 1~2 个月。

【验案】鲍×，男，48 岁。患双侧鼻息肉，慢性上颌窦炎。1974 年在某医院行鼻息肉摘除术，近来又完全阻塞不通，流脓性涕，头痛。于 1982 年 3 月在本院行第 2 次鼻息肉摘除，术后十余天用上法治疗 20 余次，至今未见复发，脓涕头痛均消除，

【按语】方中苍术苦温性燥，辛香发散；白芷有辛散除湿、芳香通窍、消肿排脓之功；乌梅、五味子有酸敛收涩之效。蒸气吸入鼻腔，使药之"清气"对抗鼻窍中的浊气，达到治疗目的。按药理分析，苍术有明显的排钾、钠作用，是否起到高渗作用，将鼻腔浊涕及息肉中的水分排出；白芷毒素可兴奋呼吸中枢、迷走神经，使鼻通气及嗅觉好转；乌梅、五味子主要含有枸橼酸及苹果酸，对息肉血管起到硬化作用，使息内血管无血液供应，营养中断而控制其生长。同时这些药物也具有良好的抗菌消炎作用，蒸气吸入后炎性水肿消退，引流通畅而达到治疗目的。

2. 藕节散

【组成】生藕节（连须）60g（焙焦） 乌梅肉 30g（焙焦） 白

矾 15g　冰片 3g

【**用法**】共研细末，装瓶备用。取少许吹入患侧鼻孔，每小时 1 次，5 天为 1 个疗程。

【**疗效**】用上方治疗鼻息肉 35 例，经治 1～3 个疗程，结果：痊愈 27 例，显效 5 例，无效 3 例。

3. 息肉消化散

【**组成**】狗头骨灰 50g　乌梅肉炭 25g　人指甲炭 9g　硼砂 6g

【**主治**】鼻息肉。

【**制法**】取两块新土瓦，将狗头骨（去净肉，不见生水）放在一块瓦上，用另一块瓦盖住，置炭火中焙焦。待骨头呈白色后，连瓦取出放在地面上以祛火毒，取出焦骨研末；乌梅肉放在瓦上，置炭火中焙焦，呈黑炭样取出，待凉后研末；再将人指甲放在瓦上置炭火中焙成焦黄色，取出后待凉研末；硼砂研末。上药共研成极细末。

【**用法**】临用时取息肉消化散少许均匀吹在患侧鼻腔息肉内，每 1～2 小时吹 1 次，10 天为 1 个疗程。至愈为止。

若症状严重者，可加用本散内服，每服 3～6g，每日 3 次。若加用辛夷花、薄荷等量，煎水冲服，奏效尤捷。

【**疗效**】治疗 85 例，治愈 71 例，显效 7 例，有效 5 例，无效 2 例，总有效率为 97.6%。

【**按语**】方中以狗头骨灰化息肉、消污垢为主；乌梅肉炭一味为平瘜肉主药，用以化瘀平瘜、清热消块；人指甲活血化瘀。三药合用，化息肉之力颇著，再入硼砂以清热防腐。四药配伍，共奏化息肉、消积毒之功。又因用药吹患部，使药味直达病所，故奏效颇捷。

本方系祖传验方，临床屡用，疗效颇佳。若方中人指甲炭暂缺，可用枯矾 6g 代之，但忌内服，疗效亦佳。但要注意以下各点，否则影响疗效：（1）本散要均匀吹在息肉上，不要堆积在一处或非患部；（2）要连续用药，不可间断，每日至少要用药 6

次；（3）要忌食油炸、辛辣食物。注意起居，避免风寒。

据临床观察，30 多年来，用本方治疗鼻息肉病例颇多，凡鼻息肉或手术后复发，用之均有卓效，治愈率在 80% 以上。且具有药简价廉，奏效快，疗效快，复发率低，疗效高，使用方便的特点。

十六　鼻衄

1. 青黄寒石散

【组成】青黛 15g　黄连 3g　寒水石 6g　生石膏 6g

【主治】鼻出血。

【用法】上药共研为细末，用凉水调敷于印堂穴。

【疗效】本方为已故山西名医尚古愚验方。经笔者 20 多年临床应用，确实效果可靠，一般敷药后 3 ~ 5 分钟出血停止。

2. 三鲜蜂蜜汤

【组成】鲜生地 30g　鲜白茅根 25g　鲜藕节 20g　蜂蜜约 3 汤匙

【主治】鼻衄（属实热型）。

【用法】前 3 味药水煎后，加入蜂蜜，待凉后服之。

【疗效】本方治疗属于实热性鼻衄，疗效颇佳。

【验案】蒋××，男，32 岁，1987 年 12 月 6 日就诊。2 天前突然鼻衄不止，曾用麻黄素滴棉花塞鼻而稍止，但仍有时滴血。素体壮实，舌红，苔黄而干，脉洪数有力。服三鲜蜂蜜汤 2 剂，痊愈，至今未见复发。

3. 出血止汤

【组成】丹皮 6 ~ 9g　仙鹤草 6 ~ 12g　香附 6 ~ 12g　阿胶 6 ~ 12g

【主治】各种鼻出血。

【用法】水煎服，每日 1 剂，5 天为 1 个疗程，小儿用量酌减。另外，鼻出血局部可以给予凡士林纱条填塞，压迫止血。

【疗效】治疗88例，治愈87例，有效1例。

【按语】出血止方中选丹皮可清热、凉血、消肿；仙鹤草止血抑菌；香附可理气而调气血；阿胶止血养阴。四药合用，共奏清热凉血，养阴止血，对各种原因引起的鼻出血均有较好疗效。

4. 四白汤

【组成】白木槿花 10g　生石膏 30g　白豆腐 250g　白砂糖 30g

【主治】鼻出血。

【用法】先煎生石膏，再入白木槿花、白豆腐，文火煎至豆腐有小孔即入白糖。喝汤，吃豆腐，宜冷服，日服 1 剂。

【疗效】治疗86例，痊愈（服药 1~2 剂，衄止，1 年内未复发）79 例，占 91.8%；好转（衄止，半年内未复发）6 例，占 6.9%；无效 1 例，占 1.16%。

【按语】鼻衄一证，实由火盛逼血上逆所致。方中用白木槿花清肺胃之热而凉血止血；生石膏质重性寒而降，善清肺胃之火而泻火下行；白豆腐甘微寒，清热凉血和脾胃；白砂糖甘凉，清热滋阴，与豆腐相伍护脾胃而防石膏之寒伤脾胃之弊。四药合用，清热泻火而不伤脾胃，凉血止血而不留瘀，火降血止，疗效满意。

十七　嗅觉丧失

桑地藿草汤

【组成】桑白皮 24g　地骨皮 12g　藿香叶（猪胆汁拌）16g　炙甘草 10g　粳米 1 撮

【主治】嗅觉丧失。

【用法】水煎服，每天 1 剂。病情好转后，则以本方 4 倍药量研细末，水泛为丸，服之。

【疗效】此方治疗嗅觉减退或丧失者有效。

【验案】陈×，女，22岁。嗅觉丧失已2年，诸药不效。刻诊：嗅觉丧失，伴鼻塞，眉间、额间胀痛，口苦口干，舌红，苔黄，脉数。以本方3剂治疗嗅觉好转，后以药丸缓图其治。随访嗅觉恢复正常，已3年未复发。

十八 急性扁桃体炎

1. 清热解毒合剂

【组成】生石膏25g（先煎）　玄参10g　板蓝根10g　儿茶5g

【主治】小儿急性扁桃体炎。

【用法】水煎服，幼小患儿可予3～4次分服。

【疗效】应用153例，显效（咽部充血红肿明显减轻，3天以内体温降至正常，脓性分泌物消失）120例；有效（咽部充血减轻，3天以内体温基本正常，脓性分泌物减少）19例，效差（咽部充血减轻，6天以内体温降至正常，脓性分泌物减少）11例，无效3例。

【按语】本方辛凉清解，酌加收敛祛腐之品。方中玄参味咸微苦，能滋阴凉血，清热解毒，对郁火冲喉，烦热咽腐，奏效甚捷；生石膏性味辛寒，凉血能散，清肺胃之热，通腑泻火；板蓝根性味咸寒，能凉血解毒，清利咽喉；儿茶味苦，有解毒祛腐之功，收湿泄热，生肌止血。

本方在临床应用中，不但药味少，服用方便，而且易为小儿接受，在疗效上得到保证。本方治疗急性扁桃体炎，退热效果快，体征改善明显，故得到满意效果。

2. 扁桃体汤

【组成】九里明12g　一点红9g　射干6g　甘草6g

【主治】小儿急性扁桃体炎。

【用法】水煎服，1日1剂。

【加减】若高热者，加山芝麻9g，野菊花9g，青蒿6g或生石膏20~30g；抽搐加钩藤6g，蝉蜕6g；大便秘结加大黄6g；伴化脓者，加炙草根6~9g，玄参或马勃6~9g。

【疗效】用本方治疗51例，其中治愈43例，好转7例，入院治疗1天自动出院者1例。

【按语】方中九里明、一点红清热解毒，利咽消肿；射干、甘草利咽止痛，热甚加山芝麻、野菊花，旨在增强清热解毒之功。本组病例用本方治疗疗效尚称满意，未发现任何副作用。

3. 蒲黄银板汤

【组成】蒲公英25g（鲜者50~100g）　黄芩20g　金银花20g（或菊花25g）　板蓝根25g

【主治】急性扁桃体炎。

【用法】加水500ml，煎至300ml，每日1剂，分2次服。小儿用量酌减。

【疗效】治疗80例中，全部有效。其中治愈66例，占82.5%；显效14例，占17.5%。

【按语】方中用药为传统清热解毒类中草药。根据近代研究证明，以上中药分别有抗菌、抗病毒、清热、解毒、消炎的作用，故疗效颇佳。临床应用时，多配合使用柴胡注射液，效果更好。

4. 咽喉消肿汤

【组成】金银花30g　山豆根12g　硼砂1.5g（研冲）　生甘草9g

【主治】急性扁桃体炎或扁桃体周围脓肿。

【用法】每日1剂，病重2剂，水煎服，日服3~6次。

【加减】若热毒甚者，加板蓝根、蚤休；口渴甚者，加麦冬、芦根、天花粉；小便黄赤者，加木通、白茅根；咳嗽加马兜铃、浙贝母；大便秘结，加生大黄、芒硝；兼表证者，加荆芥、防风、薄荷；兼阴虚者，加玄参、生地；扁桃体周围脓肿，加板蓝根、蒲公英、大青叶；脓成者，可加用皂角50g煎水，趁热倒入壶内，张口对壶嘴熏蒸咽喉患部，冷了再煎再熏，一日连熏蒸3～5次。熏后再用锡类散，每取少许吹患部。

【疗效】治疗急性乳蛾187例（其中扁桃体周围脓肿53例），结果痊愈151例，显效32例，无效4例。总有效率为97.9%。

【按语】方中重用金银花清热解毒，臣以山豆根以助金银花清热解毒之功，且有利咽喉之效；佐以硼砂清热化痰，消炎防腐；生甘草清热解毒，和中利咽，并有调和诸药之性，故兼之为使。药仅四味，力专效宏，共奏清热解毒、消肿利咽之功。

30多年来，程氏用本方加减，治疗急性扁桃体炎和扁桃体周围脓肿患者甚多，疗效均属满意，治愈率均在80%以上。治疗期间，忌烟、酒、辛辣、油炸和鸡、虾等辛热发物。

十九　急慢性咽喉炎

1. 玄麦甘桔汤

【组成】玄参15～30g　麦冬6～12g　甘草6～9g　桔梗6～12g

【主治】急慢性咽喉炎。

【用法】每日1剂，水煎服，日服3次，或代茶饮服（儿童按年龄酌减）。

【加减】兼风热表证加薄荷、桑叶；热毒盛，加金银花、连翘、黄芩；咽喉肿痛甚，加山豆根、射干；兼气阴两虚，加藏青果、沙参、党参、鸡蛋清（冲服）；咽外伤或骨头刺伤，上方冲兑蜂蜜100～150ml服之。

【疗效】治疗急性、慢性咽炎，喉炎，急、慢性扁桃体炎、咽部脓肿以及喉部刺伤等病证160例，均获良效。

2. 咽喉宝

【组成】乌梅2份　薄荷1份　绿茶1份　甘草1份

【主治】慢性咽喉炎。

【用法】上药制成泡茶剂型，每袋4g。每日3次，每次1袋，泡水频服，15天为1个疗程，按病情不同，可分别服药1～3个疗程。

【疗效】经观察136例患者，主要临床表现为声音不扬，甚至嘶哑失音，并伴有咽喉痛痒、干燥、异物感、咳嗽等症状。经治疗，127例有明显疗效，总有效率为93.4%，且对声嘶咽痛、咽痒、咳嗽四种症状的疗效尤为突出。

3. 板桔生草汤

【组成】板蓝根30g　桔梗10g　生地10g　甘草10g

【主治】急慢性咽炎。

【用法】水煎600ml，每日3次，每次200ml服用。

【疗效】治疗81例，痊愈76例，无效1例，有效率98.7%。

【按语】本方板蓝根清热解毒，以祛咽之病邪；桔梗宣肺开音，以散咽之邪气；生地滋阴生津，以济咽中阴液不足；甘草解百毒而利咽。四药组合，共奏滋阴清热、解毒利咽之功，故用于急慢性咽炎皆有显著疗效。

4. 银花麦甘茶

【组成】金银花12g　麦冬12g　胖大海10g　生甘草3g

【主治】慢性咽炎。

【用法】上药用沸水泡茶频服。

【疗效】用此方治疗数十例患者，屡见良效。

【验案】本人于十年前曾患此疾，多药不效，后自拟此方，1剂而获愈。后因执教经常反复发作，每发即用此方，多在2～3日获愈。

【按语】本方具有清热养阴、消炎利咽之效。四药组合，善治肺阴不足，阴虚火旺所致的慢性咽喉炎、扁桃体炎。

5. 银花麦乌茶

【组成】金银花 30g　麦冬 20g　乌梅 20g　甘草 10g

【主治】慢性咽炎。

【用法】沸水浸泡，长期代茶饮。

【疗效】本方治慢性咽炎，只要能够坚持长期服药者，其效果比较可靠。

6. 加味半夏汤

【组成】姜制半夏 10g　桂枝 10g　射干 12g　炙甘草 4g

【主治】咽喉肿痛。

【用法】将上药浓煎至 250ml，待温时，慢慢咽服，每日 2 次。

【加减】如伴无汗身热者，可加麻黄 3g，苏叶 6g；便秘者，可加生大黄 4g（后下）。

【疗效】用上药治疗咽喉肿痛 20 例，其中显效 17 例，有效 2 例，无效 1 例。

【按语】方中半夏燥湿化痰、消痞散结；桂枝温通经脉、通阳化气；射干清热解毒，利咽喉，消痰涎；甘草泻火解毒，润肺祛痰。四药合而成方，具有辛散祛寒，利咽消肿的作用。此方治疗外感风寒型的咽喉肿痛极其合适。

7. 梅核气含化丸

【组成】净硼砂 20g　乌梅肉 9g　柿霜 9g　青盐 10g

【主治】梅核气（咽部神经官能症）。

【用法】上药共为细末，蜜丸如樱桃大，随时含化，每日 6 ~ 7 丸。

【疗效】曾用于 4 名患者，均收良效。

【验案】董××，男，50岁。1970年3月上旬初诊。患者近3个月来，咽喉间如有梗物，咯不出，咽不下，努力咯之则呕痰涎，梗物仍然如故。曾用《金匮》半夏厚朴生姜方治疗，颇有效，但停药1~2个星期仍复发。脉舌无特征，投"梅核气含化丸"，用药一周，咽间颇觉爽快，再嘱含化一剂，病愈，后再未复发。

【按语】此方乃曹炳章先生所告，实践体会，只要是适应证，效果确实可靠。

二十　音哑

通音煎

【组成】川贝150g　冬花50g　核桃仁100g　蜂蜜200g

【主治】音哑。

【用法】先将川贝、冬花研极细末，再入核桃仁轧如泥状，加蜂蜜搅匀，用瓷盆置蒸锅内蒸一时许，即成膏状。一日3次，饭前半小时服15g，温开水送下。

【疗效】本方治音哑屡见奇效。

【验案1】史××，女，31岁。1962年1月5日就诊。

主诉：（爱人代诉）患者音哑已4年余。病史及检查：1957年6月，反复感冒后，自觉咽痛，朝轻暮甚，入夜尤甚，遂为失音。伴午后发热、盗汗、心悸头晕、胸痛、干咳少痰。经当地医院、沈阳医科大学附属医院和北京友谊医院治疗，余症好转，唯音哑无效。求余服中药治疗，见神清，形体消瘦，面容憔悴，两颊色赤，舌红少津。喉头右侧溃疡面约2cm×2cm，呈凹陷状，不能言语，呼吸短促，脉细数。

辨证：阴虚内热，炼液成痰，痰热阻窍。治法：宜滋阴润燥，清热化痰，利窍通音。

诊断：音哑。方药：通音煎，一日3次，饭前半小时服15g，温开水送下。服药 2 月后喉头溃疡愈合，音哑消失，语言清楚，痊愈。

【验案2】 郭××，男，42 岁，1956 年 5 月 9 日来诊。主诉：（爱人代诉）患音哑已 3 年余。患慢性肾炎已 3 年余，经住院治疗基本痊愈。后又见口干，手足心热，头晕耳鸣，遂即咽干而致音哑。继又住院治疗月余，治音哑无效，来本院服中药治疗。就诊时见：神清，精神萎靡，面色少华，睑下无浮肿，舌红少津，声音嘶哑，语不能出，下肢浮肿，按之轻度凹陷，脉沉细。辨证：肾阳不足，阳损及阴，阴阳两虚，津不上承。

诊断：音哑。方药：通音煎。早、午、晚饭前半小时服 15g，温开水送下。服药 2 月后，音哑消失，语言清亮而痊愈。

【按语】 方中核桃仁益阴扶阳，助肾间动气上达阴液以补声门；蜂蜜润脏腑，通燥结，滋养阴液；冬花、贝母润肺、清热、化痰。四药相伍，即奏补虚润燥、清热化痰、利窍通音之功。所以，久患音哑虚证皆可用本方治疗。

二十一　口腔溃疡

1. 附桂川连大黄汤

【组成】 大黄 6g　黄连 6g　附子 3g　肉桂 3g

【主治】 口腔溃疡。

【疗效】 临床应用屡获捷效。

【验案】 张××，男，45 岁。1986 年 3 月就诊。素体阴虚，阳浮易动，舌尖糜烂日久，疼痛难忍，因偶食罐头、水果等更加严重。注射青霉素并服大量中成药、中草药效果不佳。观前医之方乃一派寒凉之品。诊其脉细数无力，舌红少苔，舌尖舌下均有溃疡。且伴有小便短涩，心烦不寐，为阴虚之体，引起心与小肠之虚火，上火则舌尖疼痛糜烂，下行则小便短涩。投附桂川连大黄汤 2 副。仅服 1 剂，疼痛顿失。

【按语】方中大黄、黄连配伍为泻心汤，张仲景用大黄黄连泻心汤治疗热邪陷入，心下痞结；大黄味苦可泻火解毒，通腑逐瘀；黄连味苦，专入心经可制心火上炎，二者用量不宜多，恐损伤胃气；附子、肉桂引火归原，药量宜少，量大则易使刚燥之性助虚阳浮动，升越于上。该方具有构思巧妙，制方严谨，药少力专等特点，如能辨证精确，灵活运用，定有桴鼓之效。

2. 大枣绿豆羊肉汤

【组成】大枣 10 枚　绿豆 30g　生姜 5 片　羊肉 120g

【主治】口疮。

【用法】加水炖服，每日 1 剂。

【疗效】屡治口疮，效如桴鼓。

【验案】林×，以执教为业，患口疮已历时 20 年，患部呈烧灼样疼痛，说话或进食接触则疼痛难忍，失眠或教学紧张也会加重。我嘱其服本方。林×怀疑地问道："大枣、生姜、羊肉都是温热食物，怎能用治口疮？不怕火上加油，加重口疮溃烂吗？"我引用《内经》"形不足者，温之以气；精不足者，补之以味"解释，羊肉气味甘温，功专入脾，又是血肉之品，以形补形，正是妙物；生姜温中散寒，补脾和胃；大枣为补益脾胃的圣药；绿豆味甘性寒，既滋脾胃和五脏，又能清虚热。这个方子是以药物和营养食物相配合，四药同用，具有调补脾胃，清泄虚火的作用。林×信服，连服 3 剂痊愈，甚为高兴，称谢不已。多年后还说，偶有口疮发作时，照原方服用，效如桴鼓。如今身体健康，精神良好。

【按语】口疮的临床表现，是口腔内侧黏膜上生黄白色如豆样大小的溃烂点，常反复发作，缠绵不已。据我临床所见，大多是服过清心导热或滋阴降火的药无效者。我认为，引起本病的原因，多系中土亏虚，津液不能上水，兼有虚热，口腔失于濡养，所以不能按照常法治疗（清心泄热、滋阴泻火法）。根据治病必求其本原则，在治疗上应以甘温补中为主，佐以甘寒清泄。故自

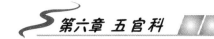

拟大枣绿豆羊肉汤治口疮有卓效。

3. 口疮散外敷效佳

【组成】吴茱萸 10g　细辛 10g　上肉桂 2g　食醋适量

【主治】口疮。

【用法】上药共研细末，取药末 5g，用食醋调如薄饼 2 个。分别敷于双侧涌泉穴，纱布敷料覆盖，胶布固定，每日换药 1 次。

【疗效】临床治疗口疮近百例，均获得满意疗效。

【验案】屈×，男，39 岁。口疮反复发作 18 年，迭服维生素类药及滋阴清火中药收效甚微。诊时见右颊及舌边大小溃疡 4 个，最大约 0.5cm×0.5cm。嘱停诸药，改用口疮散贴敷涌泉穴，5 天后口疮即愈，随访 2 年未复发。

【按语】《本草纲目》载有细辛或吴茱萸敷涌泉穴治口疮的方法。我们将其合而为一，再加上善治虚火上炎、引火归原的肉桂组成口疮散，疗效甚佳。

4. 百倍细冰散

【组成】百草霜 10g　五倍子 10g　细辛 1g　冰片 3g

【主治】口疮。

【用法】上药先将细辛、五倍子研细末，再加入百草霜、冰片重复研为细末，混合均匀，装瓶备用，勿泄气味。先用淡盐水漱口，然后将药末敷于创面，每日 2～3 次。

【疗效】治疗患者 50 例，治愈（用药 2～3 天，创面愈合）45 例，好转（用药 2～3 天后疼痛减轻，创面缩小）5 例。

5. 吴萸肉桂黄连散

【组成】吴茱萸 6g　肉桂 6g　黄连 10g　食醋适量

【主治】口腔溃疡。

【用法】上药研极细末，用醋调药末适量，外敷双侧涌泉穴，胶布固定，每日更换 1 次。

【疗效】此方广治口腔溃疡患者，每治必效。

【验案】闫××，男，70 岁。患口腔溃疡 2 年余，多方治疗，反复发作，终不能治愈。后用此方，一次见效，一周痊愈。

【按语】本方有清热燥湿、泻火解毒、引火归元之功。善治虚火上炎、上热下寒之口舌生疮、口腔溃疡。

6. 双黄煎

【组成】黄连 5g　黄柏 10g　乌梅 10g　元明粉 5g　麦冬 12g

【主治】口疮。

【用法】将黄连、黄柏、乌梅、麦冬，水煎 2 次，滤渣混合；元明粉入药汁内熔化备用。用上药漱口，每次含漱 1 分钟，每日 10 次左右。

【疗效】临床应用，屡用有效。

【验案】潘×，女，25 岁，老师。素有口疮史，每当食辛热食物即发，多方医治未能根治。如上法含漱 1 剂痛止，2 剂症消，1 年多未再复发。

7. 口炎散

【组成】乌梅炭 10g　枯矾 10g　儿茶 10g　硼砂 1.5g

【主治】口疮。

【制法】先将乌梅放置锅内，用猛火煅至黑褐色即可（不要煅制过火）出锅；又把白矾放至锅内，用猛火煅至成松软呈海绵样，用指头压成细粉为度，研末。然后将乌梅炭、枯矾、儿茶、硼砂混合研成细粉，最后加入冰片 1.5g 即成，装瓶备用。

【用法】口腔溃疡面清洗后，把药粉均匀撒布创面上。

【疗效】此药对小儿、成人溃疡性口炎、坏疽性口炎、口角糜烂等均有效，曾治疗 60 多例效果均佳。

【注意】此药粉有轻微刺激性，涂后有短暂疼痛。盛药粉要用密闭瓶盛装，防止受潮。

【按语】我按口炎散配制试用，疗效很好，轻者用药 2～3 次，重者用药 5～6 次，都能止痛，溃疡愈合。不需配用任何内服药物，比以前用抗生素、维生素类药物及冰硼散等痊愈时间短，疗效更佳。自用此药治该病 8 年多来，共治 500 余例，均获较佳疗效，是一首很好的验方。

8. 家传口疮方

【组成】白矾 3g　硼砂 2g　青黛 0.5g　冰片 0.5g　绿豆 7 粒

【主治】口腔溃疡。

【制法】先将绿豆、白矾、硼砂装入 1 个蚕茧内，用镊子夹住，置香油灯上燃烧，以蚕茧焦黑，白矾开花为度。然后再掺入少量青黛、冰片，共研极细末，贮瓶备用。

【用法】用时将药粉适量吹撒患处，每日 3～4 次。

【疗效】临床应用多例患者，大多数患者在用本药 1～2 天即减轻症状或痊愈。

【验案】唐×，女，35 岁。自诉每年秋季必发口疮 1 次，并且遍用诸法不效，只有待 20～30 天后，才自行消失愈合。1980 年 10 月 5 日来诊，但见口角、颊腭及舌面呈多处溃疡状，患者饮食困难，非常痛苦。曾用中药清凉泻火之剂及西药土霉素、核黄素之类，病反加甚。后改用上药吹撒，2 天后溃疡面即明显缩小，继用 2 天痊愈。随访至今，每年入秋之季已不再复发。

【按语】本方为著名老中医张鹳一的家传治口疮秘方，临床验证，上方治疗口疮屡获卓效，并且价廉易得，简便易行。

9. 祖传验方口疮方

【组成】煅炉甘石 2g　人中白（煅）1g　青黛 2g　冰片 0.3g 枯矾 0.5g

【主治】口疮（口腔溃疡）。

【用法】上药共为极细末，收瓶中贮存，盖严勿受潮。用时将药末搽于患处，1 日 1 次。

【疗效】本方为山东中医药大学张珍玉教授祖传验方，无论何种原因引起的口疮，都可用本方外治，疗效颇佳，屡获奇效。

【验案1】李××，女，2岁。患口疮半月，吮奶困难，口流涎水。经服核黄素及搽冰硼散无效，用本方涂搽1次即愈。

【验案2】刘××，62岁。患口腔溃疡5～6年，时愈时发，经多方治疗无效，用本方3次即愈。十余年未发。

【按语】本方为祖传验方，主要用来治疗口腔溃疡。方中煅炉甘石有燥湿、消肿、收敛、生肌之效，据药理分析，其主要成分为氧化锌，其有中度的防腐、收敛、保护创面的作用；青黛清热解毒，有抑菌作用，二者配合，能增强防腐生肌功效；人中白降火、散瘀血，治咽喉、口舌生疮；枯矾清热燥湿，解毒杀虫；冰片化湿、消风、散郁火、清热止痛。诸药配合，燥湿收敛，化腐生肌，清热止痛，促进溃疡愈合。

二十二　牙痛　牙周炎

1. 牙痛散

【组成】川黄连50g　大黄50g　冰片10g　薄荷冰5g

【主治】各种牙痛。

【制法】黄连、大黄共为极细末，先用少量药末分别同冰片、薄荷冰研细，最后混匀研细，密封备用。

【用法】一颗牙齿用0.5～1g，加热开水调成极稠的糊状敷患牙（冬季或牙齿过凉痛加重者用温白酒调）。

【疗效】本方治各种牙痛，屡用佳效。

【验案1】余×，患龋齿牙痛，多年治疗无效，用此药后痛止，至今20年，患牙未做治疗，始终未痛。

【验案2】肖姓患儿，8岁多，牙痛，昼夜啼哭不入睡，数日不食，敷此药立即不哭，始终未复发。

【按语】本方为治疗牙痛外用药，适用于治疗各种牙痛。方中大黄、黄连清热泻火解毒；冰片、薄荷冰疏散风热，外用可清热、消肿、止痛。据现代药理研究证明，大黄、黄连、冰片、薄荷冰均有抗菌消炎作用。四药合用，内热可清，风热可散，具有广泛的抗菌消炎功能，故适用于各种牙痛。

本散剂要密封保存，以防有效成分挥发，并注意药敷牙上后，让患者闭口咬牙不语，持续时间越长，效果越好。药液到口腔后，勿吐，可咽下。以上诸药，必须选择优良药材，否则不能持久取效。治疗期间，禁食辛辣食物。

2. 牙痛闻药

【组成】荜茇 10g　高良姜 5g　细辛 4g　冰片 3g

【主治】用于各种牙痛。

【用法】将上药共研极细末，过筛装瓶备用。牙痛时取药粉和许，塞入鼻孔内用力吸入。

【验案】杨×，女，46 岁。牙痛 2 天，自诉左侧牙齿日夜疼痛，对冷热敏感。候诊时，痛不能忍，坐立不安，给药闻之，不多时，牙痛即感觉减轻，症状基本消失。

【按语】本方用于治疗各种牙痛，给药途径是通过鼻黏膜吸收后，经血液循环到达病所，进而起到治疗牙痛的目的。方中荜茇、高良姜、细辛味辛性温，芳香走窜，取其温散之性，以发散郁火及风热；冰片芳香开窍，清热、消肿、止痛。现代药理研究证明，以上四味中药均有镇痛、抗菌、消炎的作用。但是本方是缓急治标方法，只能解除症状而不能根治。若有条件，还当积极治疗患牙。鼻黏膜破溃者慎用。

3. 特效牙痛散

【组成】荜茇 3g　白芷 3g　细辛 3g　高良姜 2.5g

【主治】牙痛。

【用法】上药焙黄，共研细末，贮瓶备用。用时，左边牙痛，用左鼻孔吸上药；右边牙痛，用右鼻孔吸上药，可立刻止痛。每天早、午、晚各吸 1 次。如痛重者，可多吸些，同时配合针刺合谷、足三里，更有捷效。

【疗效】治疗 23 例，22 例在用药 3 天内痊愈，仅 1 例无效。

【验案】崔××，男，38 岁。身体素虚，牙痛间断发生近 1 年。1986 年 12 月 29 日牙痛发作，疼痛难忍，遇热更甚，服祛痛片、牛黄解毒片、四环素等均不效。现左边牙痛，牵连患侧耳际及头部。视患者牙龈不红不肿，舌红少苔。嘱其用左鼻孔吸特效牙痛散，每天早、中、晚各吸 1 次。并在每次吸药后，以泻法针刺合谷、足三里穴。3 天后即痊愈，随访至今未复发。

4. 四辛茶叶酊

【组成】生石膏 45g　细辛 3g　川芎 3g　川椒 5g　茶叶 5g

【主治】各类型牙痛。

【制法】上药共研粗末，并装入瓶中，加入 75% 酒精 300ml，密封浸泡一周后，置锅中隔水煮沸 30 分钟，取汁冷却即成，贮瓶备用。

【用法】取医用消毒棉球多个，放入药酊中浸泡，用时用钳子夹起一个棉球迅速放入牙痛处，令上下牙咬紧。再取一个棉球塞入患者牙痛同侧鼻孔内，双侧牙痛，任选一鼻孔，痛止后 5 ～ 10 分钟去掉棉球。

【疗效】治疗牙痛 54 例，均在用药 1 分钟内止痛。经临床验证，确有神效。

5. 定痛饮

【组成】倒垂柳树白皮 50g　细辛 10g　苦参 15g　水豆腐 50g

【主治】虫牙痛（龋齿痛）。

【制法】先将倒垂柳树白皮切碎，放入砂锅内，加清水 1000 ～ 1500ml，煎至 500ml，去渣取汁入锅内。再入细辛、苦参、水豆腐煎沸，取汁备用。

【用法】用前先用牙刷蘸牙膏刷牙，使牙齿（缝）保持清洁，再取药汁含漱 2~5 分钟后吐出，连含漱 3 次，每日含漱 9 次。

【疗效】治疗 174 例，连用 5 天以内痊愈者 143 例，有效（连用 5 天以上痛止，但 1 年内复发者）29 例，无效 2 例，总有效率达 98.9%。

若兼牙龈红肿痛甚者，加服清胃散加减，内外兼治，奏效尤捷。

6. 石地丹黄汤

【组成】生石膏 30g　鲜生地 12g　牡丹皮 10g　川黄连 9g

【主治】牙痛，牙龈红肿，胃火上冲型。

【用法】水煎服，每日 1 剂，痊愈为止。

【疗效】共治 50 余例，均收到满意疗效。

【验案】陈××，男，28 岁。1981 年 8 月前来诊治。自诉牙痛间断发作半年，服用抗菌消炎西药，症状稍见缓解，停服又复发。近日牙痛不能进食，夜间不能入睡已 2 天。诊视左腮肿胀，口唇糜烂，牙龈红肿并伴有点状溃疡，舌红，苔黄厚，脉洪略数。证属胃有积热，胃火上冲过盛。投上方 1 剂，次日牙痛止；续 2 剂诸症悉除而愈。近期随访，未见复发。

7. 鸡蛋糖蒜酒方

【组成】鸡蛋 1 个　砂糖 6g　大蒜 6g　白酒 100ml

【主治】牙痛以牙龈红肿为主要症状者。

【用法】鸡蛋去壳，与砂糖、大蒜及白酒同放入碗内，蒸 15 分钟，即刻服用。

【疗效】治各种因胃火而致牙痛者，皆有确切疗效。

【按语】本方为已故山西省名老中医田占元经验方。本方功能泻火解毒、杀菌，同时酒蒜温热，热因热用，更助药力，且采用食疗之法，更易为患者接受。

8. 白公细甘汤

【组成】白芍 15g　蒲公英 30g　细辛 3g　甘草 15g

【主治】牙痛、头痛、痉挛性腹痛。

【用法】水煎服，每日 1 剂。

【疗效】治疗 68 例，其中牙痛 50 例，头痛 12 例，痉挛性腹痛 6 例，总有效率 100%。短者 1 剂而愈，一般 3 剂可愈，最多 5 剂。

【验案】马×，男，41 岁。牙痛 3 天，坐立不安，夜不得寐，服颅痛定、止痛片等药皆无效。查见右下 4 龋齿，给服上方，1 剂痛大减，2 剂而愈。

9. 雄冰散

【组成】雄黄 10g　冰片 10g　樟脑 10g　细辛 5g

【主治】龋齿、牙龈肿胀疼痛。

【用法】取新鲜猪肉 120g，置瓦上文火焙干或用草纸包，外裹黄泥烘干，各药研细末混合备用。用时取药末适量，用棉签蘸药末放入患齿周围，含 3~4 分钟，然后将药吐掉。

【疗效】本方使用方便，操作简单，一般 2~4 次可愈。

【按语】方中雄黄、冰片、樟脑辛凉、大寒，清热解毒，通络透窍，使热去毒解，经通络活，再加上细辛为止痛圣药。对于风热牙痛、胃火牙痛之龋齿疗效甚捷。

10. 细辛汤

【组成】细辛 6g　良姜 6g　地骨皮 6g　荜茇 6g

【主治】急性智齿冠周炎。

【用法】上药加水 400ml，煎成 200ml，每隔 4 小时含漱 5~6 口。

【疗效】治疗 98 例，治愈 96 例，占 98%，其中 68 例仅用 1 剂治愈，21 例用 2 剂治愈，6 例用 3 剂治愈，1 例用 7 剂治愈。

【按语】采用含漱的方法，治疗急性智齿冠周炎，方法简便，不需口腔医生作局部处理，而且对口腔及咽喉软组织急性炎症也有一定疗效。但对冠周深部感染或化脓性冠周感染，必须配伍局部治疗。

11. 固齿散

【组成】滑石粉 18g　甘草 3g　朱砂末 0.9g　雄黄末 1.5g　冰片 1.5g

【主治】牙龈红肿痛、溃烂、萎缩、出血、牙根暴露、浮动。

【用法】上药研细末，混匀，装瓶备用。（1）用牙刷蘸药刷患处；（2）平时刷牙后再用牙刷蘸药刷患处；（3）取药末 30g，生蜜 60g，调匀涂患处，早晚各 1 次。

【疗效】自 1976 年 1 月至 1977 年 1 月，共治疗 74 例，效果良好。病程半年至 1 年 28 人，1～2 年 34 人，2～3 年 12 人。疗效标准：牙龈红肿、出血消失，溃烂愈合，随访 3 个月以上未复发者为痊愈；牙龈红肿，出血，溃烂基本痊愈为好转；以上症状无改善者为无效。治疗结果：单用固齿散治愈者 32 例，配用玉女煎治愈者 30 例，好转 9 例，无效 3 例。

【验案 1】葛××，男，38 岁。1976 年 4 月 7 日就诊。下牙齿龈红肿，溃烂，有时出血，自觉热痛，咀嚼时疼痛加重。嘱用固齿散刷牙 20 天。4 月 29 日复诊：齿龈红肿、溃烂好转，亦不见出血。继用固齿散 15 天而痊愈。

【验案 2】朱××，女，17 岁。1976 年 8 月 3 日来诊。主诉：经某医院诊治牙周炎，曾多次内服西药和外搽碘甘油不愈。检查：上下门齿齿龈红、肿、痛，下齿龈萎缩、溃烂，牙根暴露，有时出血，浮动而痛。经外用固齿散，内服玉女煎加味，连服 10 剂。8 月 14 日复诊：检查上下门齿龈红肿消失，下门齿龈长出新肉，溃烂、出血消失。药中病所，服方不变。8 月 29 日三诊：见萎缩转愈，后随访无复发。

第七章 骨伤科

一 软组织损伤

1. 栀乳散

【组成】 生栀子20g　乳香15g　生大黄6g　净桃仁6g

【主治】 四肢扭挫伤。

【用法】 共研细末。新伤用鸡蛋清调敷患处，超过一个月的陈旧扭挫伤，则用陈酒调敷，调药厚度约 3 ~ 4mm，外面覆盖塑料薄膜或不吸水纸，12 小时取下。敷后局部皮肤呈青紫色，5 ~ 7日可消。一般新伤敷 1 ~ 2 次即愈，陈旧伤及伤势较重者，隔 3 ~ 4 天，可再敷。上药 1 料可用 2 ~ 3 次，如扭伤面积大，按比例增加用量。

【疗效】 治疗50 例中，1 次敷药痊愈者25 例，2 次敷药痊愈者15 例，3 次敷药痊愈者10 例。栀乳散外敷，对腕、踝及足背部扭伤血肿疼痛剧烈者，奏效显著。

【验案】 邢××，男，48 岁。右腕疼痛 1 月余，活动时有摩擦者，用力时痛更甚，诊断为肌腱炎。曾用强的松龙封闭 2 次未效，用栀乳散外敷 1 次痊愈。

【按语】 方中栀子苦寒清热；桃仁、乳香活血化瘀；大黄破瘀，推陈出新。四药组合，共奏清热破瘀、活血化瘀之功。

2. 中药泥膏

【组成】 黄柏　生半夏　五倍子　面粉各等量

【主治】 闭合性软组织挫伤。

【制法】先将面粉与五倍子共炒至熟，置冷后与余药共为细末，过罗即成，贮瓶备用。使用时加入适量食用醋调成糊状，或用水煮熟即成泥膏。

【用法】将本泥膏涂于损伤处皮肤上（范围应大于损伤面积），其上盖上白麻纸4~5层，再用胶布或绷带固定，1~2天换药1次。

【疗效】治疗闭合性软组织挫伤60例，治愈45例，显效12例，好转3例，全部有效。见效最短1天，最长9天，平均1.23天。疗效与病程无显著差异，而疗效不受肿胀程度的影响，但与疼痛程度有关，疼痛明显者效果好。

【验案】段××，男，40岁，教员。半日前打篮球时跌倒，右肘部先着地，疼痛难忍。检查：右肘关节处肿胀，原形消失，皮下无瘀血，压痛明显。X光拍片结果，骨质无异常改变。诊断：右肘关节软组织损伤。贴本泥膏，每日换药1次。共敷2次，历时3天，肿痛消失。

【按语】本药膏中五倍子外用止创伤出血；生半夏配醋有散结消肿的功效；生黄柏用于痛肿解毒。四药相配，具有疏通经络，使气血畅行，瘀血得消的作用。故可消肿止痛，功能得复。本泥膏在临床应用中尚未发现全身性副作用。个别患者在用药后，局部出现淡红色皮疹或出现小水泡作痒，此情况不须特殊处理，停药后可自行消失。

3. 消肿散

【组成】杏仁5g　栀子5g　红花1g　蝉蜕1g

【主治】跌打肿痛。

【用法】将上述药物研细。用时将药末均匀敷在伤处，厚2~4mm，用纱布或绷带固定。隔日换药1次。

【疗效】治疗跌打肿痛100余例，效果良好，一般2次即可痊愈。

【验案】黄××，男，6岁。因搬弄面机，面机倒下压在右下肢外侧。当天其父背来我处治疗，其下肢膝至踝关节之间皆瘀肿疼痛，拒按，不能动弹，细察骨与皮肤无损伤。杏仁120g，栀子120g，红花24g，蝉蜕24g，研细末后外敷患处，绷带包扎，敷药2次后痊愈。

用量视其患处面积大小而定。

4. 家传秘方栀黄散

【组成】栀子2份　雄黄0.5份　乌药1份　面粉适量

【主治】跌闪扭伤，关节扭伤，脱位骨折。

【用法】将上药研成细末，和匀，装瓶备用。用时将药加入适量的面粉，再以白酒调湿外敷患处，约敷药1cm厚，外以塑料布包好。每日换药1次（换药时可将前1次所包过之药末取下调拌白酒，故1剂可连用数次）。

【疗效】本方为冯德山医师家传秘方，临床应用治疗数例，确有显著疗效。

【验案】谭××，女，因跌伤左手腕部，局部红肿疼痛，诊断为左手腕部关节（软组织）挫伤，按上述方法调敷。3日后，红肿消尽，其他症状消失，只是包药处呈青紫色，数日后脱皮恢复原状。

【按语】本方以栀子之苦寒清热消肿；以乌药之辛温疏通上下气机；以雄黄辛温止痛，三味药同时应用，配伍合理，寒热并用，共奏解毒消肿止痛之功效。

5. 栀黄红赤散

【组成】生栀子　生大黄　红花　赤芍各等量

【主治】韧带损伤。

【用法】上药烘干或晒干研成粉末，加适量面粉，用地瓜酒代水加入药末中，调成糊状，外敷损伤部位，然后盖上纱布，每日换药1次。

【疗效】经用本方治疗韧带损伤数例，均有佳效。

6. 创伤外用散

【组成】生栀子30g　生大黄30g　冰片150g　芒硝60g

【主治】跌打损伤。

【用法】上药共为细末，备用。用时将上述药末用75%酒精，或醋或鸡蛋清调成糊状，贴敷患处，外用塑料袋覆盖，包扎固定，干后揭下。如肿胀未完全消退，还可继续敷用。

【疗效】从1963年开始至今应用于千余人，全部有效。

【验案】王××，男，50岁。有一次下公交汽车，由于路滑跌倒，拉伤膝关节，当时疼痛难忍，不能活动。到医院检查是韧带部分断裂，医生说要打石膏，并需卧床休息30天。当时我未同意，回家后用本方外敷治疗，4小时后肿胀消退，疼痛消失，可以走路了，1剂药还没用完就完全好了。

7. 见血飞药液

【组成】见血飞1000g　大黄500g　红花250g　白酒20kg

【主治】外伤性软组织损伤，无皮肤破损者。

【用法】将上药拌匀后，泡入白酒中，浸泡半个月，去渣过滤备用。单纯性软组织损伤，视肿痛的范围大小，采用10～20mm厚的敷料或3～4层纱布，浸透药液后平敷于患处。然后用绷带包扎固定，每日1换。

若属闭合性骨折，待整复成功后，再将药液慢慢渗透到内层绷带上，然后上夹板固定。或先上夹板，再将药液从夹板之间缝隙浸入，1日1次。

【疗效】以肿胀消退、疼痛消失或明显减轻为临床治愈。治疗外伤性肿痛患者1200例，结果：3天以内治愈者350例；4～7天治愈者534例；8～10天治愈者228例；10天以上治愈者88例。总有效率为100%。

【验案】别×，女，28岁。1989年2月19日被板车撞伤前胸部，伤后即来医院就诊。患者自觉胸部疼痛，有一个12cm×

8cm 肿胀区，局部有明显压痛，胸部挤压痛（一），X 线摄片发现有骨折现象。给予见血飞药液外敷，每天更换 1 次，3 天后肿胀消退，5 天后疼痛消失而痊愈。

【按语】 方中所用见血飞，又名散血飞，为芸香科植物，具有活血舒筋、祛风散寒和镇痛作用；大黄苦寒，泄热毒，破积滞，行瘀血；红花活血通络、祛瘀止痛；白酒行气活血。四药合用，共收破血、行血、调血、活血之效，消肿效果好，止痛作用强，故外敷治疗外伤性肿痛有良效。

8. 截血散

【组成】 天花粉　香白芷　赤芍　姜黄各等量

【主治】 跌扑损伤，骨折致皮下组织瘀血肿痛者。

【用法】 上药共研为细末，取适量放入碗内，以 95% 酒精搅拌均匀成糊状，敷贴于瘀血肿痛处，外用纱布包扎固定。对酒精过敏者，可用食醋调敷。

【疗效】 治疗跌扑损伤 18 例，敷药 24 小时后，肿痛症状缓解 50% 以上。敷贴 2 ~ 3 天后，皮下瘀血、肿痛基本消失。

9. 消肿止痛散

【组成】 五倍子 60g　生大黄 60g　生栀子 60g　白及 30g

【主治】 软组织损伤。

【用法】 上药焙干共研细末，用食醋调成糊状（用量根据软组织损伤面积的大小而定），取适量，均匀外敷于患处，敷料敷盖后，以绷带包扎。每日换药 1 次，根据病情可连续使用 3 ~ 5 次。

【疗效】 治疗软组织损伤 315 例，结果：用药 1 ~ 2 次获痊愈者 283 例，占 89.8%；3 ~ 4 次 30 例，占 9.5%；5 次以上 2 例，占 0.6%。

【验案】 杨×，男，24 岁。1989 年 7 月 5 日，高×从高处跳下，双踝关节扭挫伤。伤后半天就医，诉患部明显肿胀，不能行走。检查：双踝部明显青紫、肿胀、压痛，功能活动受限，X 线摄片未见骨折。诊断：双踝关节急性软组织扭挫伤。经用消肿止痛散外敷 1 天，疼痛明显减轻，双踝关节活动好转，能缓步行走。3 天后，肿胀完全消退，疼痛消失，皮肤颜色基本恢复正常，能照常骑自行车。

【按语】本方以五倍子收敛止血，兼散热毒、疮肿；生大黄凉血、止血、活血化瘀、清热解毒；生栀子清热祛瘀；白及收敛止血、消肿生肌，用食醋调和，有纠上药寒凉之偏，加强其收敛止血、软坚散瘀、消肿止痛功效。四药合用，可使"瘀去、新生、肿消"。

10. 消肿止痛汤

【组成】当归尾 15g　赤芍 15g　红茜草 15g　透骨草 15g

【主治】跌扑，皮肉损伤不破，瘀肿疼痛。

【用法】本方药味忌见铁器，用大砂锅熬，置饭锅内加水煎煮，水开后用小火煎煮约 2 小时左右。用时先喝 2 碗，其余药趁热烫洗患处。

【疗效】本方用之临床，屡治屡效。

【验案 1】张××，男。因锯木头砸伤腿部，2 个月不能出门，后用此方治疗，遂获痊愈。

【验案 2】刘××之妻，29 岁。跌伤胳膊、背部，不能行动，用此方一次，疼止痊愈。

【按语】本方治愈人数很多，用治跌扑损伤，皮肉不破，伤势较轻者，确有消肿止痛之效。凡跌打损伤，皮肉不破者，必有瘀血，瘀血停聚则发为肿疼，故必行血破瘀，通则不疼。本方系行血破瘀之剂，故临床用之，疗效显著。

11. 止痛散

【组成】全蝎　蟅虫各 2 份　　九香虫　冰片各 1 份
【主治】治疗背部宿伤。

【用法】将上药共研细末，外敷于宿伤处；胶布固定，每次外敷 3 天换药。

【疗效】治疗背部宿伤 28 例，结果：24 例治愈（症状完全消失，随访 1～2 年未复发）；4 例好转（症状消失，6～19 个月后复发）。治疗天数最短的 3 天，最长者 12 天，平均治疗为 6 天。

【验案】张×，男，30 岁。1986 年 3 月 10 日就诊。患者于 1980 年 10 月被自行车柄撞伤左侧背部。现左肩胛骨内上缘处钝痛，时轻时重，反复发作。诊断为左背宿伤，予止痛散外敷，胶布固定，1 次即愈。随访 2 年未复发。

【按语】本方以疏通内部气血，温经散寒止痛为原则。取全蝎散结通络、祛风止痛；䗪虫逐瘀破积，活血通络；佐以九香虫理气止痛、温经散寒；冰片止痛通窍。四药合用，共奏散结通络、活血破瘀、通窍止痛，故治疗背部宿伤收效良好。

12. 虫花酊擦剂

【组成】土鳖虫 18g　红花 18g　川芎 18g　当归 31g

【主治】软组织损伤肿痛。

【用法】上药泡于 75% 酒精 500ml 中 2～4 日（时间长则更佳），即成虫花酊。用时以棉球蘸取药液在扭伤局部均匀涂擦，直至皮肤发红为度，每日 4～6 次均可。治疗前应排除骨折及关节脱位。

【疗效】治疗多例，均获满意疗效。

13. 生栀子散

【组成】生栀子 30～50g（研细末）　鸡蛋清 1 个　面粉适量　白酒适量

【主治】急性扭伤。

【用法】共调成糊状，贴于扭伤部位，用草纸（或布类）覆盖，绷带固定，于扭伤当天敷药后休息，翌晨取下，不必辅用其他疗法。

【疗效】治疗 300 例，经 1 次治愈者 298 例。本法对陈旧性扭伤效果不佳，必须在 1 ~ 5 天内扭伤者效果佳。

【验案 1】雍××，女，31 岁。1986 年 4 月 6 日，穿高跟鞋下楼时不慎扭伤双踝关节，内外踝均肿痛不能行走，以左外踝为甚，当即扶上病床，敷上药 1 料，翌晨肿消痛除，能自由步走。

【验案 2】李××，男，24 岁。1983 年 5 月 17 日，下乡扭伤左踝关节，内外踝肿，左足不能近地，疼痛，即用生栀子散外敷。即时凉爽舒适，翌晨肿消大半，仅感微痛，仍不能用力行走，续敷 1 次痊愈。

14. 黄甘郁雄散

【组成】黄柏 30g　甘草 30g　郁金 15g　雄黄 10g

【主治】创伤之后，瘀血留着，局部肿痛者。

【用法】上药共为细末，清水调湿，敷于创面。

【疗效】本方治骨折、伤筋、软组织损伤等致瘀血肿胀，疗效甚佳。

药粉干燥后，仍可加水调湿再用，连续用药 3 次后，宜换新药粉。

15. 乳没蜜纱条

【组成】乳香　没药　土鳖虫　三七各 50g

【主治】软组织损伤。

【用法】上药研粉，先将 2000g 蜂蜜放在铝锅内煎熬，然后加入药粉用柳木棒搅拌，待搅拌均匀后即离火，放进 24cm × 50cm 的绷带，浸透后装入盘内备用。患者仰卧于床上，行手法整复术，使其筋顺脉通后，敷用乳没蜜纱条 3 ~ 5 层，绷带包扎，每隔 5 天换药 1 次。

【疗效】治疗 200 例患者，全部治愈，最快 1 天，最长 15 天即愈。均于用药后 2 小时基本止痛，48 小时基本消肿，有效率为 100%。

二 外伤出血

外用止血丹

【组成】 明矾　五倍子　血竭　白蔹各等量

【主治】 跌破头面或刀伤出血不止。

【用法】 各取净末，研匀至极细即成。外伤流血，以此药物敷上包扎，其血立止。如鼻出血、牙龈出血等，用湿棉花蘸药粉，或塞或敷均可。

【疗效】 外用治外伤出血及各种出血，疗效较佳。

【按语】 明矾收涩止血、生肌；五倍子消肿毒、止血；血竭化瘀、消肿、止痛；白蔹消毒敛疮。四药合用，共奏生肌止血、消肿止痛之功。

附方　止血奇效方松矾散

【组成】 松香150g　明矾15g　枯矾75g

【主治】 刀刃伤，外伤皮肤断筋出血不止，新近创口无化脓者。

【用法】 上药共为细末，装瓷瓶内高压消毒后备用。将药粉撒在出血伤口上，加压包扎。伤口较大或血流不止如注者，可将适量药粉放消毒纱布上，直接用手将药压在伤口上；伤口渗血者，可随时撒药粉，至血不外渗为止。

【疗效】 本方40余年来曾验证千余例，无不效验，且未发现破伤风及感染者。1978年赴唐山地震灾区参加医疗队时，曾验证数十人，效著。

2. 祖传秘方止血散

【组成】 麻黄　乳香　没药　车前子各等量

【主治】跌打刀伤出血。

【用法】上药共研极细末，贮瓶备用。久之取出晒之，勿令受潮。用时取药干撒患处，上药后按一下即可。

【疗效】本方为刘志英老中医祖传秘方，余用于临床，屡用特效。

三　骨折

接骨丹

【组成】生石膏 500g　京丹 15g　樟脑 15g　百草霜 3g

【主治】肱骨骨折。

【用法】上药共研细末，临时取接骨丹适量，加蜂蜜调成糊状，敷于骨折周围（骨折若有移位，先予手法复位）。然后用棉纸及纱布包扎，并用夹板固定，每隔 3 日换药 1 次。根据病情，提前或延迟 1～2 日均可，直至骨折愈合为止。

【疗效】治疗肱骨骨折 20 例，结果：良好 15 例，尚好 4 例，欠佳 1 例。

【验案】朱×，女，64 岁。因跌倒左肩部肿胀，疼痛不能活动，肩下压痛显著，检查时闻及轻度骨摩擦音，X 线摄片诊断为肱骨外科颈骨折。即予手法整复，外敷接骨丹包扎，用三角巾做 90°悬挂颈项。每 3 日换药 1 次，7 日后肿胀消退。2 星期后，开始运动锻炼，经过 32 天治疗，完全治愈。

四　骨不连接

接骨膏

【组成】五加皮 600g　䗪虫 100g　肉桂 500g　饴糖 2800g

【主治】骨折、骨不连接。

【用法】前三味分别研粉，过100目筛，混匀调入饴糖成膏，外敷于骨折端表皮，可加速骨痂生长，促进骨折愈合。

【疗效】骨折患者半年至2年仍不见骨痂生长者，用该药外敷30～90天可见骨痂生长，终至愈合。

五　胸肋迸伤

三七散

【组成】参三七1.5g　白芥子1.5g　桃仁1.5g　黄酒适量

【主治】胸肋迸伤。

【用法】上药共研细末，为1包量。每次服1包，每日2次，用黄酒或温开水送服。

【疗效】本方治疗胞肋迸伤19例，结果18例痊愈，1例无效。服2包即愈者2例，服6包即愈者13例，服10～14包即愈者3例。

【按语】本方用药精简，组方独特，药仅四味，然气、血、痰三者均已兼顾。胸肋迸伤一症，因气滞血瘀，胸痛难忍，必然影响呼吸和排痰，每每导致痰积于内而瘀滞化热，从而生发出许多变症，尤其老年体弱者更著。故本方针对易被一般医家所忽视之处，选用白芥子一味豁痰宽胸，通络定痛，配合参三七、桃仁，疗效更著。本方宜研末各服，而不入煎剂，也是应当注意之处。

六　颈椎病

解痉止痛酒

【组成】生草乌10g　细辛10g　洋金花6g　冰片16g

【主治】颈椎、腰椎及足跟骨质增生，老年骨关节炎疼痛等。

【用法】先将前 3 味药研末，用 50% 酒精 300ml 浸入，冰片另用 50% 酒精 200ml 浸入；每日搅拌 1 次，约一周后全部熔化，滤去渣，将 2 药液和匀，用有色玻璃瓶贮藏。每次用棉球蘸药少许涂痛处或放痛处片刻，痛止取下，每天 2~3 次。

【疗效】临床运用多年，疗效可靠。

【注意】本方药性毒烈，只能外用少许，不可内服，皮肤有破损及孕妇忌用。

【按语】骨质增生属中医"痹证"范畴。痹为"闭塞不通"之意，笔者认为风、寒、湿邪客于筋脉，阻于经络而关节疼痛，活动不便。方中生草乌、细辛祛风、散寒、通络；洋金花、冰片镇疼止痛。四药共用有祛风散寒，通络止痛之功。

七 肩周炎

1. 乌头樟脑散

【组成】川乌 草乌 樟脑各 90g 陈醋适量

【主治】肩周炎。

【用法】上药共研细末，贮瓶备用。外用根据疼痛部位大小，取药末适量，用陈醋调成糊状，匀敷于压痛点，厚约 0.5cm，外覆敷料。然后用热水袋热敷 30 分钟，每日 1 次，一般 3 次即可见显效。

【疗效】治疗 35 例，痊愈 22 例，显效 8 例，好转 4 例，无效 1 例（因药物过敏，未能坚持治疗）。

【验案】李××，女，46 岁。1981 年 9 月底起右肩疼痛，活动不利，逐日加重，穿衣、梳头需人帮助。经地区医院骨科检查，诊断为肩周炎。用理疗、药物痛点封闭，有短期疗效。于 1983 年 3 月 14 日行三角肌外缘痛点外敷乌头樟脑散，随后用热水袋热敷，敷药 2 次，能料理生活。嘱病人逐渐加大关节活动度，以促进恢复，随访至今，未见复发。

【按语】乌头樟脑散全方大辛大热，且有大毒，严防误服中毒。

2. 细辛冰姜散

【组成】细辛 5g　冰片 2g　生姜 7g　白酒数滴

【主治】肩周炎。

【制法】将 3 味药混合研细，加白酒数滴拌匀。

【用法】将此药摊在麝香虎骨膏上贴在患处，24 小时后揭掉，隔 3 小时后再贴，如此反复使用，到疼痛消除。

【疗效】用本方治疗肩周炎患者 82 例，痊愈 62 例，显效 12 例，好转 5 例，无效 3 例，有效率 96%。

【注意】因本组药对皮肤有一定的刺激性，用药期间皮肤会有轻微烧灼感，贴时尽量更换贴药部位。如果伴有疼痛、刺痒、烧灼难忍者，应立即停用。

【按语】肩周炎多因中年以后，肾气始衰，气血亏损，筋脉失养。加之劳累过度，汗出当风，久居湿地，睡时露肩，风、寒、湿邪乘袭而致肩部血脉经络不通，不通则痛。所以治当除湿散寒，祛风通络，化瘀止痛。

本方中细辛芳香走窜，气味盛烈，能散风寒、化寒饮，具有良好的止痛作用；冰片性味辛苦，通诸窍，散郁火，消肿止痛；生姜散风寒解表，白酒通经活络，能加速血液循环，疏通腠理，引药到病所；麝香虎骨膏既能将药物固定，又有抗风湿、活血、消肿、止痛之功。诸药合用，共收祛风散寒、通经络、消炎止痛，使肩周炎能治愈。

八　急性腰扭伤

1. 生姜大黄糊

【组成】生姜 60g　生大黄 30g　冰片 1.5g　葱白头 5 根

【主治】急性腰扭伤。

【用法】将生姜去皮洗净，捣烂挤汁；大黄、冰片研成细末，再将各药混匀加适量开水共调成糊状。使用前，先用葱白头捣烂炒热，用布包好，在痛处揉擦至患处皮肤发红，然后将上药糊敷上，用敷料包扎，每天换药 1 次。

【疗效】治疗 32 例，2～3 天痊愈 17 例，4 天痊愈 13 例，5 天痊愈 2 例。

【验案】李×，女，23 岁。扭伤腰部，疼痛剧烈。经用普鲁卡因行痛区封闭，局部热敷及按摩治疗 3 天，效果不明显。改用上方外敷 2 次痊愈。

2. 黄白酒

【组成】大黄 10g　白芷 10g　肉桂 10g　樟脑 2g

【主治】急性腰扭伤。

【用法】上四味药用好酒 150ml，浸泡 1 日，于饭后服，每次服 10ml，每日 2 次。

【疗效】本方治疗扭挫伤而到急性腰扭伤屡获奇效。轻者服 1 次即可痊愈，重者也只需 2 日即告痊愈。不管如何严重，服药后可立竿见影。若因受寒而引起的腰痛，只要不发烧，也有效果。用以外搽，还可以治冻疮。

【验案】郑×，男，在秋收时不慎将腰扭伤，疼痛难忍，弯不下腰，走路也困难。当时买了三七片口服，未见明显好转。后来用本方治疗，服药当天就有明显效果，第 2 天又服 1 次，腰痛痊愈。至今已有 1 年多未复发，病人说此方真神。

3. 麻芩车甘汤

【组成】麻黄 12g　黄芩 12g　车前子 12g　甘草 12g

【主治】急性腰扭伤（软组织损伤），腰痛不可转侧。

【用法】水煎服，1 日 1 剂。

【疗效】临床应用，屡获奇效。

【验案】徐×，男，43岁。因搬运石头，用力过猛，始见腰部扭伤，疼痛难忍，不可转侧，步行艰难。投上方1剂，腰痛大减，第二天如释重负，活动自如。

【禁忌】高血压患者，误用易致血压升高；心动过速者，误用易致心率加速。

【按语】本方疏通太阳经气，调理督脉气血。中病即止，不可常服。

九　腰腿痛

1. 家传腰痛验方

【组成】杜仲9g　补骨脂9g　小茴香9g　新鲜猪腰一对

【主治】腰痛。

【用法】将猪腰切成片，与上述中药加适量水，共煮至腰片发黑。喝药汤，吃腰片，每日1剂。

【疗效】此方为家传验方，用此方治疗过数十名腰痛患者，疗效颇佳，一般连用3剂，腰痛消失，连服5剂即可痊愈。有效率达95%以上，且无任何副作用。本方对肾虚腰痛疗效尤佳。

【验案】韦×，男，患腰痛已有2个月，夜晚睡觉不敢翻身，动则疼痛难忍。后试用本方治疗，服完1剂药，腰就不痛了，晚上睡觉也可以随意翻身了，走路也能挺胸直腰了。

2. 枫蛇酒

【组成】干枫荷梨根150g　蕲蛇　乌梢蛇各100g　金钱白花蛇3条

【主治】腰腿痛。

【用法】上药置容器中，加白酒适量，略高于药面10cm左右，密封，浸1月后可饮用。每次饮用药酒30~50ml（可根据酒量大小增减），每日3次（服完后可再用白酒浸1次）。若患者不

善于饮酒或畏恶腥味，可改为将三蛇研粉装入胶囊之中，每次 4～5
丸，1 日 3 次，用枫荷梨 30g，水煎送服。

【疗效】 治疗腰腿痛 15 例，结果：服用枫蛇酒 1～2 料后，
疼痛消失达 5 年以上者有 12 例，疼痛改善者 3 例。

【验案】 袁×，男，35 岁。3 年前腰部受伤，愈后，每逢气
候变化时有轻度痛感。近因入睡感寒，局部疼痛难忍，转侧不
利，不能下床，经 X 线及实验室检查，无异常发现。曾用针灸和
封闭治疗，效果不显。经用枫蛇酒后，5 天能下床活动，半个月
后可骑自行车，服 2 料疼痛消失，至今已 5 年未复发。

【按语】 枫荷梨为五加科植物，性味甘温，具有祛风湿作用；
蛇类药物具有搜风、通络、止痛作用，相互配合，对治疗风湿痹
痛诸症有相得益彰之功。

3. 干姜苍术散

【组成】 干姜 50g　苍术 10g　当归 15g　95％酒精适量

【主治】 寒湿性腰腿痛。

【用法】 上药共研细末，先将药末用 95％酒精调成糊状，外
敷患处疼痛最明显处，并用敷料、纱布固定。然后在装有 2 只
60～100W 白炽灯泡的烤箱内烤约 20～40 分钟，每日 1 次，一般
以 1～2 周为 1 个疗程。如治疗中疼痛明显减轻，则隔 2～3 日治
疗 1 次，直至疼痛完全消失。

【疗效】 治疗 30 例，痊愈 16 例，显效 11 例，好转 3 例。

【验案】 刘×，男，53 岁。患者自 1982 年 7 月开始，感右侧
腰腿疼痛，日渐加重，以致疼痛剧烈，辗转不安，腰屈难伸，状
如背物，伸腿难屈，活动受限。右侧腰腿部发凉，畏寒，虽着羊
毛皮裤，乃至向火取暖，且不能缓解。曾被某医院诊断为"继发
性坐骨神经痛"，X 线摄片显示 3、4 腰椎下缘肥大变形。经多方
医治，服中药，并配合针灸、按摩，服用药酒等，治疗 1 年余，
未见好转。疼痛反复发作，病情日趋严重。

于 1983 年 11 月来门诊治疗。用自拟干姜苍术散外敷患处，

佐以烤热，连续治疗 10 次，症状明显改善。续治 20 次，基本痊愈。为巩固疗效，间隔 3 日治疗 1 次，疗程 2 个月，症状完全消失后，停止治疗。随访 4 年未见复发。

【按语】 本病因风、寒、湿之气侵入经脉，滞留不去，经气凝滞，不通则痛，故以疼痛为主，且重痛不移，即《内经》所谓痛痹。方中干姜辛、大热，能温散，祛逐寒邪；苍术苦温燥湿，除湿邪之留恋；当归养血又活血，经得血濡而正气复，经脉通畅疼痛除；酒能温经通络，药物直敷患处，借助热烤之势，使药力直达病所。笔者屡验于临床，故可供同道参考。

4. 龙马仙汤

【组成】 过山龙 75g　走马胎 20g　威灵仙 15g　小公鸡一只（刚学会啼叫的）

【主治】 多种原因引起的腰腿痛。

【制法】 将上药加水 2 碗，煮成 1 碗，药渣再加水 1 碗，煮成半碗，将先后煮好的药水 1 碗半，放入煲内，再加小公鸡一只去肠杂，加入药水同煮熟。临食时加酒适量（加五加皮酒或当归酒更好）。

【用法】 连肉及汤，分 2 次服完。

【疗效】 本方治疗多种原因引起的腰腿痛，屡用均获卓效。

【验案】 梁×，男，46 岁。1976 年春节初诊。病者自述数年前有坐骨神经痛病史，近因精神体力过劳，旧病复发。腰痛向右牵引至膝下刺痛，下腿麻痹，不能起床。服上方 1 剂，即能起床，2 剂疼痛大减，能骑单车前来就诊。遂用补血舒筋药，以巩固疗效。2 年未见复发。

【按语】 本方过山龙、走马胎祛风除湿，活血散瘀；威灵仙舒筋活络；小公鸡温中补虚，滋养强壮。四味合用，有温中除湿、祛风通络之效。

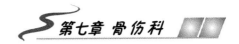

5. 杜仲故纸桃蒜膏

【组成】杜仲（姜汁炒）480g　破故纸180g　胡桃20个（去皮壳捣泥）　大蒜120g（捣为膏）

【主治】腰痛（肾阳虚弱或受寒湿所致者）。

【用法】将破故纸、杜仲共研细末，加入胡桃泥、蒜膏为丸，每服15g，用温酒送下，妇人用淡醋汤送下。

【验案】王××，男，50岁。于1986年9月6日就诊。患者腰痛数年不愈，近月腰膝冷痛，酸软无力，手足不温，遇阴雨、气候寒冷则痛剧。查：舌淡苔白，脉沉细无力。经服用上方后，腰痛痊愈，至今未见复发。

【按语】方中以杜仲补肝肾、强筋骨；胡桃肉、破故纸温补命门，以上四味均主腰痛。大蒜辛温，去寒湿，故对肾阳虚弱或受寒湿所致腰痛均可运用。

6. 黄杞酒

【组成】黄芪45g　枸杞子60g　山楂45g　黄酒1000ml

【主治】腰扭伤后引起的慢性腰痛。

【用法】将上药浸泡在黄酒或白酒中一周后服用。每次服20～30ml，每日2次，早晚服用。

【疗效】治疗多例，一般服药2～4剂，即可见效或痊愈，且不易复发。

【按语】本方功能补肝肾而祛瘀止痛，善治急性腰扭伤治不彻底或未经治疗所出现的慢性腰痛，疗效令人满意。

7. 四物散

【组成】菟丝子60g　桑寄生60g　炒杜仲30g　鹿茸15g

【主治】腰膝酸困、体倦、行走无力等症。

【用法】上药共研极细末。口服，每次用黄酒冲服3～5g，每日早晚各服1次。

【疗效】屡用皆效。老年腰膝酸困者可常服之，有延年益寿之效。

8. 腰痛如圣汤

【组成】杜仲20g（轻炒）　桑寄生20g　金毛狗脊20g　川续断20g

【主治】肾虚腰痛，足膝软弱，脊背掣痛，产妇腰重及胎动不安，风湿痹痛等。

【用法】上四味，以水4杯，煮取1杯，药渣再煮，取汁1杯，混匀，日分2次温服。

【加减】偏于肾阴亏虚者，可加生地、枸杞子、龟板等；偏于肾阳虚者，可加菟丝子、巴戟天、淫羊藿等；偏风寒者，可加附子、干姜；血瘀者，可加桃仁、红花、丹参、鸡血藤等；血虚者，可加当归、川芎、首乌；脊柱久寒冷者，可加鹿角胶；若久热不蠲者，可加羚羊角粉；若兼腿疼转筋，上冲入腹者，可加牛膝、桂皮、木瓜；若久瘀不除，可加大蜈蚣、土鳖虫等以搜之剔之。

【验案1】跌打腰痛。

曹××，男，44岁。1967年10月7日就诊。

在屋顶上晒粮不慎跌下，当时只觉腰部小痛，八九日后，腰痛转甚，服跌打丸5日，略显小效。近日来，几年不得俯仰，夜间作痛尤甚，大便不畅，脉细涩，舌质略红，苔黄。脉证合参，证属瘀血腰痛，与如圣汤加味调之。处方：

杜仲20g　桑寄生20g　川续断20g　金毛狗脊20g　桃仁10g　红花20g　丹参60g

以上7味，以水4杯，煮取1杯，药渣再煮，取汁1杯，日分2次温服。

药进3剂，非但疼痛不减，反而更痛甚，只是大便略稀。余度其方证不悖，为何不减反增，认为瘀血将通未通之际，痛甚亦并非不佳，继与前方加川牛膝30g，大黄10g，土鳖虫10g。该方进 1 剂，大便泻下 3 次，腰痛顿减大半，3 剂服尽，腰痛基本消失。仍与跌打丸，缓缓服之以善其后。

【验案 2】妊娠跌扑腰痛。

杜××，女，29 岁，1984 年 6 月 6 日来诊。

妊娠 3 个月，不慎跌扑，遂患腰痛，腹痛下坠，经某医院妇科检查，诊断为先兆流产，恐慌不已，求治于余。目前除腰痛、腹痛、腹部下坠症状外，并有心悸，有时恶心欲呕，胃中嘈杂不舒，脉滑数，舌偏红，苔略黄腻。处方：

　　杜仲（炒）20g　桑寄生 20g　川续断 20g　狗脊 15g　竹茹 10g　丝瓜络 10g　黄芩 10g　枣仁 15g　甘草 10g

上药以水 4 杯，煮取 1 杯，药渣再煮，取汁 1 杯，日分 2 次温服。

上方连服 3 剂，腰痛减半，腹痛下坠除，心悸亦减，胃气和，恶心欲呕亦平。续服原方之药，7 日后，诸症均瘥。届时生一男孩。

【验案 3】肾着腰痛。

周××，女，46 岁。1982 年 11 月 5 日初诊。

腰痛腰冷，身重倦怠，下肢行走感觉沉重，四肢无力，眼睑略浮肿，踝上略浮肿，饮食便溲均正常，脉象沉缓，舌淡苔白。综合脉证分析，属中医之肾着病，拟如圣汤合甘姜苓术汤意。处方：

　　杜仲 20g　桑寄生 20g　川续断 20g　干姜 15g　茯苓 30g　炒白术 20g　甘草 10g　防风 10g　苡仁 20g

上药以水 3 杯，煮取 1 杯，药渣再煮取汁 1 杯，日分 2 次温服。

治疗经过：上药连服 6 剂，面浮跗肿显消大半，腰痛身重，亦不若前甚。继服药 15 剂，腰痛身重基本消除，只是走路尚感乏力。继服上方加重杜仲、川续断、白术，服 6 剂，病愈。

【按语】腰痛一证，不论因风、因寒、因湿、因瘀，其总因为肾气本虚，肾又为冲、任、督带之要会处，故妇人奇经之病多统属之。该方中杜仲与寄生，一甘温，一苦平，皆补肝肾而强筋骨，入肝而补肾，子能令其母实，养肝血、补肾气并祛风湿，主止痛于腰之两侧；金毛狗脊与川续断，主"坚骨，利俯仰"，温补肝肾而又主调补督脉；督脉者，冲任带脉皆多系焉，故妇人经常胎产诸多疾病亦多赖此而调之，又主止痛于正中腰脊。四药合用，治肾虚腰痛、产妇腰重皆有良效。

9. 腰腿痛偏方

【组成】骨碎补100g　狗脊150g　核桃肉或花生米50g　红枣10枚　猪尾巴一条（切碎）

【主治】腰腿痛。

【用法】将以上诸药合在一起，并加入少许盐同煎食，能饮酒者以酒送服。每日1~2次。

【疗效】用上方治疗腰腿痛患者，一般2天见效，3~5天可愈。

【验案】陶×，男，患腰腿痛病多年，曾采用中西药物及多种疗法，都未见效。前不久，朋友送来此偏方，仅服几次，即获痊愈。

十　坐骨神经痛

1. 三药一盐方

【组成】川牛膝25g　五加皮25g　当归25g　食盐250g

【主治】坐骨神经痛。

【用法】上药用火炒热，装入备好的布袋内，外熨患处，每日3~5次。不必换药，冷却再炒。

【疗效】用本方治疗坐骨神经痛患者25例，男19例，女6例，均获痊愈。

【验案】雷××，男，80岁。患坐骨神经痛已有20余年了，痛苦至极，吃药、打针、理疗、针灸、按摩等均无效，治疗费花了很多。后来用本方治疗近一个月，病痛便痊愈了。

2. 三乌一草酒

【组成】制川乌 12g　乌梢蛇 12g　乌梅 12g　紫草 12g

【主治】坐骨神经痛。

【用法】上药浸泡在 750ml 白酒中 7 天后，每天早晚各服 15ml 药酒。

【疗效】治疗坐骨神经痛 500 余例，均收到满意的疗效。一般服 3~6 天痊愈。

【验案】郑××，女，患有坐骨神经痛，服用骨刺丹、灭湿痛未见好转，花了很多钱也未见好转，服用上药酒一个月痊愈。随访半年未见复发。

3. 三粉豆腐渣方

【组成】豆腐渣 500g　胡椒粉 3g　辣椒粉 3g　干姜粉 3g　葱白 6g

【主治】坐骨神经痛遇寒加重，得热则减者。

【用法】将上药拌匀，蒸热或灼热，装入布袋内，或用白布裹住外敷痛点，每日 1 次，1 剂可连用一周。豆腐渣变凉停用，蒸热再敷。

【疗效】本方为中日友好医院印会河教授经验方，有温经、散寒、通络作用，对于风湿性坐骨神经痛颇有效验。从 1984 年以来用于临床，疗效可靠，有时可药到痛止。

4. 加味芍药甘草汤

【组成】生白芍 50g　炙甘草 50g　元胡 15g　罂粟壳 15g

【主治】坐骨神经痛。

【用法】水煎服，每日 1 剂，分 3 次服。

【加减】左侧痛甚者，加丹参 20g；右侧痛甚者，加黄芪

20g；寒重者，酌加适量川乌。

【疗效】屡用效佳。

【验案】奚××，男，40岁。于2年前因腰部扭伤，其后感觉右下肢自右臀部大腿后侧，小腿外侧至足背部疼痛反复发作。近日因劳累症状加重，曾服用中西药物疗效不佳。察其面色㿠白，表情痛苦，右腿肌肉稍显萎缩，拘急紧收。足膝痿软，屈伸不利，脉沉而无力，舌质淡，舌苔薄白。临床诊断为坐骨神经痛。此乃久病至虚，气血不通，筋脉失养，复感劳伤，经遂不通。治当舒筋活络，缓急止痛，投以加味芍药甘草汤。用药3剂，诸症减轻大半。继以用原方再加黄芪、牛膝各20g，重在补益气血，舒筋活络，又进9剂，诸症尽除。追访二年，病未复发。

十一　骨质增生

1. 骨痹汤

【组成】白芍30～60g　生甘草10g　木瓜10g　威灵仙15g

【主治】骨质增生，包括颈椎、腰椎、足跟骨质增生等引起的疼痛、麻木等症。

【用法】水煎服，每日服一剂，每剂分二次服用。

【加减】若颈椎骨质增生者，加葛根30g，姜黄10g；气虚者，加黄芪15～30g；疼痛剧烈者，加桃仁10g，红花10g；腰椎骨质增生者，加川续断30g，桑奇生30g；足跟骨质增生，加牛膝15g，淫羊藿10g。

【疗效】本方多年来用在临床上治疗骨质增生病，收到了良好效果。而且还可以加减治疗胁痛、顽固性头痛以及痹证疼痛等病证。

【按语】骨痹汤是由芍药甘草汤加味而成。方中芍药、甘草酸甘化阴，以缓筋急，药性守而不走；加入木瓜性味酸温；威灵仙药性辛温，加强了柔筋缓急止痛作用，同时取其温通走窜的功效，以达到祛寒、除湿、通络的目的。全方敛而不守，行而不燥，阴阳兼顾。

因方中白芍用量较大，脾弱者服药后会出现便溏甚至腹泻，此时可加入白术或苍术 10～15g，以健脾除湿。

2. 四虫散

【组成】炙全蝎 15g　炙地龙 20g　炙土鳖虫 20g　炙蜈蚣 1 条

【主治】腰椎骨质增生。

【用法】将上药烘干研成细末，每次 2g，每日 2 次，温开水兑服，15 天为 1 个疗程。

【疗效】用本方治疗腰椎骨质增生 39 例，痊愈 24 例，显效 10 例，好转 4 例，无效 1 例，总有效率 97.4%。

【按语】方中炙全蝎、炙蜈蚣、炙地龙能行能散，功专走窜经络，直达病所，改善骨内血液循环，益气活血，搜除风、寒、湿邪对筋骨损害而解除疼痛；炙土鳖虫破瘀血、补肝肾、续筋骨。四药合用，共奏补肝肾、益气血、通经络之功。现代研究表明，以上诸药能改善骨质周围组织血运，有效消除骨质局部刺激所致的水肿和炎性反应，减轻神经和血管受压。

3. 蜈白散

【组成】蜈蚣 2 条　白僵蚕 6g　白芷 6g　全蝎 3g

【主治】各部位骨质增生。

【用法】上药共研极细末，每取此散适量，撒于骨质增生处，外用伤湿膏贴上固定，每日或隔日换药 1 次。

【疗效】治疗数十例，疗效满意。一般贴用 2～3 次见效，5～10 次即愈。

4. 骨刺浸泡方

【组成】威灵仙 30g　苏木屑 30g　香樟木 30g　藏红花 10g

【主治】骨质增生，以跟骨骨刺最宜。

【用法】先将上药加水浸泡，再煎煮取汁，稍浓缩，然后加入米醋 500g 拌匀，盛于盆内备用。将药温热，浸洗患处，每日 1~2 次，每次 15 分钟。

【疗效】临床运用多年，疗效颇好。

【验案】张××，女，58 岁。左足跟疼痛，行走时尤甚已 4 个月。X 线摄片显示：左跟骨骨刺。用上法浸泡患足，每日 2 次，3 周后疼痛明显减轻，至今 10 年余未见复发。

【按语】方中以苏木、红花活血化瘀；樟木芳香渗透；威灵仙引药入骨，佐以米醋酸收软坚，配伍外洗而奏效。

十二 腰椎综合征

桂巴白附汤

【组成】桂枝 15g　巴戟天 15g　白术 30g　制附子 30g（先煎）

【主治】腰椎综合征以腰部僵硬、酸痛、不能久站、久坐、久卧为主要症状。

【用法】水煎服。

【疗效】临床治疗腰椎综合征 20 余例，疗效甚佳。

【验案】曾治一老妪，腰痹僵痛，连及足跟，屈伸不利，服本方 7 剂痛止，继以本方加淫羊藿、仙茅、川续断而收功。

十三 腓肠肌痉挛

芍甘木桂汤

【组成】白芍 30g　甘草 15g　木瓜 10g　桂枝 15g

【主治】腓肠肌痉挛（腿抽筋）。

【用法】水煎，每日 1 剂，分 2 次服。

【疗效】用上药治疗腓肠肌痉挛者85例，经服药3~5剂后，痉挛全部缓解而获治愈。其中3个月后复发8例，1年后复发5例，但较前为轻，且服本方仍可缓解，以后未再复发。

十四 足跟痛

1. 川透膏

【组成】川芎150g　透骨草150g　制乳香200g　制没药200g

【主治】足跟痛。

【用法】上药共研细末，用时根据患部大小取药末适量，用酒或陈醋调成糊状，摊在布上，敷患处，外加一层塑料膜，纱布包扎，5~7日换药1次。

【疗效】用此方治疗足跟痛30例，用2~7次均基本痊愈。

【验证】曹氏用此方在临床验证24例，其中跟骨刺10例，跟下滑囊炎7例，外伤引起疼痛6例，跟骨骨髓炎1例，均有疗效。

2. 三生散

【组成】生南星　生半夏　生草乌各等量　鸡蛋清适量

【主治】足跟痛。

【用法】上药研细过筛，装瓶密封备用，应用时用鸡蛋清调配适量本散匀涂患处。每日换药2次，一个月即可控制病情。或将本散适量渗于膏药内调匀，趁热贴患处，外加绷带固定，每5~7天换药1次。

【疗效】治疗656例，经随访3~5年，结果：痊愈492例，占75%；效果良好者144例，占22%；无效者20例，占3%。总有效率为96.3%。

3. 足跟痛外洗方

【组成】制川乌30g　制草乌30g　木瓜30g　红花30g

【主治】足跟痛。

【用法】水煎洗，浸泡足跟，每日3次，每剂药用2天。

【疗效】本方治疗老年性足跟痛，疗效较佳。

【按语】用本方洗毕后，用拇指或手掌根部从足跟内外侧进行按揉，然后按揉足底部，手法从轻到重，由慢到快，每次半小时，疗效更好。

4. 骨刺散

【组成】鸡血藤　何首乌　赤芍　寻骨风各等量

【主治】足跟痛

【用法】上药共研细末，取醋适量，取药末调成糊状，敷于足跟部。准备1块砖，烘烤使热，将足跟踏于热砖上。每日1次，每次0.5~1小时。7日为1个疗程，一般2个疗程可愈。

【疗效】本方治疗足跟痛，疗效显著。

【验案】李×，女，50岁。患足跟痛4年余，行走困难，晨起尤甚。经X线摄片显示：跟骨骨质增生。服用多种药物不效。后用上方治疗12次痊愈，随访3年未复发。

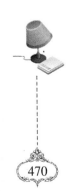

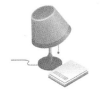

第八章 男 科

一 阳痿

1. 亢痿灵

【组成】 蜈蚣18g 当归60g 白芍60g 甘草60g

【主治】 阳痿。

【制法】 先将当归、白芍、甘草研细，过90～120目筛，然后将蜈蚣研细，再将2种药粉混合均匀，分为40包。方中蜈蚣不得去头足，以免减效。

【用法】 口服，每次0.5～1包，每日早晚各1次，空腹用白酒送服，15天为1个疗程。忌食生冷，忌气恼。

【疗效】 治疗737例，近期治愈655例，好转并继续治疗者77例，无效5例。使用本方一般3～7天见效。最早当天，最迟25天。见效后仍需巩固治疗10～15天。个别患者用药后额面或下肢轻度浮肿，手足心痒，不需停药，可自行消失。

【验案】 黄××，男，52岁，工程师。阳痿7年，夫妻感情一般，同房从未成功。既往患神经衰弱，泌尿系常规检查正常。曾用中药、西药、针灸等多种治疗，均无效。经用亢痿灵治疗一周，勃起坚而有力，同房3次均成功。

【按语】 阴茎乃宗筋之所聚，而主筋者肝，故本方着眼于治肝。主药蜈蚣通经逐邪，开肝经气血之郁闭；白芍、当归养血活血，补肝柔肝，荣养宗筋，又能监制蜈蚣辛温之弊；甘草补中调和。四药协同，经脏同治，寓通于补，共奏疏通肝经郁闭之功，使已痿之阳复其亢奋之性。

2. 牛鞭散

【组成】牛鞭 1 根　韭菜籽 25g　淫羊藿 15g　菟丝子 15g

【主治】阳痿。

【用法】将牛鞭置瓦上文火焙干，磨细；淫羊藿加少许羊油，置铁锅内用文火炒黄；再加韭菜籽、菟丝子磨成细面，然后将上药混匀后装瓶备用。每天晚饭后用黄酒冲服 1 匙。

【疗效】治疗多例，均获痊愈。

3. 壮阳酒

【组成】仙灵脾 250g　枸杞子 50g　菟丝子 20g　当归 10g

【主治】阳痿。

【用法】将上药浸泡在 1.5kg 的白酒内，浸泡 21 日，日温饮 3 次，每次 3 酒盅。

【疗效】本方治疗阳痿、性交早泄有卓效。而且能治腰膝之冷痛。

4. 海虾散

【组成】生海虾 500g　核桃仁 10 个　淫羊藿 200g　白酒 250ml

【主治】阳痿。

【制法】先将酒放入容器内，点燃待酒热后，投入生海虾，充分浸透，取酒虾焙干为度；核桃仁去皮盐渍，焙干，与虾共为细末，合为 20 包。

【用法】每日 1 包，每包分 2 次服，每次取淫羊藿 10g 煎水 100ml，分送海虾散，2 个月为一个疗程。

【疗效】屡用屡效。

【验案】王××，男，25 岁。其婚后因阳器不举，不能满足妻愿，乃至夫妻不和。患者十分痛苦，曾多次求治，虽服补肾壮阳药甚多，然未见明显效果。患者求治余诊治，即投以海虾散，服药 2 周，阳器已举，连用月余，其疾得除。随后，嘱其再服六味地黄丸，以阴益阳，而固其源。越年随访，其妻已喜得一子。

【按语】本方是内蒙古唐兴华老中医之经验方。方中之海虾味甘咸、色青，熟则变赤，为滋补肝肾心经之要药；核桃仁专利三焦而补命门；淫羊藿补阴助阳，白酒温通经脉，药仅四味，阴阳同补，相得益彰，故而能收捷效，服药期间，禁忌房事。

5. 补子丸

【组成】补骨脂 240g（盐水炒）　　茯苓 120g　韭子 60g　陈醋适量

【主治】阳痿。

【制法】将上药浸入陈醋内，醋高过药平面 1 指，煮化，令干为末，再做成丸如桐子大。

【用法】每次服 20 丸，每日早、晚各服 1 次，温开水送服。

【验案】折××，男，25 岁，1979 年 4 月 29 日初诊。患者 2 月份患伤寒感冒，经一般治疗渐见好转。后不几日自感少腹及阴囊有抽搐感，因本人未引起重视，亦未曾治疗。继之结婚与妻子同房，不久出现性欲减退，阴茎不能勃起，或勃而不坚，经各方中西药物治疗，效果不佳。近日出现遗精、滑精，并伴有腰膝酸软无力，时而发冷，记忆力明显减退，头昏头胀，尿频纳差等症。舌淡苔白，脉虚弱。投补子丸一料。

6 月 15 日复诊，病人服完一料药后，阴茎刚柔之功基本恢复，精不自出，精神转佳。继服一料，诸症自平。随后走访，未曾复发。

【按语】本病为感寒直入厥阴，寒客肝脉，寒主收引，寒主凝滞，而见少腹及阴部时有抽搐感。加之婚后纵欲无度，损伤肾阳，精关不固，遂致阳痿。

方中补骨脂辛、苦、大温，补肾助阳，益肾固脱；韭子甘温固精止遗，更用茯苓以健脾益气，化精血而养先天，陈醋煎煮，取其酸涩之味，以增固涩之权。

6. 蛤蚧散

【组成】蛤蚧1对　葱子60g　韭子60g　黄酒50g

【主治】阳痿。

【制法】将上三味药焙脆，研细末，分成10～12包，备用。

【用法】口服，每次同房前服1～2包，用黄酒50g送服。

【疗效】治疗22例，服药1剂治愈9例，服药2剂治愈11例，服药3剂以上治愈2例。复发2例，再服本散仍有效。

【验案】郝××，男，34岁。婚后10年，经常阳痿、早泄，未能生育。服本方3剂而愈，并生育2子，至今未复发。

【按语】用葱子治阳痿，乃本方一大特色。葱子辛温，治肾虚阳痿；蛤蚧、韭子均有补肾起痿之功。故本方适用于肾阳虚衰之阳痿。

7. 枸杞阿胶膏

【组成】枸杞子1500g　阿胶500g　菟丝子500g　蜂蜜适量

【主治】治阳痿、早泄、失眠多梦、遗精等症。

【制法】取枸杞子、菟丝子二味入砂锅内，加清水3倍煎熬，水开后用小火久煎3小时，过滤去渣，阿胶复入砂锅内，煎煮至稀糊状，加蜜蜂等量收膏，宽口瓶装，密封备用。

【用法】早上空腹，晚上睡前各服一汤匙。

【疗效】临床应用屡用屡效。

【按语】阳痿之症，医者往往给予补肾壮阳之品。然证之临床，本病发生多因房事过度，真精耗损所致。本方以血肉有情之品阿胶入药，无壮阳耗精之弊，是谓对证之方。四药温补肾阳，填精气以盛，肾阳得生，阳痿必然自愈。

8. 老年阳痿祖传秘方

【组成】黄精100g　臭牡丹根50g　炒黑糯米1000g　白糖500g
熟猪油150g

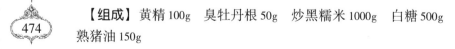

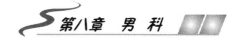

【主治】老年阳痿。

【用法】将 3 味药烘干研极细末，再用罗筛过，把白糖和熟猪油熔化加入药内拌匀，备用。每天空腹时服，日服 3 次，每次约 50g，用温开水冲服。

【疗效】此方仍属祖传秘方验方，用之则灵。经临床实用，服用 1 剂见效，3 剂痊愈。

9. 阳痿验方

【组成】麻雀 12 只　地龙 40g　蜈蚣（中等大）20 条　淫羊藿叶（或茎）50g

【主治】阳痿。

【用法】各药分别研为细末（麻雀去毛及内脏）焙干，然后混匀研末，分为 40 包，备用。每次服 1 包，日服 2 次，用米酒适量冲服。20 天为 1 个疗程。

【疗效】运用本方治疗十余例阳痿患者，有效率达 100%，其中痊愈率为 98% 以上。

服药期间，忌食腥冷等食物。

【按语】方中麻雀味辛性温，有补益肝肾，健脑安神之功效；地龙通经活络，引药下行直达病所；蜈蚣兴阳事，治疗本病疗效极佳；淫羊藿叶（或茎）峻补肾阳，兴奋性功能，可治疗阳痿。

10. 补肾壮阳丸

【组成】人参 30g　仙灵脾 30g　肉苁蓉 30g　枸杞子 30g

【主治】阳痿。

【用法】共为细末，炼蜜为丸，每丸 2g，每次 1 丸，日服 2~3 次。或用白酒 500ml 泡 2 周后，每次服 5~10ml，日服 2~3 次。

【验案】周××，男，50 岁。1980 年 12 月 5 日就诊。性欲减退，阳痿不振，腰酸乏力，形寒怕冷已 3 年，脉弱。此乃肾阳虚弱之症，予上方治之，一个月后，阳事渐振，性欲好转。2 个月后，诸症均解。

【按语】 本方取人参大补元气；仙灵脾、肉苁蓉补肾壮阳；枸杞子滋养肝肾，强阴益精。四药合用于补阳之中，佐以补阴之品，意在使"阳得阴助而生化无穷"。并可借阴药之滋润以制阳药之温燥，成补肾壮阳之剂。本方适用于阳痿冷，性欲减退，未老先衰，神疲乏力之证。

若伴见早泄，可加五味子50g，以固肾涩精。治疗期间宜适当节制房事，加强体育锻炼。

二 阳强

龟牡昆海汤

【组成】 龟板24g 牡蛎24g 昆布60g 海藻60g

【主治】 阴茎异常勃起。

【用法】 水煎服，每日1剂。

【疗效】 本方为湖北著名老中医黄寿人经验方。本方有滋阴制阳之功，善治肝肾阴亏，相火炽盛之阴茎异常勃起，疗效显著。

【验案】 笔者1988年曾遇1例此病患者，阴茎勃起异常，伴头昏脑涨，面赤口苦，神烦不安，痛苦难言，自取凉水冰之。曾服龙胆泻肝丸、知柏地黄丸无效。后用此方10剂痊愈。

三 缩阳症

姜葱膏

【组成】 老生姜30g 四季葱白30g 净黄土120g 大曲酒适量

【主治】 睾丸缩入腹内作痛。

【制法】 先将姜、葱切成碎粒，次将黄土放入锅内炒至极热，再入姜、葱碎粒同炒，待闻到姜、葱香气时，旋倒入大曲酒适量，拌炒如厚糊状，取出放在 1 块厚布上摊平约 1.67cm 厚，备用。

【用法】把药包对准患者前阴（生殖器）先熏后敷，待睾丸落回阴囊后，则去掉药包。

【疗效】通常用药 1 次，最多 2 次即获痊愈。

若能同时配制 2 剂，一剂敷在脐孔上，1 剂熏洗阴囊，则收效尤速。

四　遗精

1. 止遗固精散

【组成】五倍子 10g　黄连 10g　肉桂 10g　食盐 3g

【主治】遗精。

【用法】上药共研细末备用。外用，取药末适量和食醋调糊状敷脐部，胶布固定，1 日换 1 次，10 次为 1 个疗程。

【疗效】用上方治疗遗精 56 例，用药 1～3 个疗程，结果：痊愈 51 例，无效 5 例，治愈率达 91%。

2. 奇效遗精方

【组成】独活　谷精草　续断　茵陈各等量

【主治】遗精久治不愈。

【用法】将四药共研为细末，用鸡蛋清和为丸，如梧桐子大，每服 50 丸，空腹以温酒送服，再食干物压之。

【疗效】此方临床用之，每获奇效。

【验案】1968 年余友患遗精，中西医久治不愈。开始梦遗，逐渐发展为无梦滑遗，心神恍惚，萎靡不振。我试用此方，3～5 天即收显效。以后每遇滑精，即用此方治之，每获奇效。

477

附方　龙倍散填脐

【组成】煅龙骨　五倍子各等量

【主治】遗精。

【用法】上药分别研细末，和匀。每晚以少许水调如糊，填药于脐眼，用肤疾宁膏覆盖，勿令泄气，每晚换药 1 次，2 周为 1 个疗程。

【疗效】临床应用，疗效较佳，尤适宜于无梦滑精者。

【验案】程×，男，23 岁。有手淫恶习史，近两年遗精每周 2～3 次，甚至一夜 2 次。以致头昏眼花，耳鸣健忘，腰酸腿软，失眠，思想不易集中。曾服知柏地黄丸和金锁固精丸未效，予龙倍散贴脐。另嘱清晨饮淡盐开水一杯，并嘱其参加体育锻炼。半月后复诊，用贴药后遗精次数减为一周 1 次。精神渐振，余症亦减。连贴 2 个疗程，病告痊愈。

【按语】遗精，在青少年男子中较为常见，如每月遗精 2～3 次，遗精后无头昏肢倦等症状，乃属正常生理现象，不必恐惧。注意生活规律，不看色情小说及影视剧。龙倍散系由龙骨、五倍子两味组成，有较强的收涩固精止遗效果，一般适宜于无梦滑精者。如君相火旺之梦遗，宜配合内服药物治疗。本方除治遗精外，对遗尿、盗汗也有很好的疗效。

五　早泄

秘精酊

【组成】蛇床子 30g　公丁香 15g　细辛 15g　五倍子 15g

【主治】早泄。

【用法】上药共研粗末，浸入 75% 酒精 200ml 中半个月，过滤，装入瓶中密贮。性交前用棉签蘸药酒涂搽龟头，反复 4～5 次，然后行房（或装入带嘴的花露水瓶中喷洒）。

【疗效】临床屡用屡验，疗效显著。

【验案】陈×，男，28 岁。婚前频繁遗精，婚后思想紧张，多虑，性交时间极短即排精。予上方自行配制药酒外用，另嘱性交时解除紧张情绪。至快要射精时即停止抽动，如泄精后阳举可再度搽药酒性交 1 次。结果排精时间逐渐延长，一个月后基本上能满足女方要求。

【按语】早泄，其根本问题在于射精需要的刺激阈降低或由于精神心理因素。本方用蛇床子温肾壮阳，五倍子酸敛涩精，细辛、丁香二味，据研究其所含的挥发油具有表面麻醉作用，局部应用可以提高阴茎的刺激阈。加之配合心理治疗，故能收到预期疗效。

附方　细辛丁香酊

【组成】细辛 20g　丁香 20g　95% 酒精 100ml

【主治】早泄属于心理因素所致者。

【用法】将两药浸泡于酒精内半个月即可。使用时，以此浸出液涂擦阴茎之龟头部位，经 2～3 分钟即可行房事。

【疗效】屡用效佳。

【按语】中医治疗早泄使用外用法，在过去的方书里很少记载。本方借鉴现代医学原理用之以麻痹龟头处，以减少兴奋性，从而达到延长性交时间。

六　不射精

助阳通精汤

【组成】仙灵脾 24g　肉苁蓉 24 元　远志 15g　菖蒲 15g

【主治】不射精症。

【用法】水煎服，每日 1 剂。晚上 8 点煎头煎，晚上 10 点煎第二煎服，以少许白酒兑服益佳。

　　3 剂未效则外加用三脑通精散（樟脑、龙脑、薄荷脑各等量，和匀捣碎密封）0.6～1g，纳脐中，再滴入白酒 1～2 滴，外以脐布封固。晚上上药，性交后除掉，1 次成功则停药。如连用 2～3 次仍不能射精，须暂停一段时间，待时机成熟，再行用之必效。

　　【疗效】治疗 31 例，痊愈 29 例，其中 19 例已生育子女，8 例女方怀孕，无效 2 例，总有效率 93.55%。服药最少 5 剂，最多 30 剂。

　　本方验之临床，确有良效。

附方　补肾益精丸

　　【组成】仙灵脾 30g　茶叶 60g　酸枣仁 30g

　　【主治】不射精。

　　【用法】上药共为细末，每服 4～6g，日 2 次，或泡茶饮之。

　　【疗效】本方治疗不射精患者疗效显著。

　　【验案】李××，男，30 岁。1970 年 10 月 17 日就诊。结婚 1 年，性欲正常，性交时不射精，有时有梦遗，神疲乏力。予上方治疗，连服 2 周后，性交能射精。

　　【按语】本方取茶叶清心提神；酸枣仁养心安神；仙灵脾温肾壮阳，益气力。合而成清心提神、补肾益精之剂，适用于性欲正常，性交时不射精，自感神疲乏力，有时梦遗者。若伴腰酸腿软，可用枸杞子 10g，煎汤服送以补肾。

七　少精子症

1. 生精赞育丸

　　【组成】仙灵脾 15g　肉苁蓉 10g　山药 15g　枸杞子 10g

　　【主治】少精子症。

　　【用法】水煎，每日 1 剂，日服 2 次，或制成蜜丸，每丸重 9g，每服 2 丸，日服 2～3 次，白开水送下。

【加减】肾阳不足加附子、肉桂、巴戟天、菟丝子；阴精匮乏加制首乌、熟地、女贞子、知母；精室湿热加黄柏、知母、知母、龙胆草、野菊花；经脉瘀阻加丹参、红花、赤芍。

【疗效】治疗 66 例，临床治愈 4 例，显效 6 例，有效 37 例，总有效率为 71.22%；无效 19 例。

【验案】邓××，男，26 岁。1984 年 10 月 13 日初诊。婚后夫妻同居 3 年未育。多次精液常规检查，显微镜高倍视野仅见 2 ~ 3 个精子，且全部死亡。症见身瘦嗜卧，腰膝酸软，大便溏泄，日行 2 次。舌淡红，苔薄白，脉沉细尺弱。证属脾肾不足、精竭不育。治拟健脾益肾，生精填髓。

予投生精赞育丸。治疗 2 个月后，复查精液常规，精子计数 4400 万/ml；精子存活率为 40%；精子活动度中等。前药继服 4 个月，精子数已达 7200 万/ml；精子存活率为 60%；精子活动度中等。不久其妻遂有身孕。

【按语】方中仙灵脾、肉苁蓉补肾兴阳，生精充髓，性味温而不燥，无劫阴之弊；山药甘平，脾肾双补，先壮益先天之实；枸杞子性平味甘，滋阴填精，微振元阳，使肾精得充而肾所渐旺。四药合用，燮理阴阳，共收生精赞育之功。

治疗时，少精子症半年为 1 个疗程，精液质量差者 3 个月为 1 个疗程。治疗期间须防止感冒，性生活以每月 2 ~ 4 次为宜，不可过频，使已亏之精免遭戕伤。阴精匮乏与精室湿热型并禁烟酒、辛辣食品，肾阳不足型患者需忌食生冷。

2. 家传秘方填精丸

【组成】淫羊藿 200g　杜仲 200g　菟丝子 150g　水蛭 50g

【主治】精子成活率低下症。

【用法】上药共研极细末，装入胶囊，每日 3 次，每次 10g，20 日为 1 个疗程。

【疗效】本方治精子成活率低下之不育症，疗效显著。

【验案】曾治一教师，经省内外多方医治无效，精子成活率为 35%，用此方 10 剂，精子成活率上升到 70%。3 月后，其妻已怀孕。

【按语】本方为宋氏家传秘方，有补肾填精、破积逐瘀、推陈出新之功，善治精子成活率低下所致的不育症。

八 性冷淡

祖传秘方性灵胶丸

【组成】鹿茸 60g　僵蚕 60g　制附子 60g　柏子仁 60g

【主治】性冷淡、阳痿、早泄及各种性功能障碍。

【用法】上药共研细末后，装入 1 号空心胶囊内（原为炼蜜为丸），紫外线常规消毒，每次服 5 粒，日服 3 次，用黄酒或温开水送下。

【疗效】治疗 88 例，其中男性 66 例，女性 22 例。全部有效，有效率达 100%。

【按语】性灵胶丸系先父秘方，原方用蜂蜜为丸，近几年笔者做了剂型改革，为胶囊丸。方中鹿茸温而不烈，益气填髓，由下元上达玉茎；僵蚕能化痰散结，并能促进血脉或输精畅通；附子温阳益肾，有强心作用，并能兴奋垂体——肾上腺皮质系统；柏子仁平肝宁心，协调心肾功能。四药组成能醒豁神经，钻透血脉，唤起一身机能，对性功能障碍者有显著疗效。

九 性交受风

性交受风秘方

【组成】金银花 30g　生甘草 20g　苦瓜干 20g　鬼箭羽 15g

【主治】男女性交不慎受风。

【用法】水煎，每日 1 剂，日服 2 次，温服。

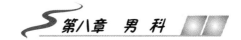

【疗效】屡用效佳，一般服 2 剂可愈。

【验案】刘××，男，32 岁。修路班班长。1981 年，离家外出修路，4 月 25 日妻子来访，是夜性交时不慎受风。当即发高烧，经请医院医生出诊，打针服药无效。来家请余出诊。外貌面红目合，半昏迷，探之体温 39.8℃，茶水不入，六脉沉微欲绝，状甚危殆，诊断为色风病。黄岩《医学精要》内载此病。询其妻系性交后才发病，遂投以上方，1 剂而热降至 38℃，再服 1 剂，热退而愈。

【按语】色风病，医籍少见，实为《伤寒论》内之少阴证也。性交后肾虚，不慎风邪直袭肾脏，故出现脉微细，但欲寐，面红为戴阳证，邪在肾而腰痛。银花、甘草、苦瓜干能解病毒、消炎、退热；鬼箭羽直入肾脏而驱邪外出。用麻黄附子细辛汤亦可，但不及上方之奇效平稳也。

此方乃我业师以重金买得之秘方，用之确有疗效，我用此方救治不少危重色感病人。今特公诸同道以广为使用，以利病人焉。

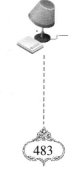

第九章 肛肠科

一 痔

1. 鱼马洗剂

【组成】 鱼腥草30g 马齿苋30g 白头翁15g 贯众15g

【主治】 各种痔疮。

【用法】 上药煎汤2000～3000ml，趁热气盛时熏蒸患处，待温时再倒入盆中坐浴20～30分钟。每日1剂，每日熏洗2次。

【加减】 炎性外痔加蒲公英；血栓外治加芒硝；嵌顿性内痔者，加大黄、苏木；肛门湿疹者，加苦参、蛇床子；肛门术后水肿者，加萹蓄、明矾。

【疗效】 经治500例。治愈466例，好转20例，无效14例。

2. 消痔坐浴剂

【组成】 荔枝草50g 马齿苋30g 鱼腥草30g 明矾4g

【主治】 痔疮。

【用法】 上药倒入瓦罐内浸泡30分钟后，煎开煮沸去药渣，药液倒入盆中，嘱患者趁热坐在盆上先熏，药液不烫时，再以纱布蘸药液热敷洗患部，至药液不热为止。每日2次。

【疗效】 治疗100例，7～15天治愈74例，好转20例；无效6例。

3. 消肿止痛膏 （一）

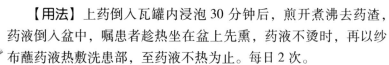

【组成】 五倍子60g 黄连15g 雄黄6g 朱砂6g

【主治】外痔发炎肿痛，内痔嵌顿疼痛，肛周脓肿初起，手术后肛门边缘水肿及伤口周围肿痛等皆用之。

【制法】上药共研极细末，每20g药粉加入凡士林60g，芝麻油20g，调制成软膏即成。

【用法】先将患部洗净拭干，涂搽药膏如铜钱厚，每日换药1次。

【疗效】屡用颇为效验。

4. 消肿止痛膏（二）

【组成】赤小豆60g　乳香30g　芒硝30g　冰片5g

【主治】炎性外痔。

【用法】上药加工研细末，混匀后加凡士林调成30%油膏备用。用药之前先排空大便，用0.1%新洁尔灭或温开水清洁肛门，取消肿止痛膏适量外敷痔核面上，外覆纱布，每日换药1~2次。5日为1个疗程，一般不超过2个疗程。

【疗效】治疗65例，痊愈59例，好转5例，无效1例（伴有肛裂感染），总有效率为98.46%。治疗时最短2日，最长10日，平均5日。

【按语】方中赤小豆清热利湿，活血消肿；乳香活血定痛，祛瘀消肿；芒硝软坚散结消肿，有化瘀止痛之功；冰片辛香走窜，行气通络，散火止痛，引药直达病所。四药合用，共奏清热利湿，行气化瘀，通络化浊，消肿止痛之功，尽快达到热清湿化，炎症吸收，结散痛止的功效。本法具有疗程短，疗效好，方法简便易行，药源广，费用低的优点，患者易接受，有推广应用价值。

5. 金银花合剂

【组成】野菊花25g　红花15g　明矾15g　朴硝15g

【主治】痔疮。

【用法】取野菊花、红花入锅煎沸即可。朴硝、明矾后下，去渣取液 1000ml，置盆中，先熏后热敷 10 分钟，每日 2~3 次。

【疗效】 经金银花合剂熏洗，28 例中，治愈 24 例，好转 3 例，无效 1 例。疗程最长 8 天，最短 3 天，平均 6 天。

【验案】 汤×，男，45 岁。饮酒后忽感肛门烧灼痛，肿胀行走不便，夜寐不佳。肛查：肛门环形外痔水肿发炎，触之疼痛难忍。用金银花合剂坐浴 3 剂后，外痔水肿皱缩，疼痛明显减轻，夜能入寐。配合通便药，续用 3 剂后水肿消失，疼痛消除而愈。

【按语】 金银花合剂基本作用是活血祛瘀、消肿止痛。方中红花具有活血祛瘀、消肿止痛效力；野菊花具有祛风散热、清热解毒之功效；明矾燥湿解毒，收敛固痔；朴硝润燥软坚，可泻肛肠湿热，外治热邪蕴结的痔疾。四药合用，通过蒸热敷，借热气推动，更能充分发挥活血化瘀、解毒消肿的作用。本方通过临床观察，对炎性外痔、内痔脱出嵌顿、混合痔都有很好的疗效，无禁忌证，可免除手术痛苦。

6. 硝矾散

【组成】 芒硝 30g　白矾 30g　硼砂 10g　冰片 5g

【主治】 痔疮。

【用法】 以上药物加开水适量溶解，趁热熏蒸肛门，待水变温后，坐浴洗涤患处，每次 20 分钟，每日 1 剂，每剂熏洗 1 次。

【疗效】 治疗 106 例患者，痊愈 61 例，显效 32 例，有效 9 例，无效 4 例，总有效率 96.2%。

【按语】 本方中选用芒硝泄热消肿，润燥软坚，对大便秘结者尤宜；硼砂清热毒，消肿散结；白矾清热解毒，燥湿止痒、止血；冰片清热止痛，防腐止痒。四药合用，使湿毒得解，肿痛消除。通过临床观察，硝矾散与马应龙痔疮膏相比较，有较高的治愈率及有效率，较快止痛消肿，使痔核消失乃至缩小，无任何不良反应，临床应用安全有效。

二 肛裂

1. 轻冰散

【组成】轻粉　冰片各30g　乳香　没药各20g

【主治】肛裂。

【制法】乳香、没药去油后，四药共研细末，过120目筛，装瓶备用。

【用法】外用，患者取右侧卧位，用自制消毒竹签（长12cm，直径2mm，一端钝尖，一端扁铲形）摄药粉0.5g左右，涂于裂口上，敷上少许灭菌棉球，用竹签尖端送至肛门内，压迫药粉，再外敷无菌纱布，胶布固定。每次大便后，用淡盐水清洁肛门后换药。

【疗效】治疗102例，痊愈86例，好转14例，无效2例。一般用药5~7次即愈，最多用12次。

【验案】王×，女，27岁，1987年1月8日初诊。产后2个月，大便干结，排便时肛门灼痛，便后滴血。查见肛缘6点处有一棱形裂口，基底发白，诊断为陈旧性肛裂。用轻冰散外用，每日换药1次，2天后疼痛减轻，便血停止，7天后裂口愈合。

【按语】肛裂的治疗，应在消除病因，保持大便润软畅爽的前提下，加用局部治疗。本方轻粉、冰片清热防腐止痛；乳香、没药活血消肿，生肌止痛，对肛裂这种感染性溃疡，有抗菌消炎，改善局部血运，减轻局部疼痛，促进生肌敛口的作用。

2. 白及膏

【组成】苦参20g　黄柏20g　白及（研粉）10g　冰片（后下）5g

【主治】肛裂。

【用法】每晚将苦参、黄柏各20g用温水500ml浸泡约30分钟，再用文火煎 30 分钟滤出药液，趁热投入冰片，待药液适温后坐浴。然后取白及粉适量，用温开水调成稠膏，用消毒棉签蘸少许涂在肛门裂口内，再取消毒纱布 1 块，涂少许白及膏，外敷肛裂处，用胶布固定，每晚 1 次。一般用药后，次日疼痛即消失，排便时疼痛明显减轻，无出血，7 天裂损基本愈合。

【疗效】治疗肛裂 50 例，取得满意疗效。

【验案】孙×，女，29 岁。1996 年 4 月 18 日初诊。2 年前分娩后出现大便困难，肛门剧痛，伴便时出血，每次便后出现疼痛持续数小时，甚为痛苦。曾用中药及高锰酸钾坐浴，症状时轻时重，每因食辛辣食物而加重。截石位检查：肠缘处有一皮赘，其下有 3cm×0.5cm 溃疡面，基底灰白色，诊断为陈旧性肛裂。用上法治疗，每晚 1 次。用药次日大便时未出血，疼痛明显减轻。2 天后排便时疼痛消失，第 7 天截石位复查肛裂愈合。嘱患者忌食辛辣食物，每晚临睡前服麻仁滋脾丸 1 丸，随访半年未复发。

【按语】《本草纲目》曰："白及性涩而收，得秋金之令，故能入肺止血，生肌治疮也。"白及性收敛止血，消肿生肌，自古为疮科要药，敷治刀伤及手足皲裂效果甚佳。肛裂虽与刀伤皲裂病因不同，但病机相同，故用于治疗此病，简便易行，疗效极好。

3. 痔裂灵

【组成】大黄 60g　当归 75g　槐米 100g　侧柏叶炭 50g

【主治】肛裂、痔疮。

【用法】上药共研为细末，过 120 目筛，炼蜜为丸，每丸重 9g。每次 1 丸，每日 3 次，温开水送服，7 天为 1 个疗程，一般用药 1~2 个疗程，孕妇禁用。

【疗效】治疗肛裂 1386 例，治愈 998 例，显效 249 例，好转 139 例，有效率 100%；内痔 1425 例，治愈 798 例，显效 442 例，好转 171 例，无效 14 例，有效率 99.02%；外痔 453 例，治愈 218 例，显效 176 例，好转 49 例，无效 10 例，有效率 97.79%。

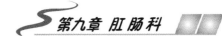

本组病例服药后均未发现明显不良反应。

【按语】方中大黄味苦气寒，入阳明泻实热下燥结，入厥阴而凉血逐瘀，以消肿解毒，通便泻火为君药；当归活血补血，清燥除风，润肠通便为臣药；槐米除肠风，清大肠，凉血泻火止血为佐药；侧柏叶炭清血积热，凉血止血为使药。四药配伍为痔裂灵丸内服，共奏清热燥湿泻火，解毒祛风，凉血止血，润肠通便之功。对痔疮、肛裂、肛瘘、直肠脱垂等肛门疾病所引起的肿胀，疼痛出血，痔核脱出，排便困难诸症有明显疗效。

4. 肛裂膏

【组成】枯矾200g　冰片80g　黄连80g　五倍子60g

【主治】肛裂。

【用法】将上药烘干，研细末过细筛成细粉末，加适量麻油，加热调成软膏。外敷患处1~2天1次，连续1~5天。

【疗效】使用本方治疗观察肛裂多例，均有较好疗效。

5. 润肤膏

【组成】当归　生地各15g　麻油150g　黄蜡30g

【主治】肛裂。

【制法】先将当归、生地入油内煎熬，药枯后去渣，投入黄蜡，即成半液状油膏，备用。

【用法】每天大便后，清洗创面，然后外用润肤膏涂于裂口上，每日换药1次。

【疗效】用于治疗肛裂，可获良效。

【按语】本方见于《疡科妙方》，治手足皲裂、烫火伤及一切疮疡结痂。后因其药有润肤生肌之功，笔者用治肛裂，亦获良效。

三　直肠脱垂（脱肛）

1. 益气举脱汤

【组成】红参 10g（另炖）　升麻 10g　炙黄芪 80g　乌梅 3 个

【主治】直肠脱垂。

【用法】将升麻、炙黄芪、乌梅加水 600ml，煎至 250ml，取汁，再加水 300ml，煎至 100ml，2 次药液混合参汤，分早、晚 2 次口服。同时用外洗方：

乌梅　五倍子各 20g　银花　黄柏各 30g

加水 3000ml，文火煎 1 时，取汁 2500ml，待温度适宜后，再坐浴肛部，每日早、晚各 1 次。

【疗效】共治 14 例，男 8 例，女 6 例，年龄 5～58 岁，脱垂程度：轻度脱垂 4 例，中度脱垂 5 例，重度脱垂 5 例。结果：治愈 11 例，有效 3 例，服药一般 5～10 剂者获效，服药最多者 16 例。

【按语】脾虚气陷非一日所成，非大剂不能与证相适应。故方中重用红参、黄芪补中益气，黄芪伍升麻以增强升提之力，并加入少许乌梅以助敛固脱。同时配以外治，消炎燥湿，收敛固脱。内外并治，脱肛之疾效如桴鼓，重度脱垂尤必多服，其效尤著。

2. 秘方提肛饮

【组成】炙黄芪 30g　升麻 9g　柴胡 6g　炙甘草 3g

【主治】脱肛、脏器下垂、子宫脱垂等。

【用法】每日 1 剂，水煎服。

【疗效】用本方治疗脱肛 45 例，结果痊愈 29 例，显效 10 例，有效 4 例，无效 2 例，总有效率为 95.6%。

【验案】本方用治脱肛效佳。本方用治脏气下垂、阴挺等病甚多，疗效显著。方中君以炙黄芪益气升阳，臣以升麻、柴胡升陷，助君药以增强益气升陷之功；佐以炙甘草温中健脾，且能协调诸药之性，故兼之为使。药仅四味，共奏益气升陷之功，配伍严谨，功专效宏，用之效佳。

3. 脱肛民间验方

【组成】升麻 12g　党参 15g　肉苁蓉 12g　地龙 12g

【主治】脱肛。

【用法】水煎服，每日 1 剂。

【验案1】曾治张×，男，6 岁。患脱肛已 3 年多，经中西药多方治疗未效。嘱服上方 4 剂而愈，至今未见复发。

【验案2】邓×，女，50 岁。患脱肛已 2 年多，致不能参加劳动，经中西药多方治疗未效，改服上方 5 剂而愈，两年来未见复发。

4. 脱肛外洗方

【组成】苦参 50g　明矾 30g　石榴皮 20g　五倍子 10g

【主治】脱肛。

【用法】水煎外洗，日 2 次。

【疗效】共收治不同程度脱肛患者 30 例，23 例痊愈，5 例好转，2 例无效，疗效甚佳。

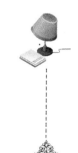